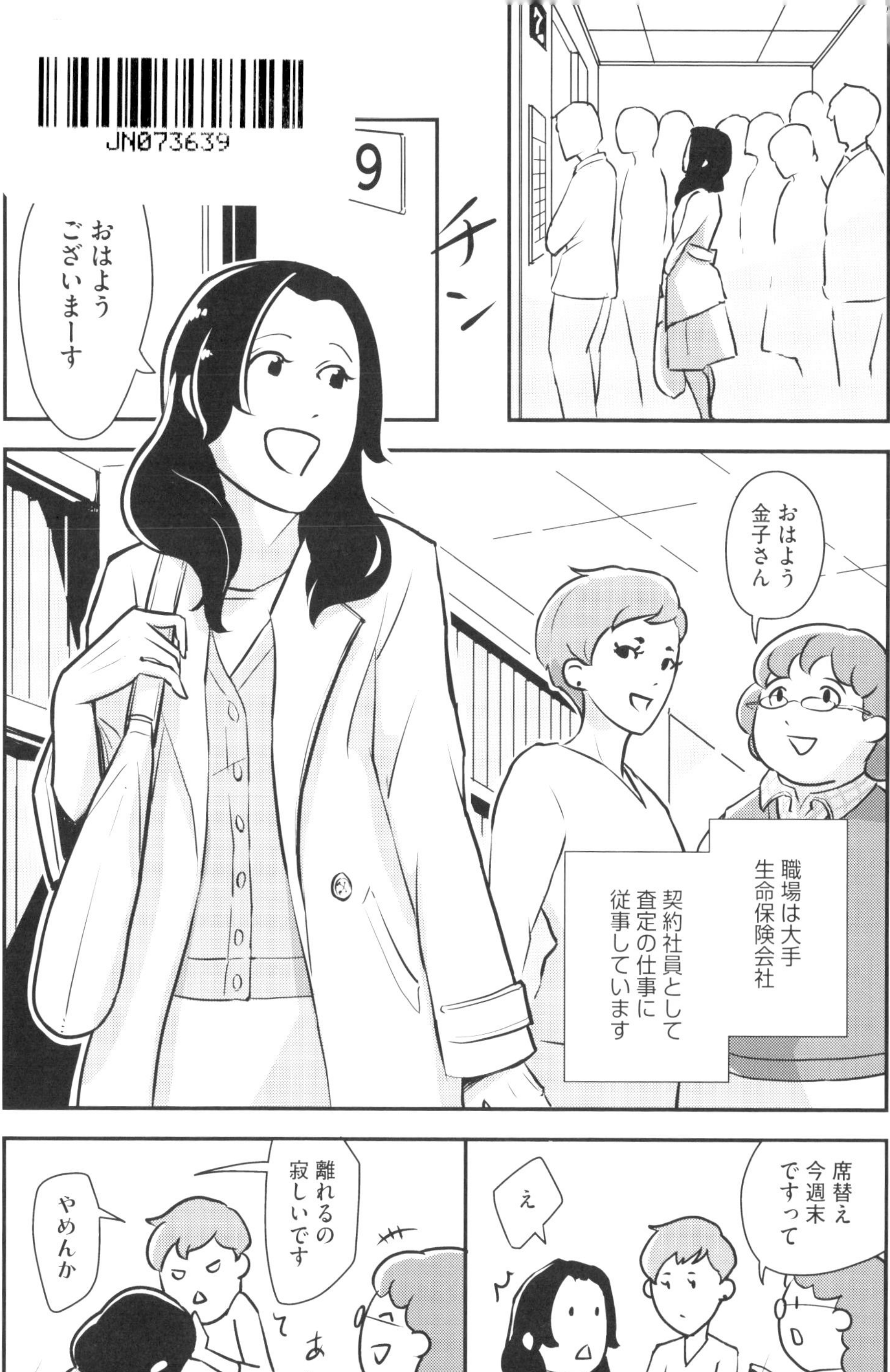
チン
おはようございまーす
おはよう金子さん
職場は大手生命保険会社
契約社員として査定の仕事に従事しています
席替え今週末ですって
え
離れるの寂しいです
やめんか
あはは

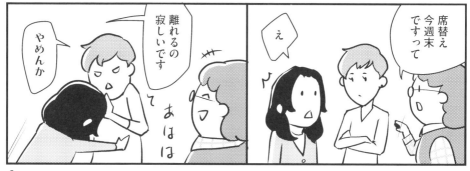

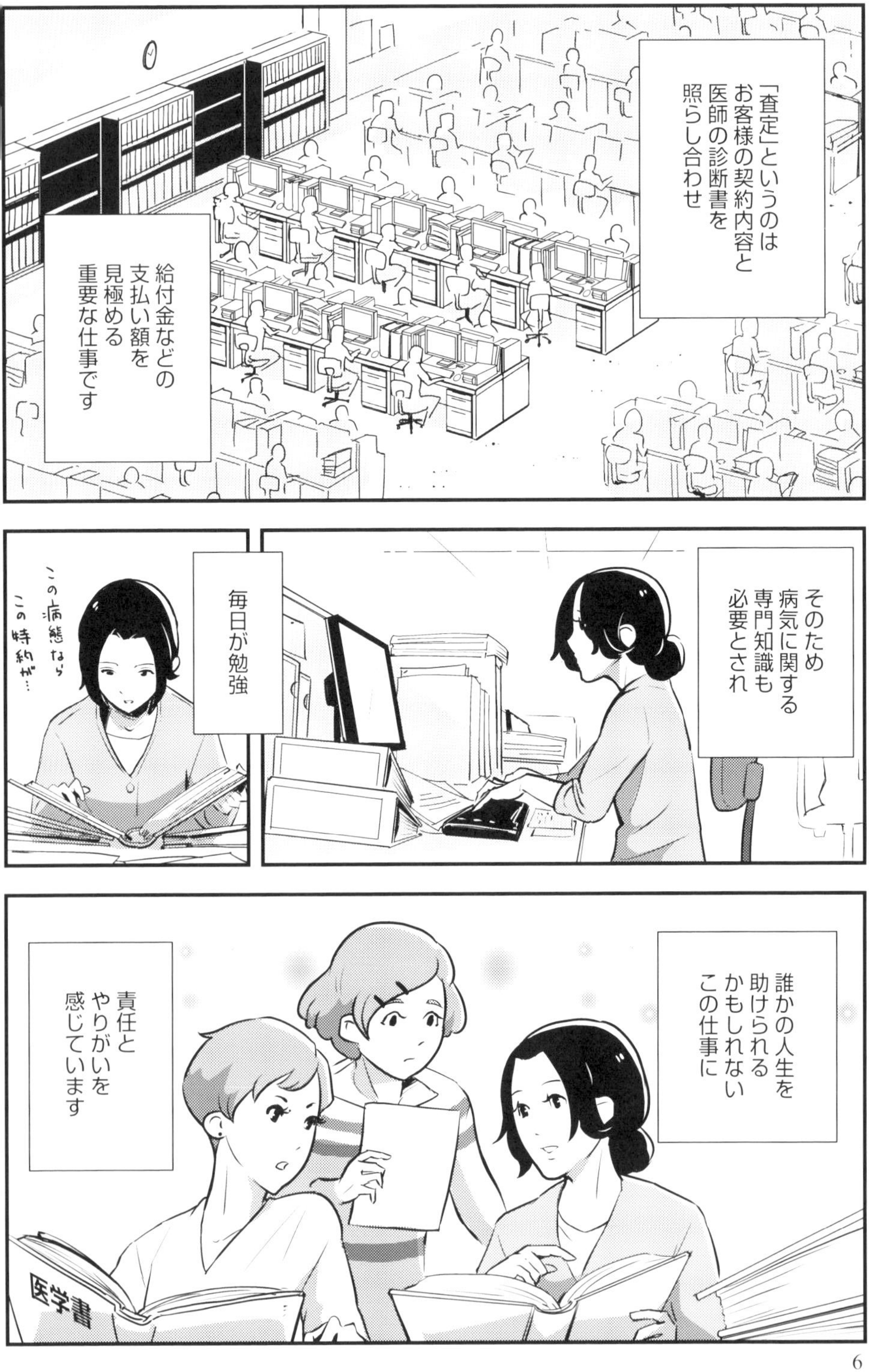
「査定」というのはお客様の契約内容と医師の診断書を照らし合わせ
給付金などの支払い額を見極める重要な仕事です
そのため病気に関する専門知識も必要とされ
毎日が勉強
この病態なら
この特約が…
誰かの人生を助けられるかもしれないこの仕事に
責任とやりがいを感じています
医学書

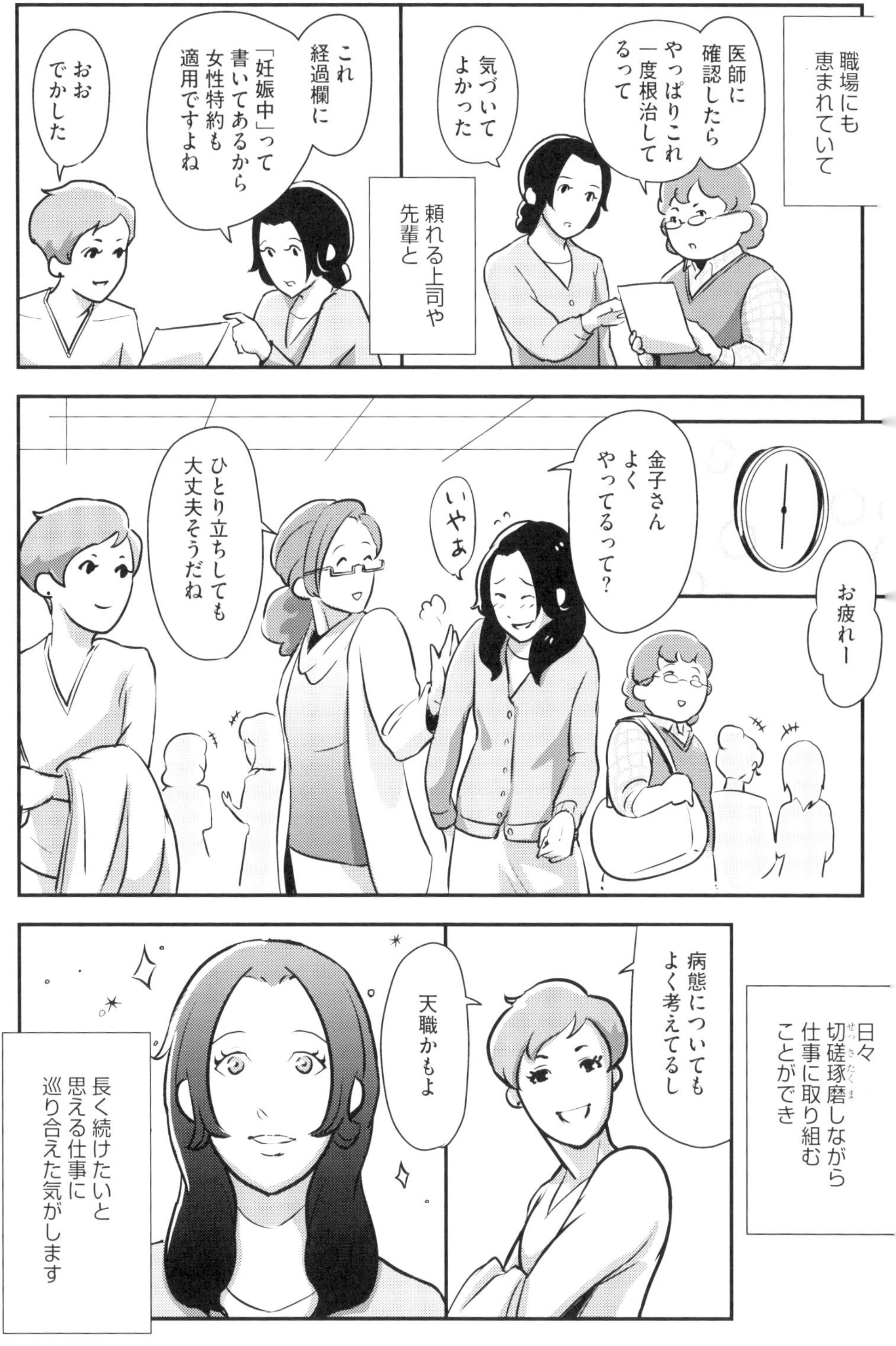
職場にも恵まれていて
医師に確認したらやっぱりこれ一度根治してるって
気づいてよかった
頼れる上司や先輩と
これ経過欄に「妊娠中」って書いてあるから女性特約も適用ですよね
おおでかした
お疲れー
金子さんよくやってるって?
いやあ
ひとり立ちしても大丈夫そうだね
日々切《せっ》磋《さ》琢《たく》磨《ま》しながら仕事に取り組むことができ
病態についてもよく考えてるし
天職かもよ
長く続けたいと思える仕事に巡り合えた気がします

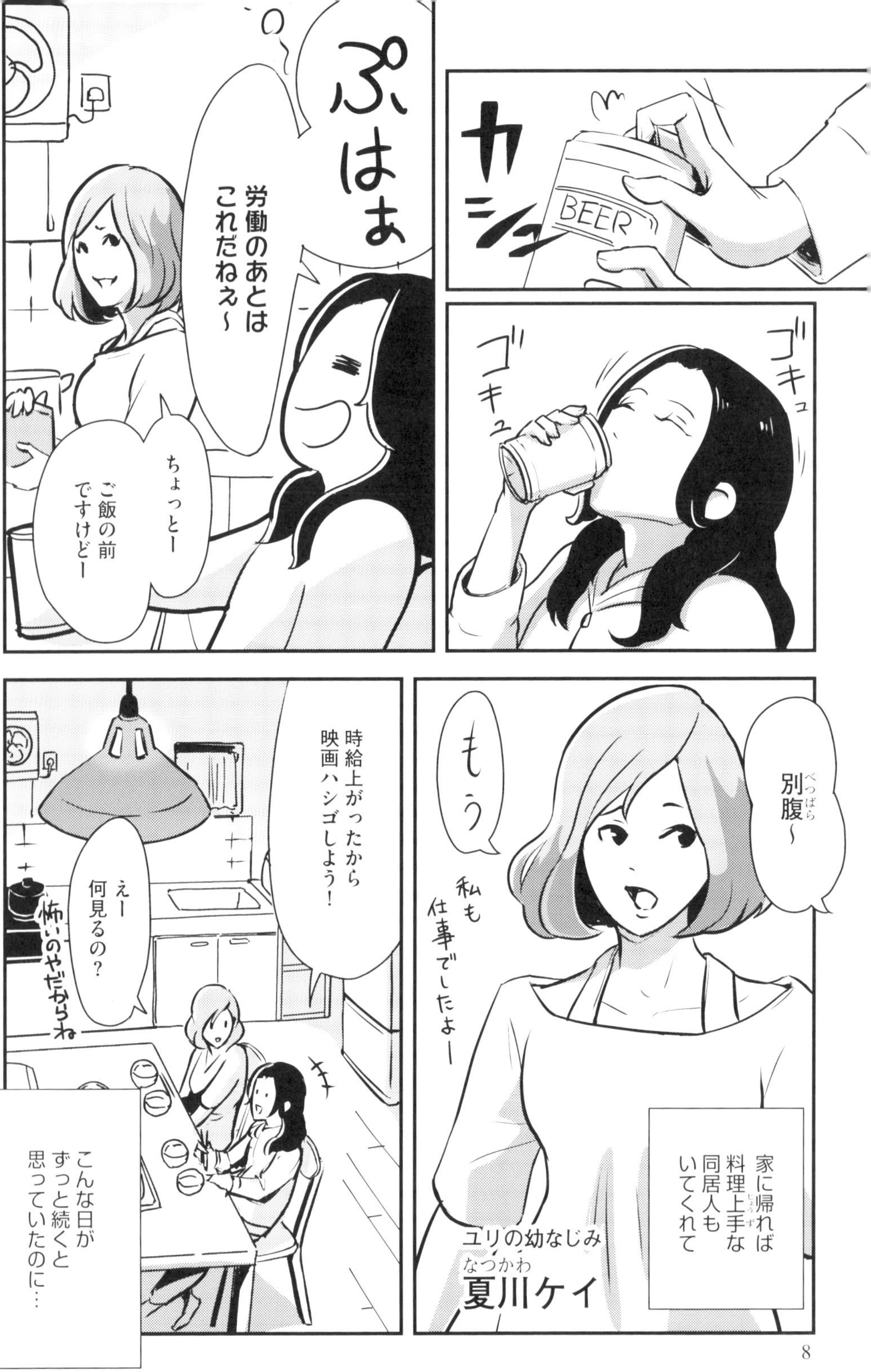
カシュ
ゴキュ
ゴキュ
ぷはぁ
労働のあとはこれだねぇ〜
ちょっとー
ご飯の前ですけどー
もう
別腹《べつばら》〜
私も仕事でしたよー
家に帰れば料理上手《じょうず》な同居人もいてくれて
ユリの幼なじみ
夏川《なつかわ》ケイ
時給上がったから映画ハシゴしよう！
えー何見るの？
怖いのやだからね
こんな日がずっと続くと思っていたのに…

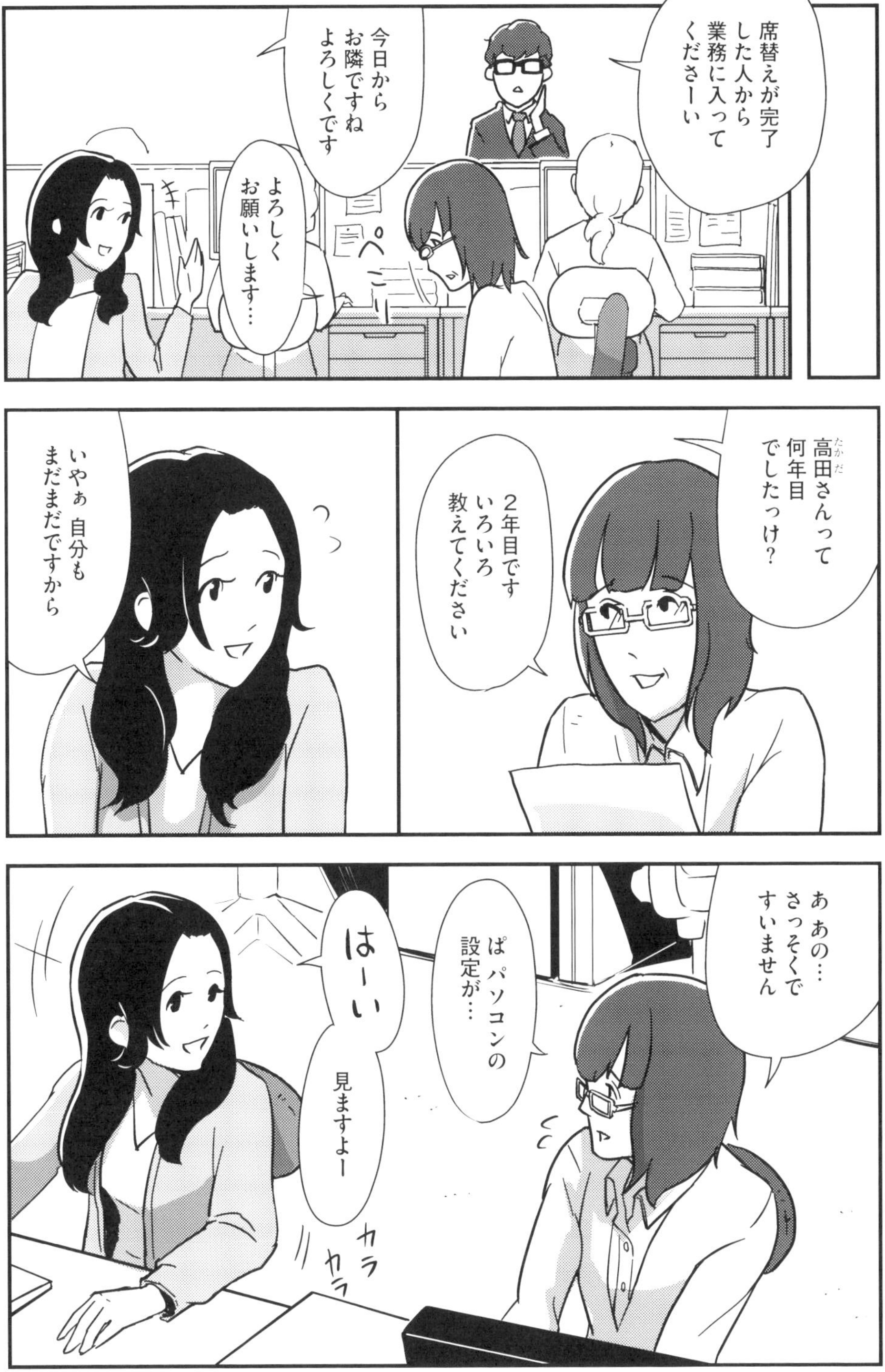
席替えが完了した人から業務に入ってくださーい
今日からお隣ですねよろしくです
キ
ペこー
よろしくお願いします…
高田《たかだ》さんって何年目でしたっけ?
2年目ですいろいろ教えてください
いやぁ 自分もまだまだですから
ああの…さっそくですいません
ぱ パソコンの設定が…
はーい
見ますよー
カラ
カラ

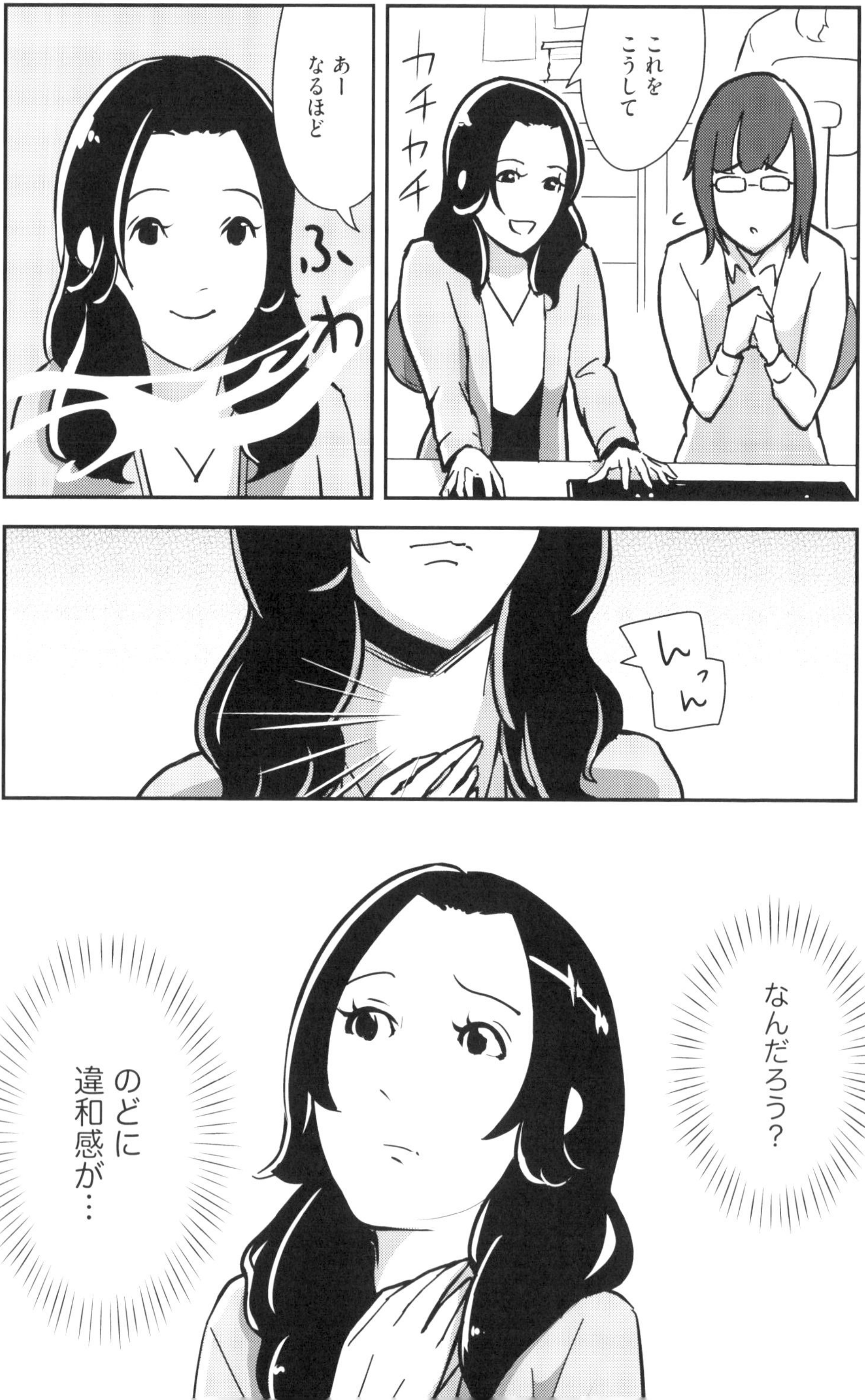
これを
こうして
カチカチ
あー
なるほど
ふわ
んっ
ん
なんだろう?
のどに
違和感が…

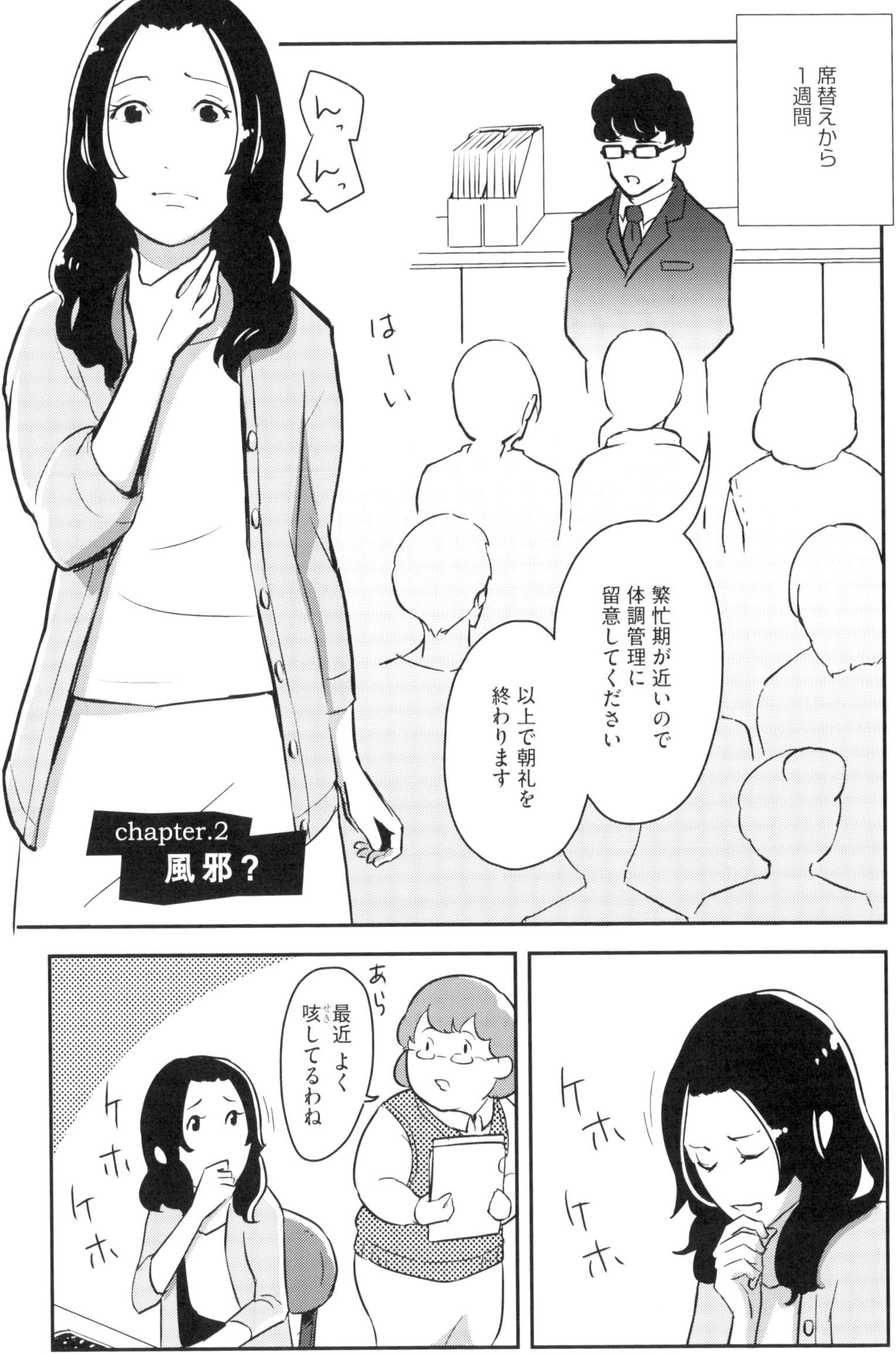
席替えから
1週間
繁忙期が近いので
体調管理に
留意してください
以上で朝礼を
終わります
はーい
んっんっ
chapter.2
風邪？
ケホ
ケホ
あら
最近 よく
咳《せき》してるわね
ケホ
ケホ

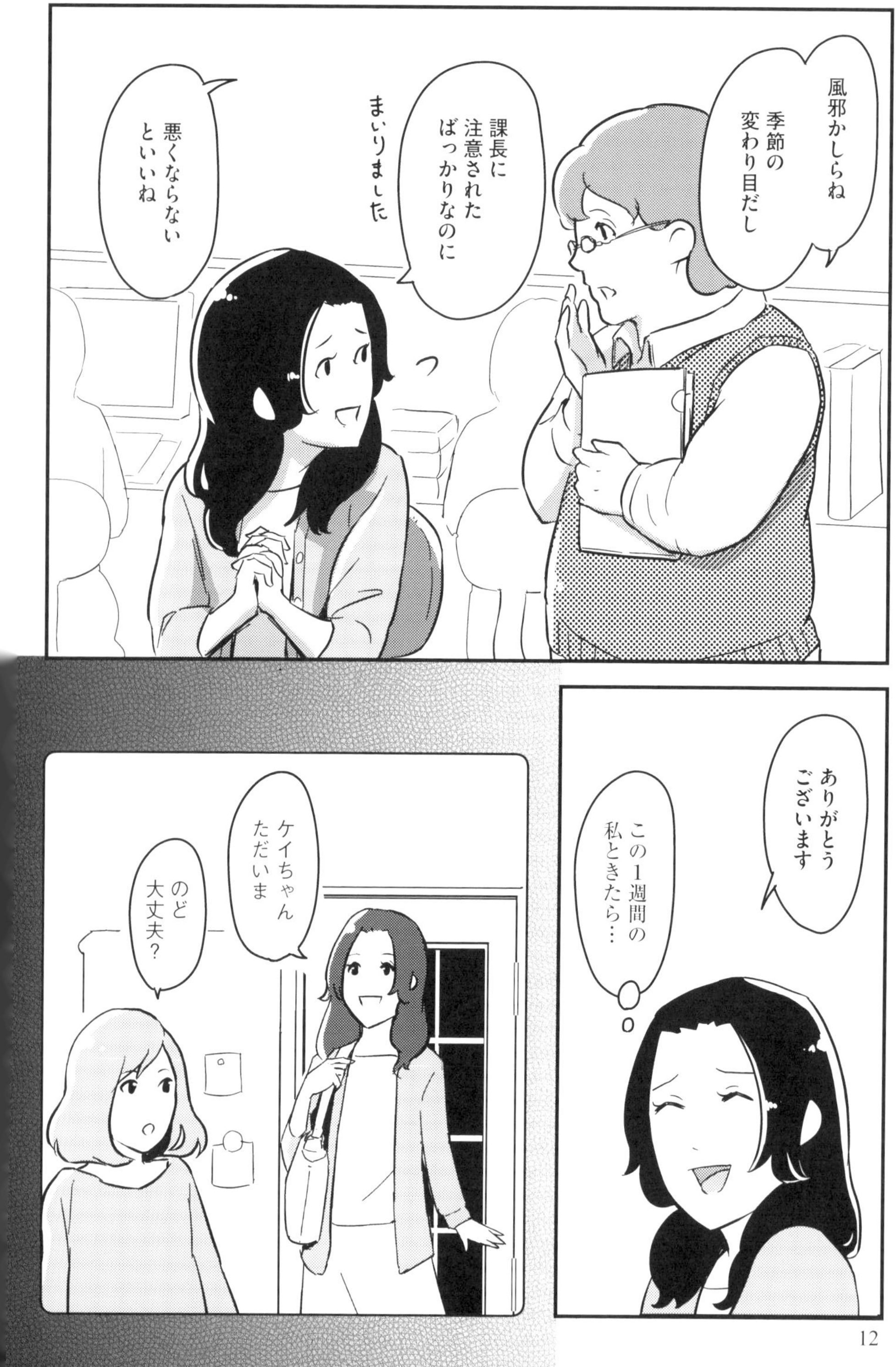
風邪かしらね
季節の変わり目だし
課長に注意されたばっかりなのに
まいりました
悪くならないといいね
ありがとうございます
この1週間の私ときたら…
ケイちゃんただいま
のど大丈夫？

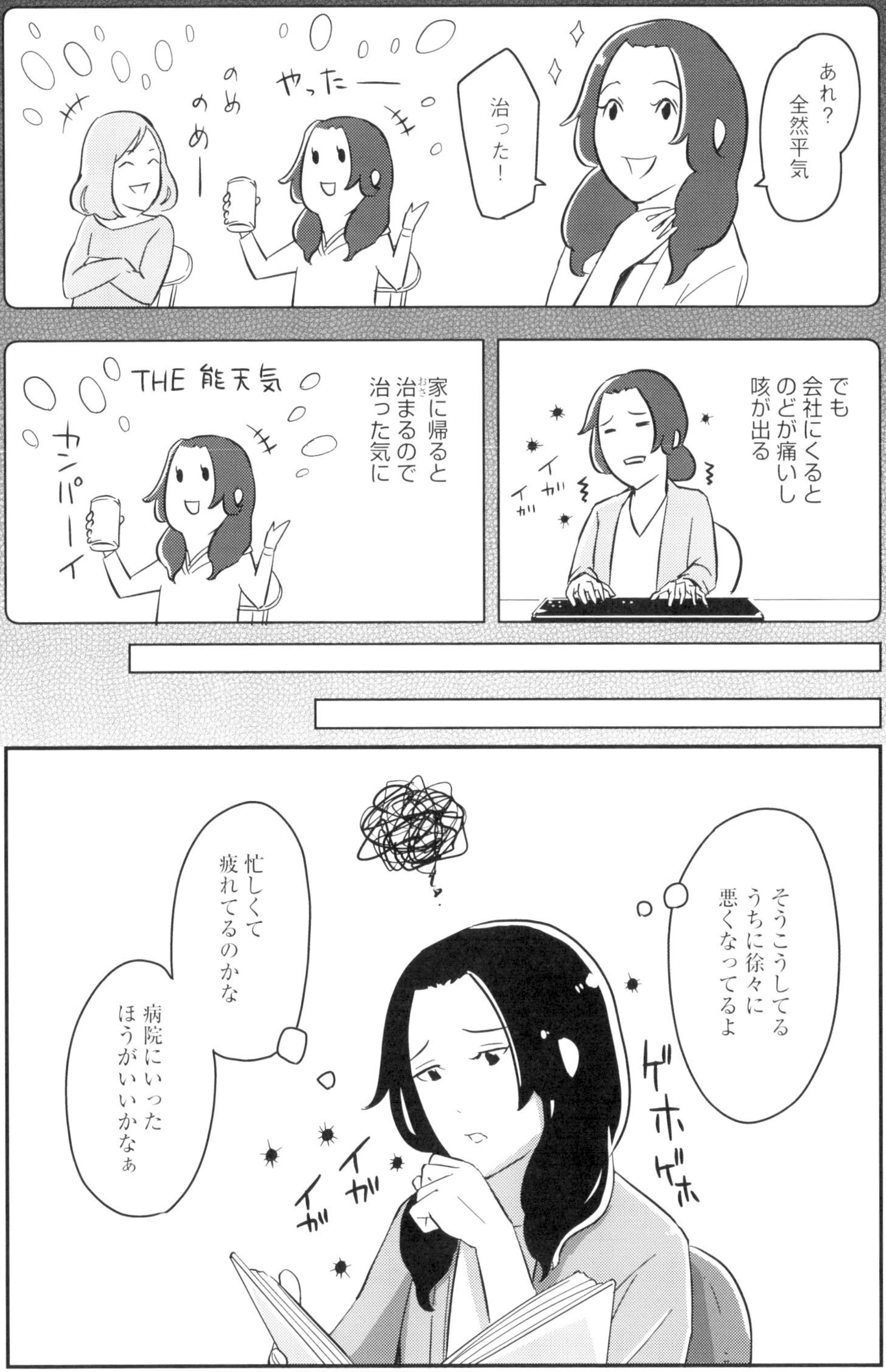
あれ？
全然平気
治った！
やった――
のめ
のめーー
でも
会社にくると
のどが痛いし
咳が出る
イガ
イガ
家に帰ると
治《おさ》まるので
治った気に
THE 能天気
カンパーイ
そうこうしてる
うちに徐々に
悪くなってるよ
ゲホゲホ
イガイガ
忙しくて
疲れてるのかな
病院にいった
ほうがいいかなぁ

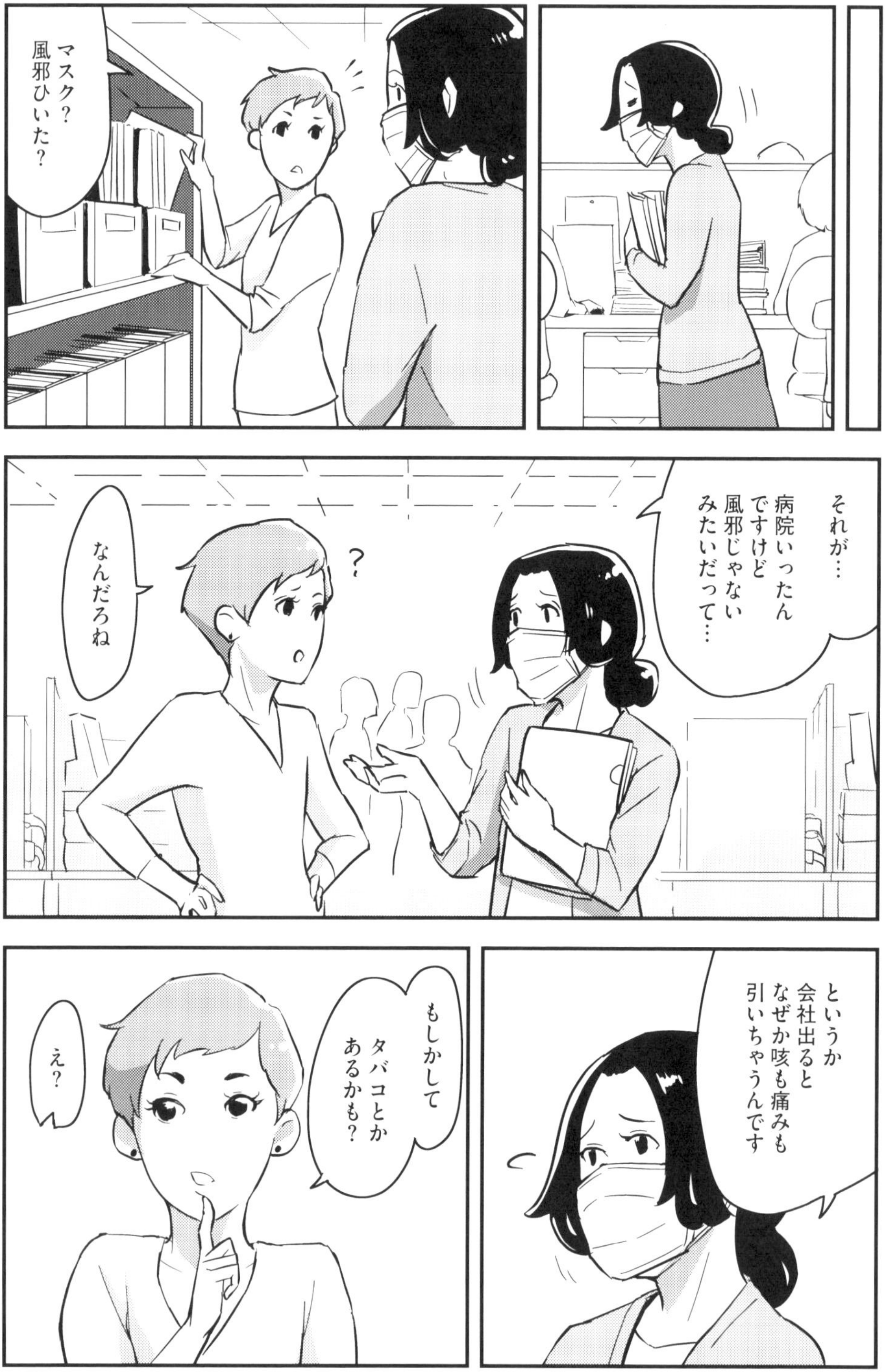

マスク？風邪ひいた？
それが…病院いったんですけど風邪じゃないみたいだって…
なんだろね
というか会社出るとなぜか咳も痛みも引いちゃうんです
もしかしてタバコとかあるかも？
え？

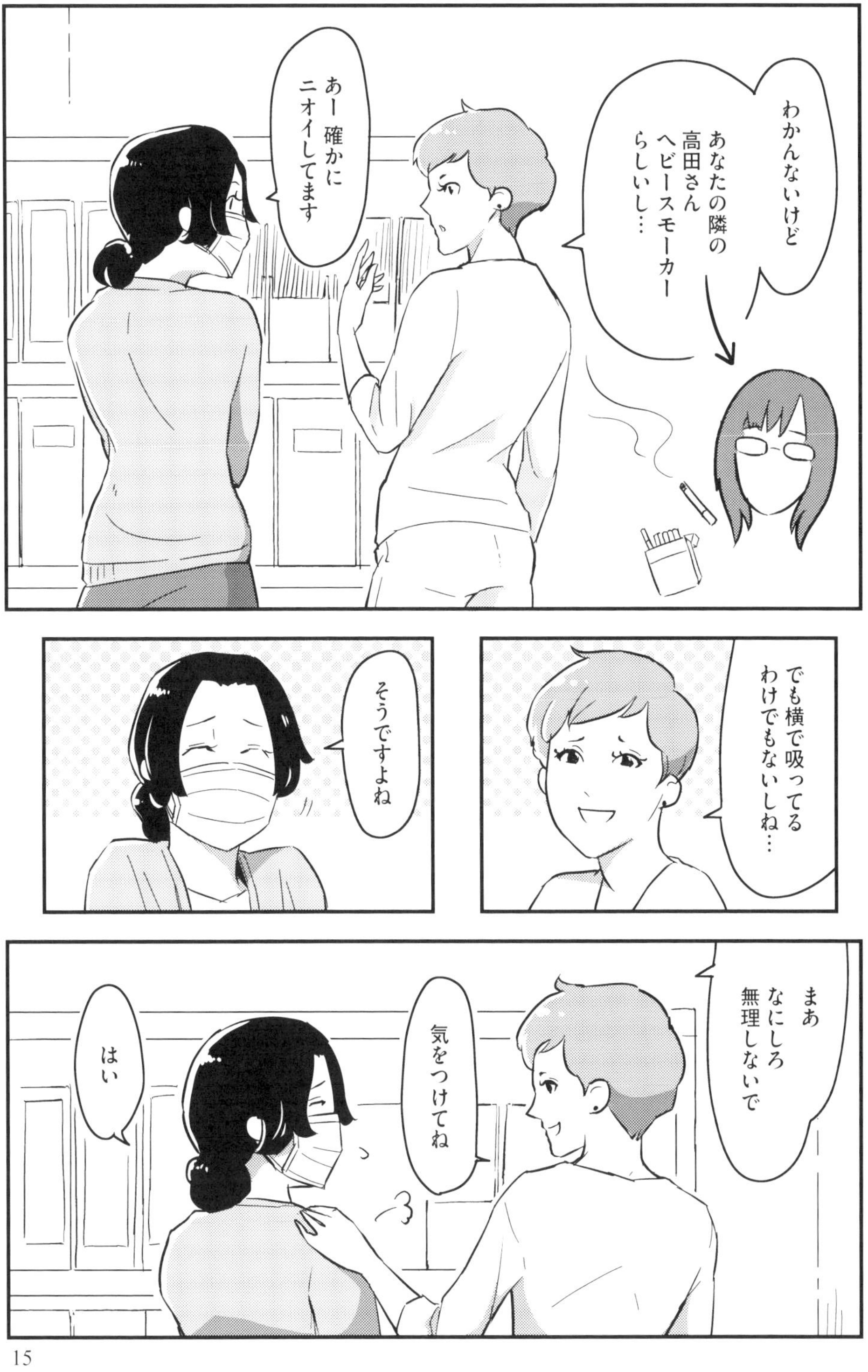
わかんないけど あなたの隣の 高田さん ヘビースモーカー らしいし…
あー 確かに ニオイしてます
でも横で吸ってる わけでもないしね…
そうですよね
まあ なにしろ 無理しないで
気をつけてね
はい

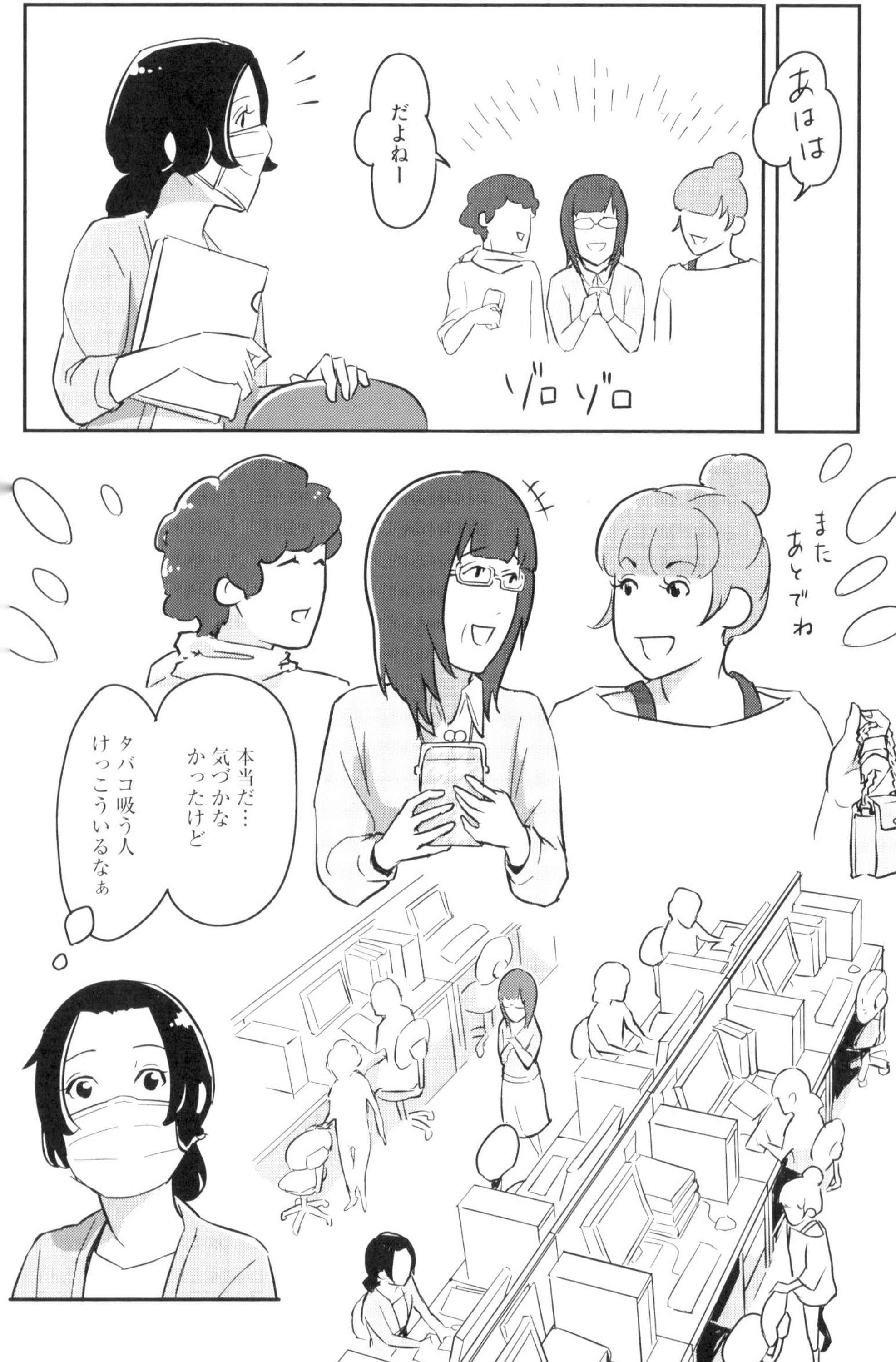
あはは
だよねー
ゾロゾロ
またあとでね
本当だ…気づかなかったけどタバコ吸う人けっこういるなぁ

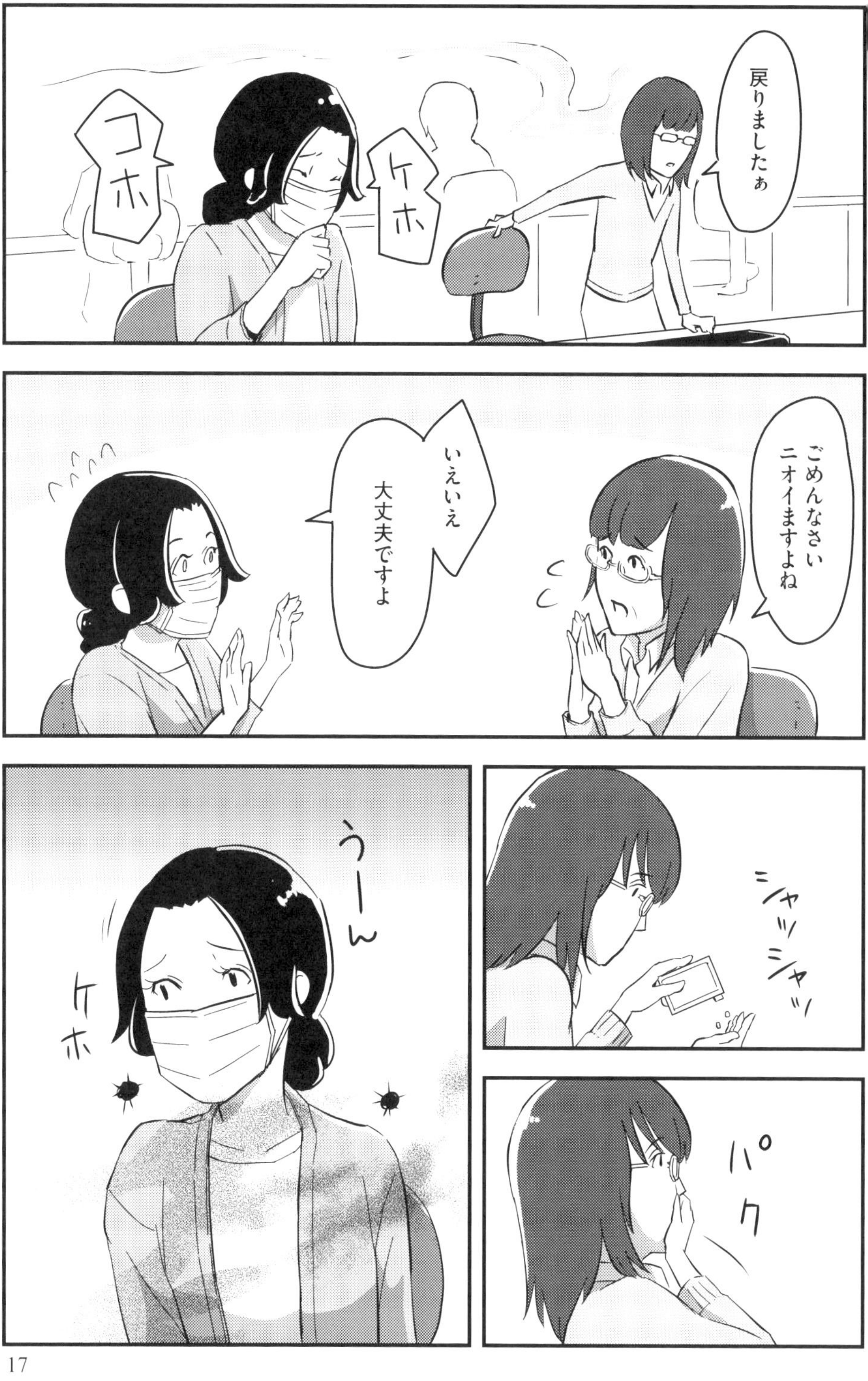
戻りましたぁ
ケホ
コホ
ごめんなさい
ニオイますよね
いえいえ
大丈夫ですよ
シャッシャッ
パク
うーん
ケホ

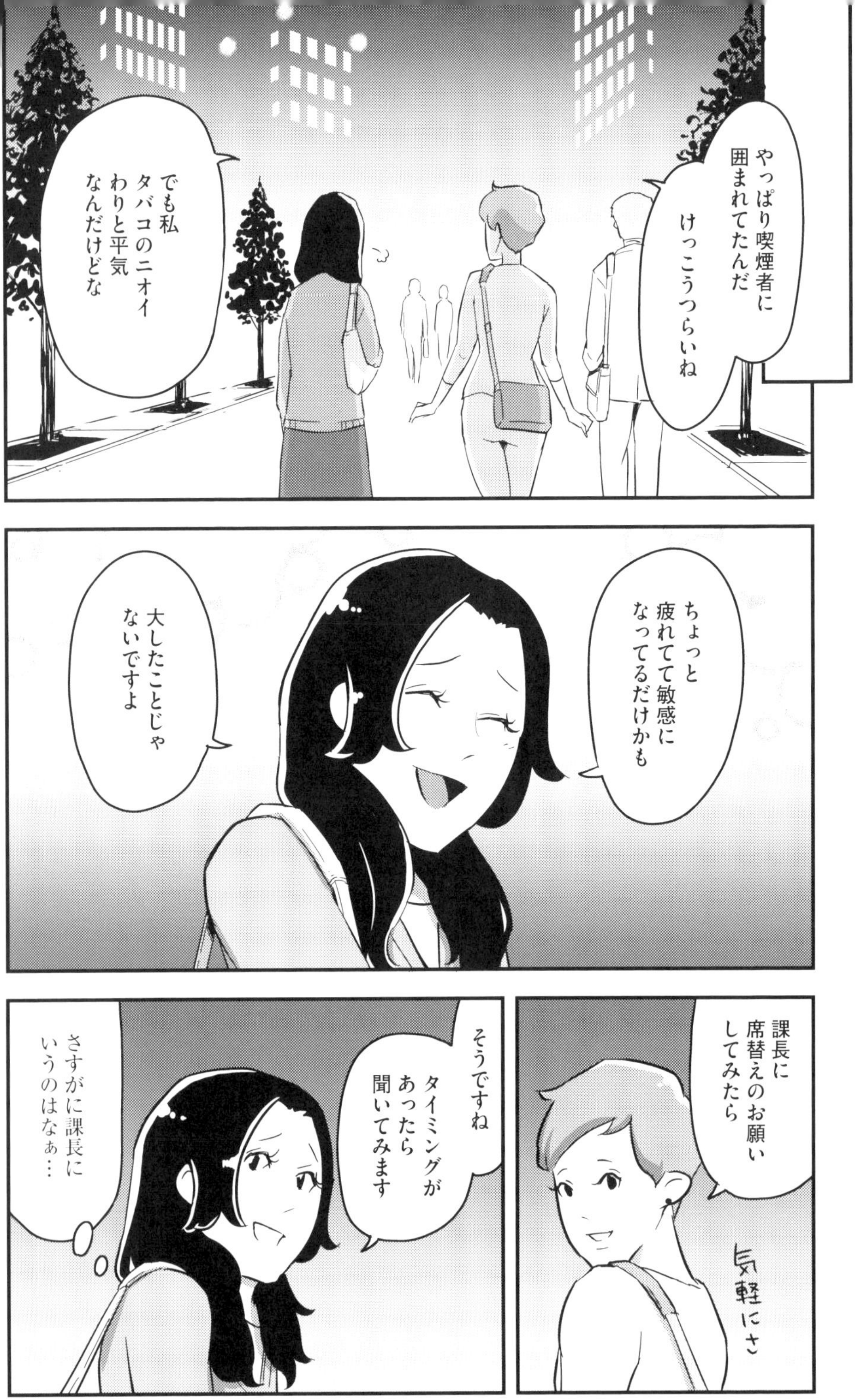
やっぱり喫煙者に
囲まれてたんだ
けっこうつらいね
でも私
タバコのニオイ
わりと平気
なんだけどな
ちょっと
疲れてて敏感に
なってるだけかも
大したことじゃ
ないですよ
課長に
席替えのお願い
してみたら
気軽にさ
そうですね
タイミングが
あったら
聞いてみます
さすがに課長に
いうのはなぁ…

chapter.3 発症

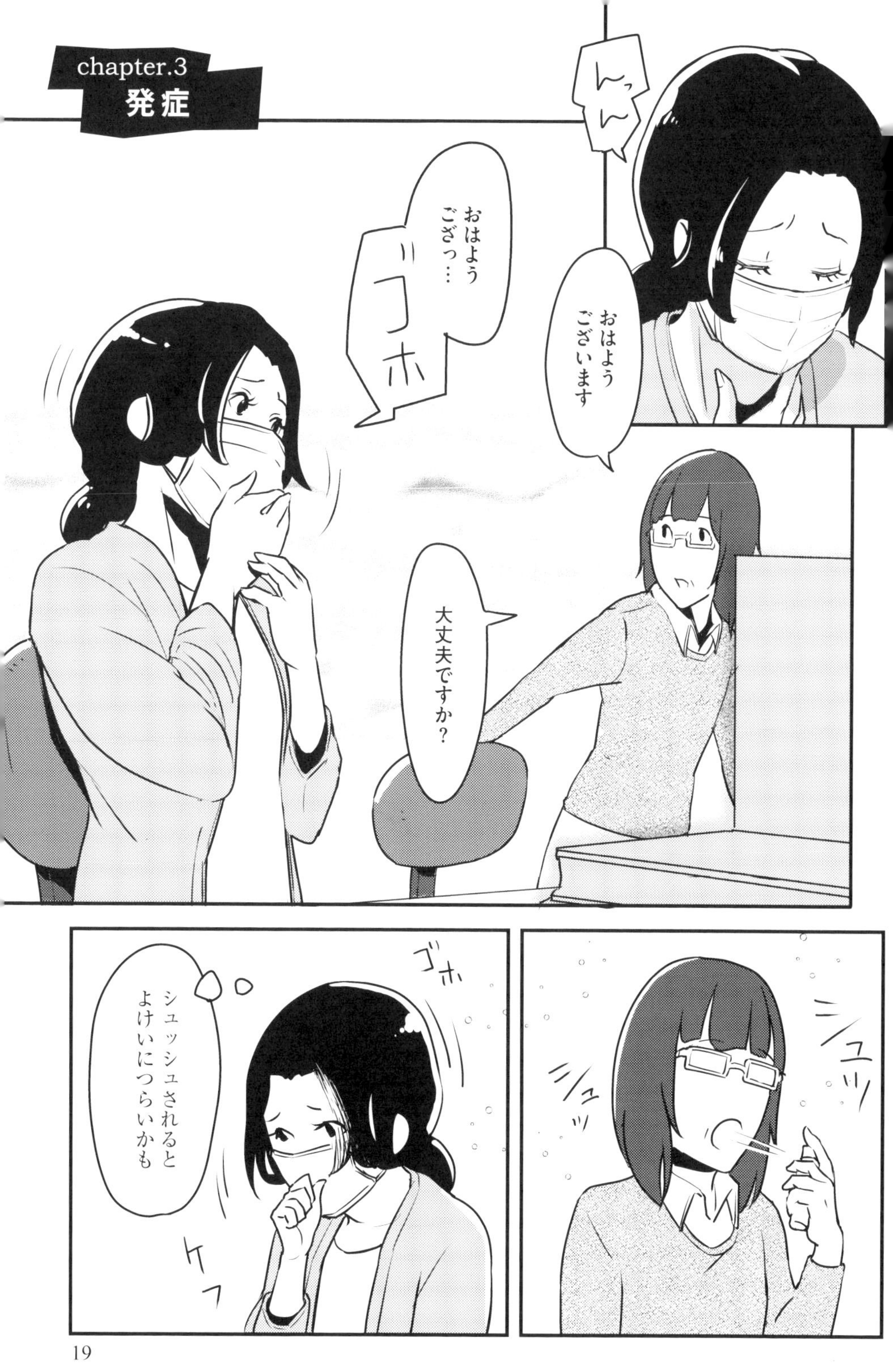
んっん
おはようございます
おはようござっ…
ゴホ
大丈夫ですか?
シュッ
シュッ
ゴホ
シュッシュされるとよけいにつらいかも
ケフ

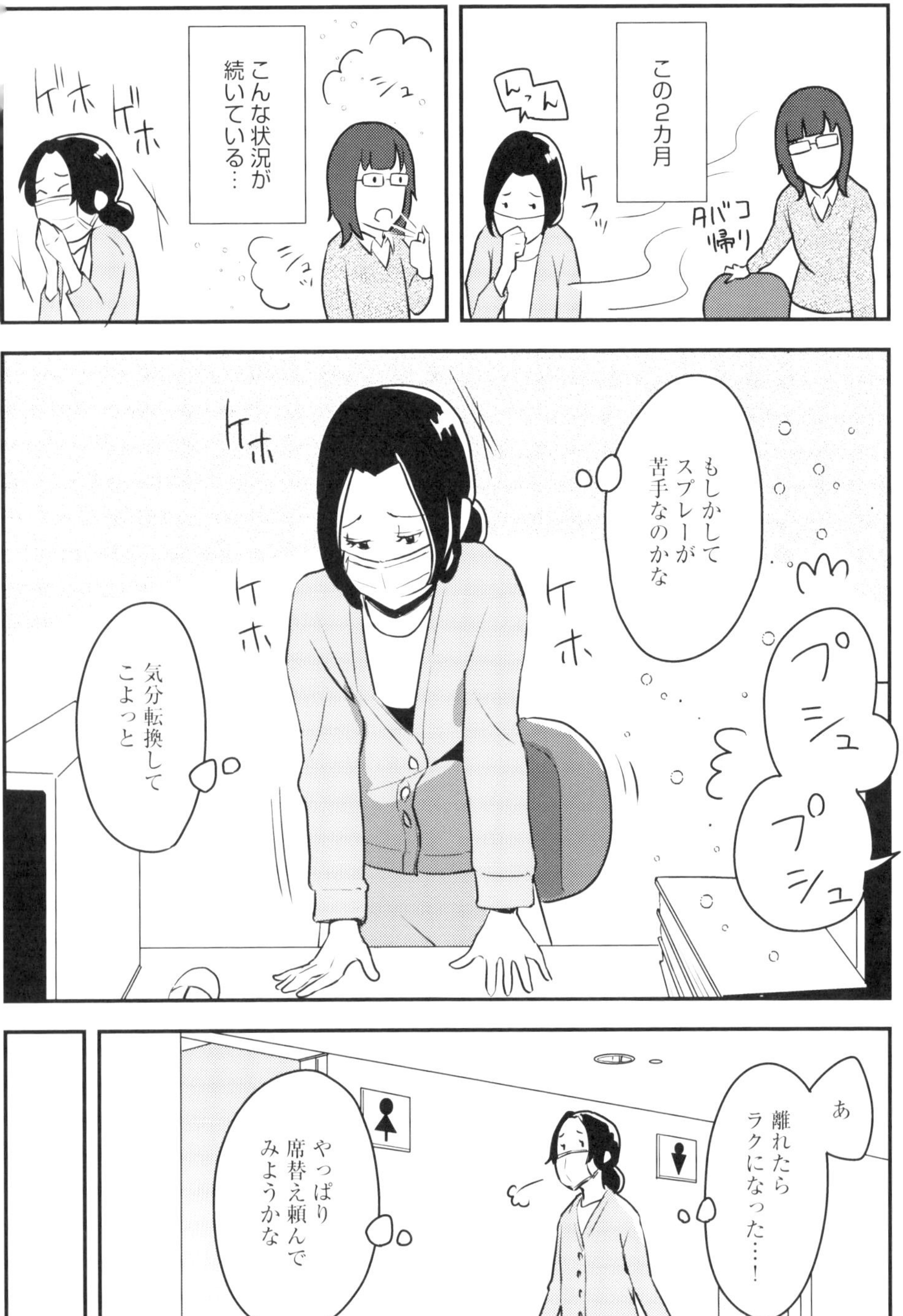
この2カ月
んっん
ケフッ
タバコ帰り
こんな状況が続いている…
シュ
シュッ
ゲホ
ゲホ
もしかしてスプレーが苦手なのかな
プシュ
プシュ
ケホ
ケホ
ケホ
気分転換してこよっと
あ
離れたらラクになった…!
やっぱり席替え頼んでみようかな

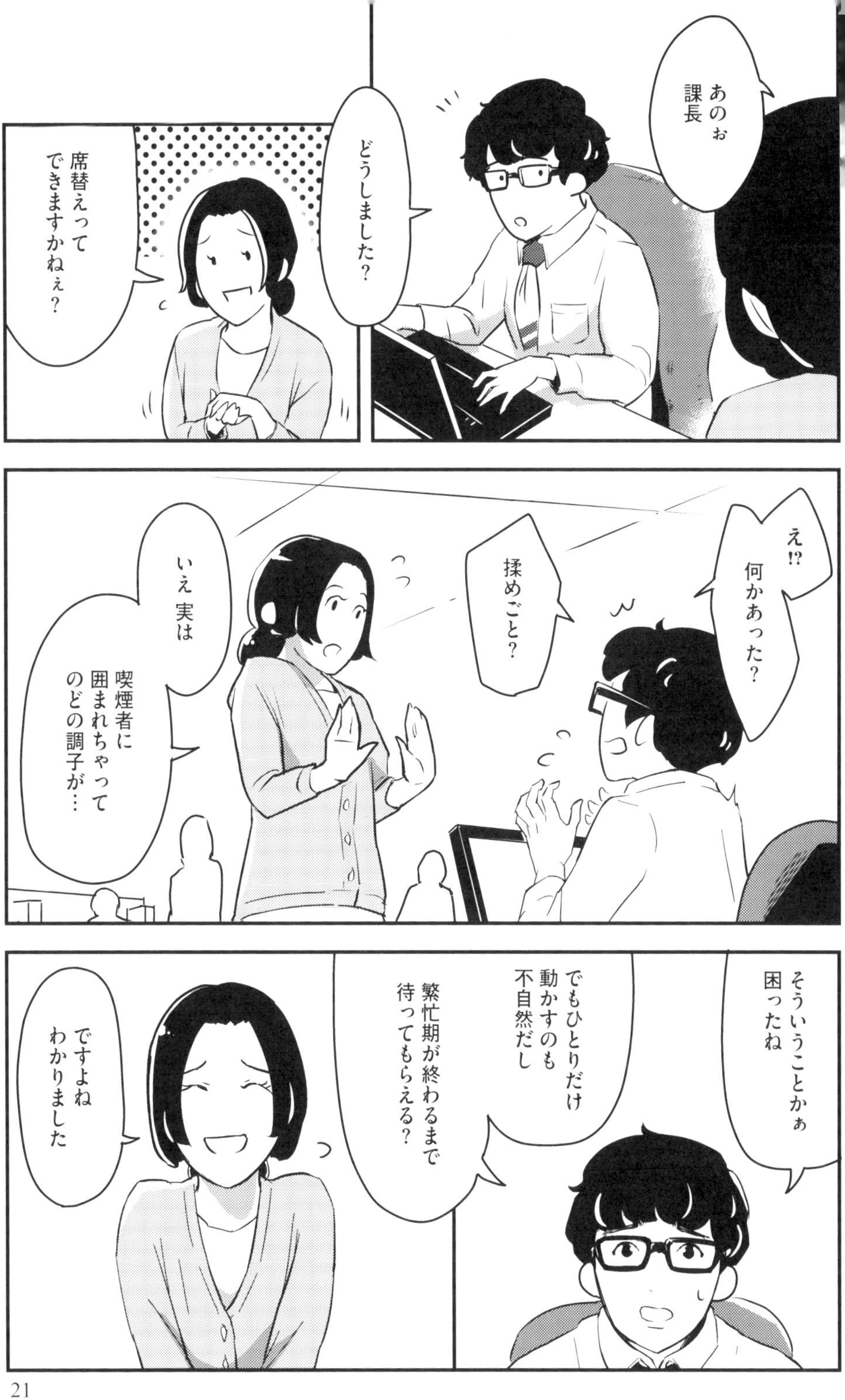
あのぉ 課長
どうしました？
席替えってできますかねぇ？
え!? 何かあった？
揉めごと？
いえ 実は
喫煙者に囲まれちゃって のどの調子が…
そういうことかぁ 困ったね
でもひとりだけ動かすのも不自然だし
繁忙期が終わるまで待ってもらえる？
ですよね わかりました

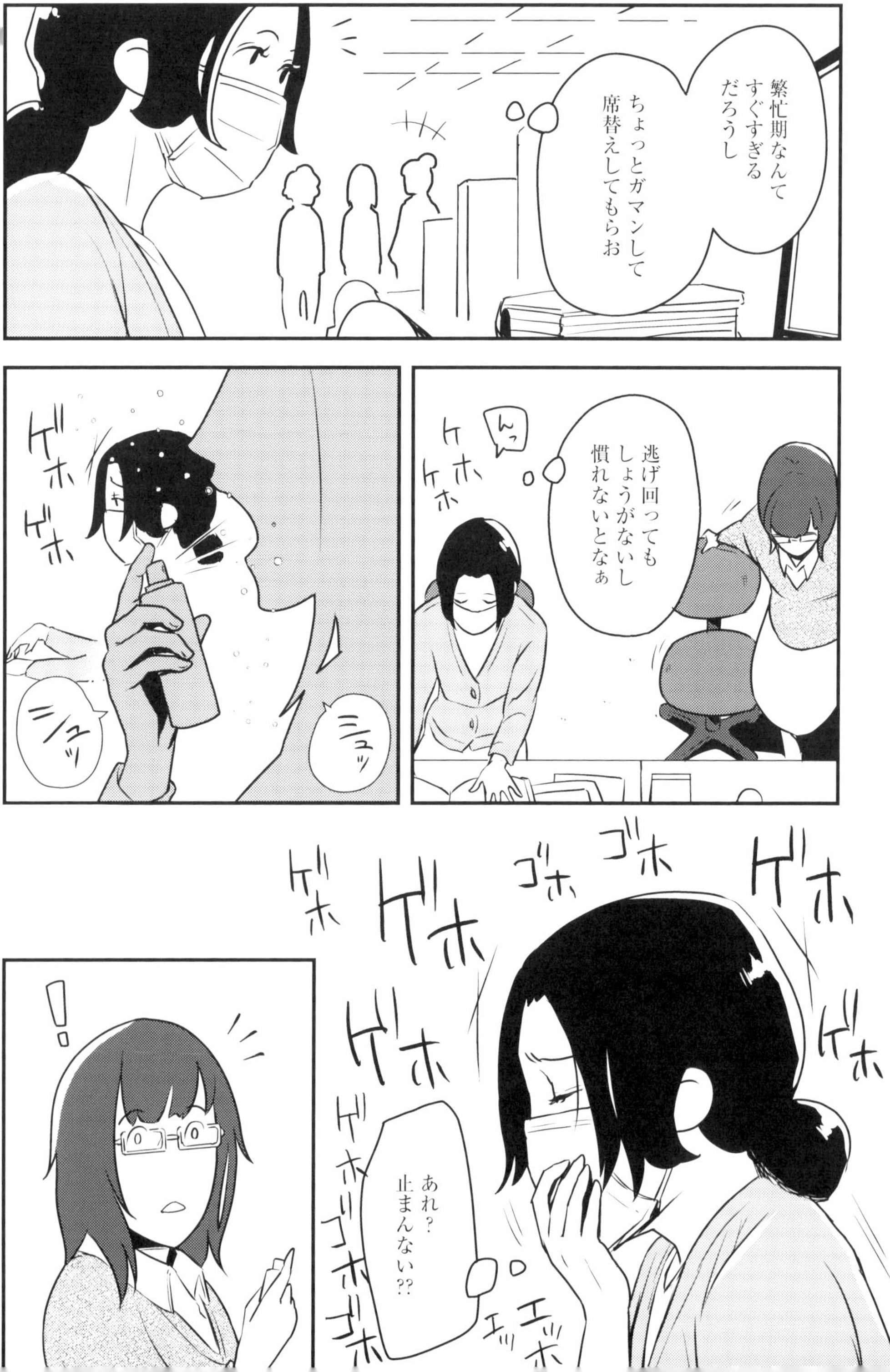
繁忙期なんて
すぐすぎる
だろうし
ちょっとガマンして
席替えしてもらお
ケホ
ケホ
んっ
逃げ回っても
しょうがないし
慣れないとなぁ
ゲホ
ゲホ
シュッ
シュッ
ゲホ
ゴホ
ゴホ
ゲホ
ゲホ
ゲホ
ゲホ
ゲホゴホゴホ
エホ
エッ
あれ？
止まんない？？
！

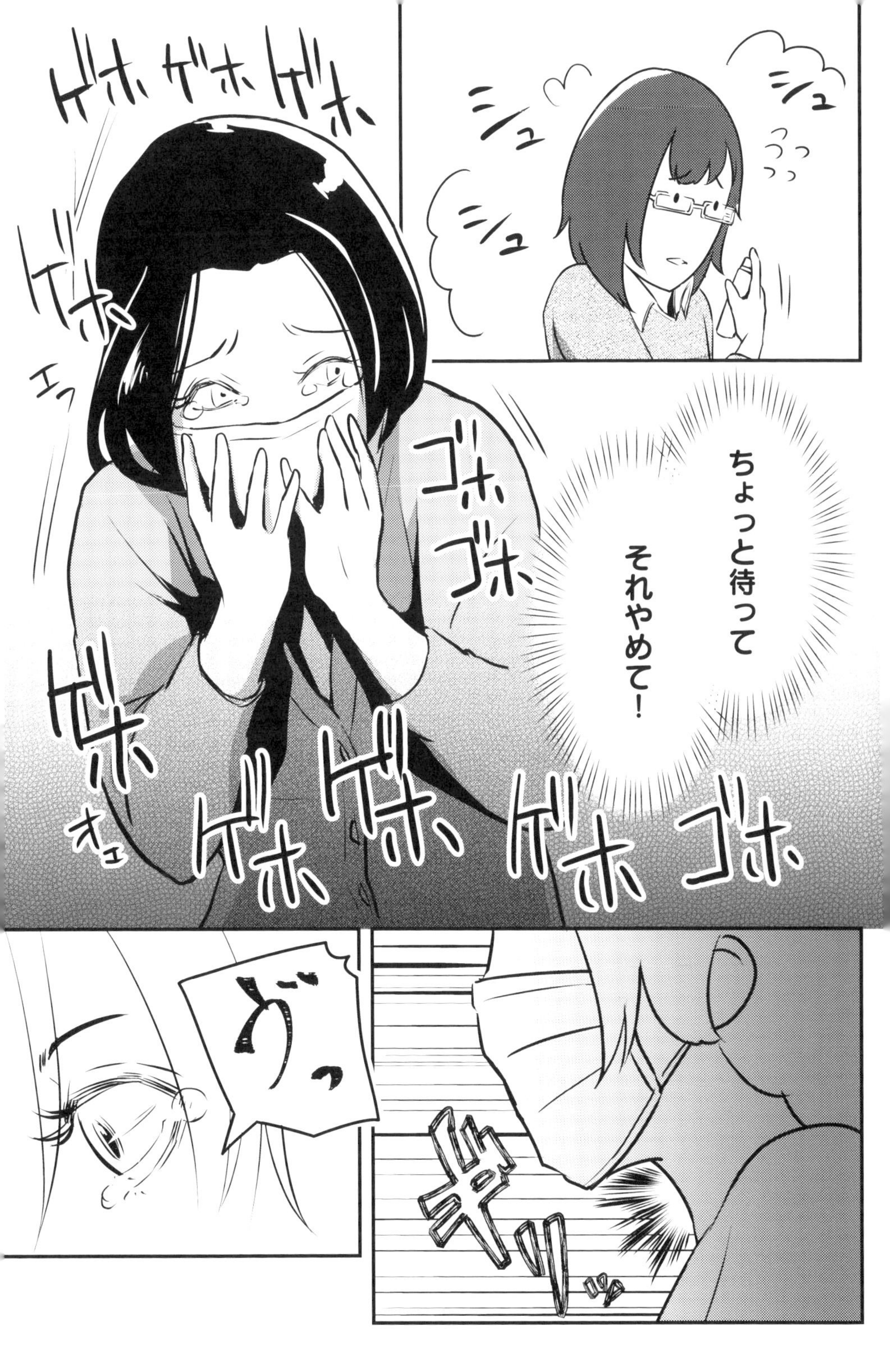

シュ
シュ
シュ
ちょっと待って
それやめて！
ゴホゴホ
ゲホゲホゲホ
ゲホッ
エッ
ゲホ
オェ
ゲホ ゲホ ゲホ ゴホ
ギリッ
うっ

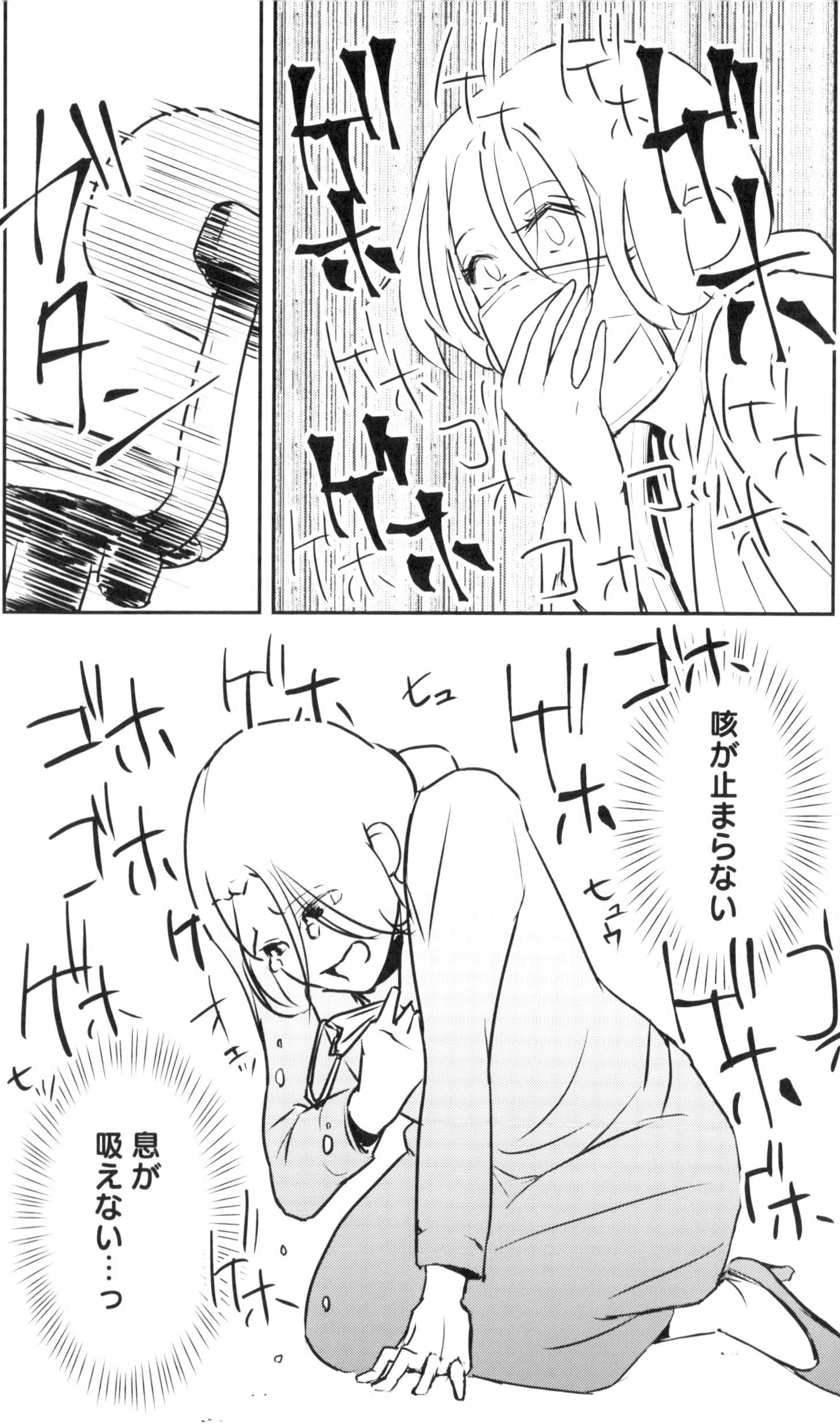

ゲホ
ゲホ
ゲホ
ガタン
ゴホ
ゲホ
咳が止まらない
ゴホ
ゲホ
息が吸えない…っ

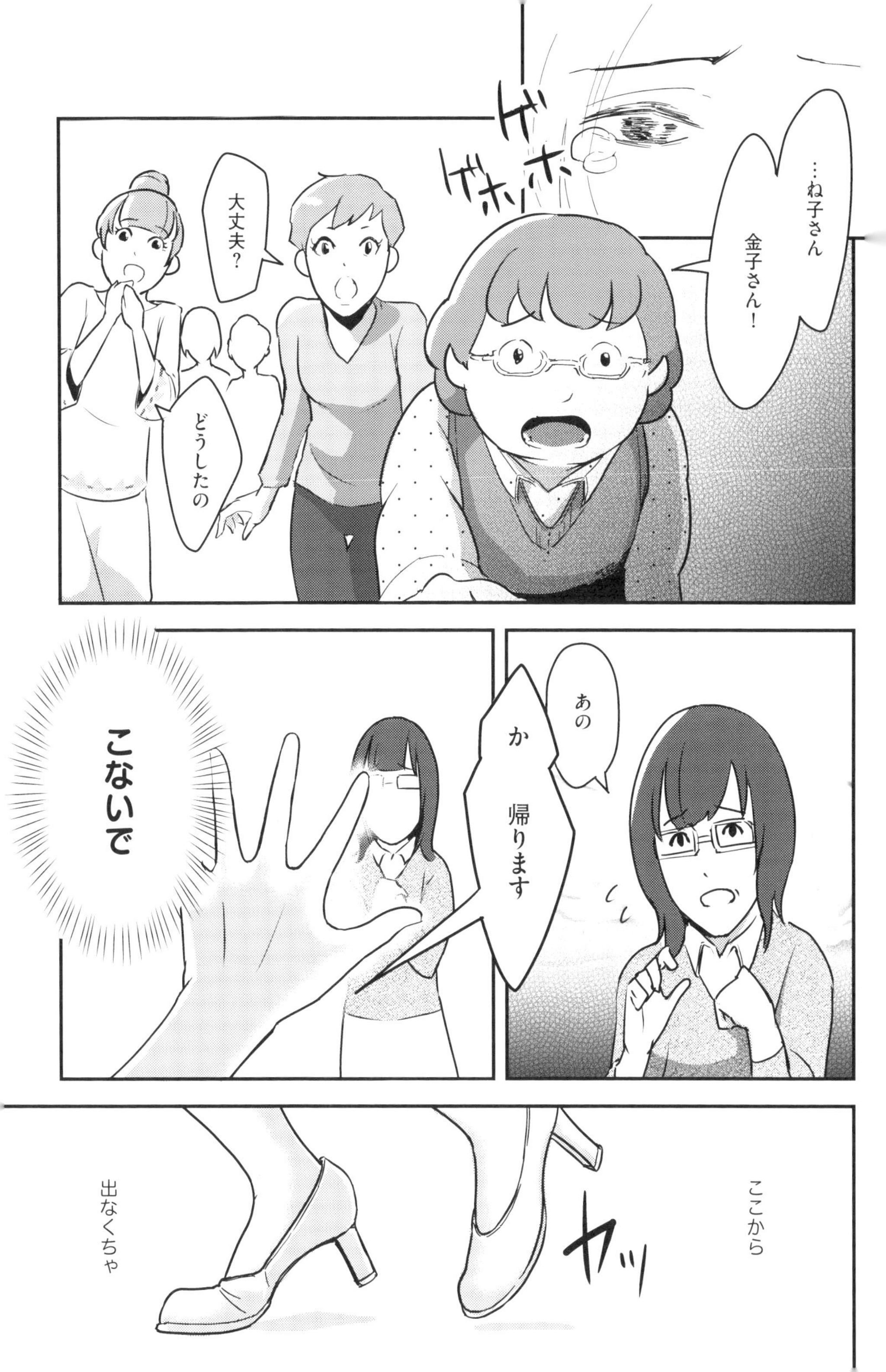

ゲホ
ゲホ
…ね子さん
金子さん！
大丈夫？
どうしたの
あの
か 帰ります
こないで
ここから
カッ
出なくちゃ

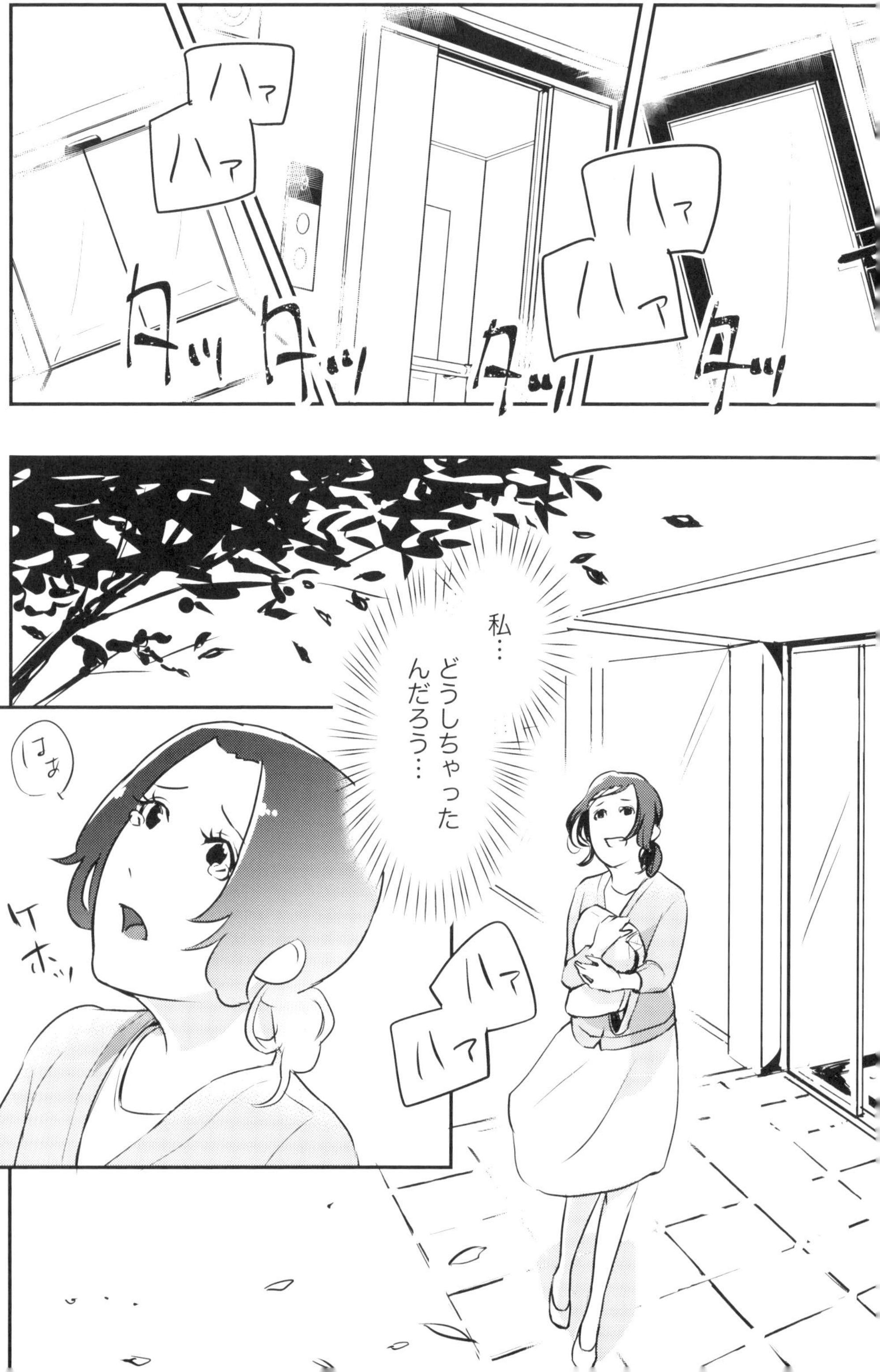

ハァ
ハァ
タッ
タッ
ハァ
ハァ
タッ
タッ
私…
どうしちゃったんだろう…
はぁ
ケホッ
ハァ
ハァ

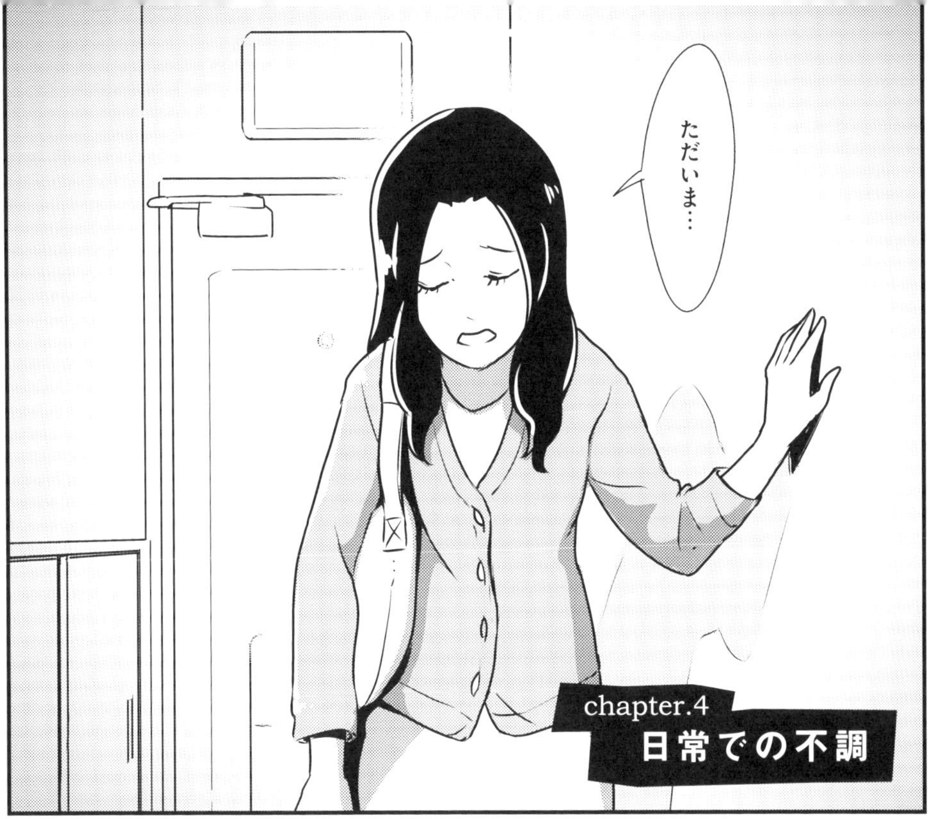
ただいま…
chapter.4
日常での不調

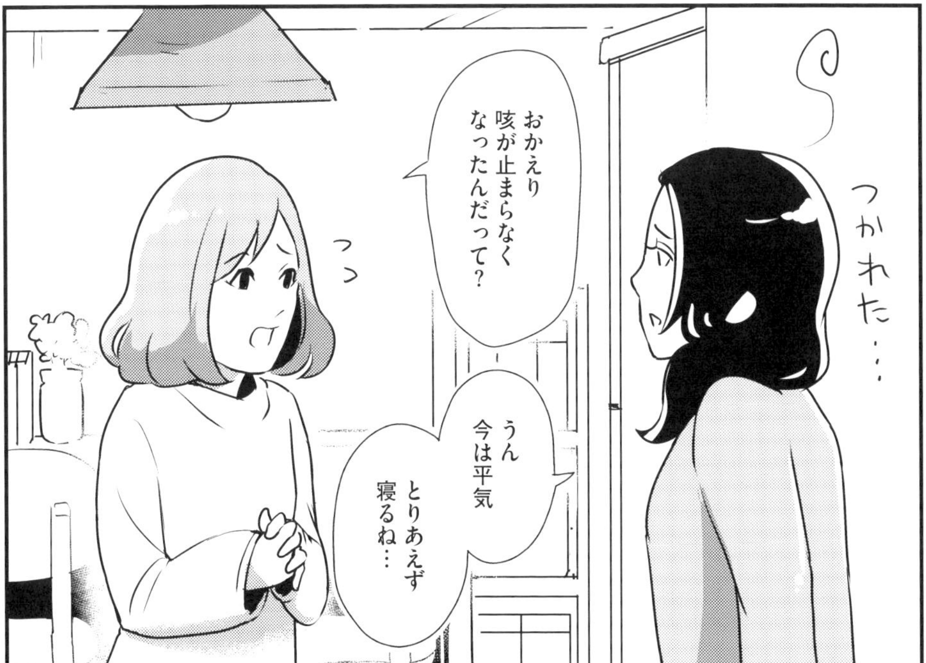
つかれた…
おかえり
咳が止まらなく
なったんだって?
うん
今は平気
とりあえず
寝るね…

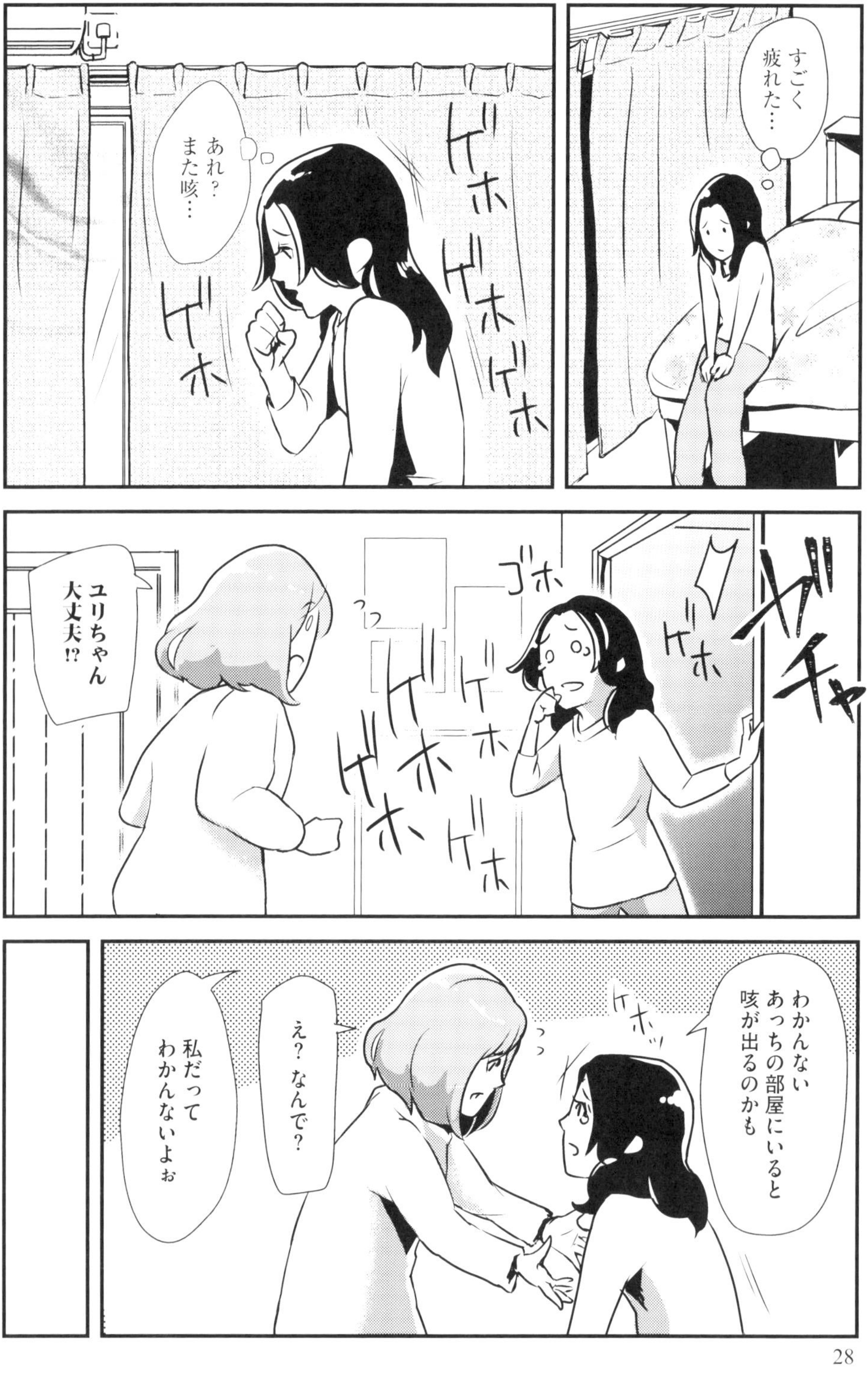
すごく疲れた…
ゲホ ゲホ ゲホ
あれ？ また咳…
ゲホ
ガチャ
ゲホ
ゴホ
ゲホ ゲホ ゲホ
ユリちゃん大丈夫!?
わかんない あっちの部屋にいると咳が出るのかも
ケホッ
え？ なんで？
私だって わかんないよぉ

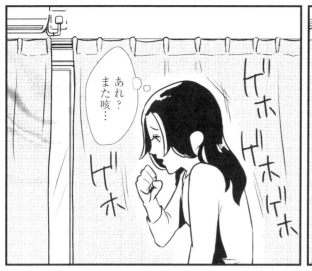

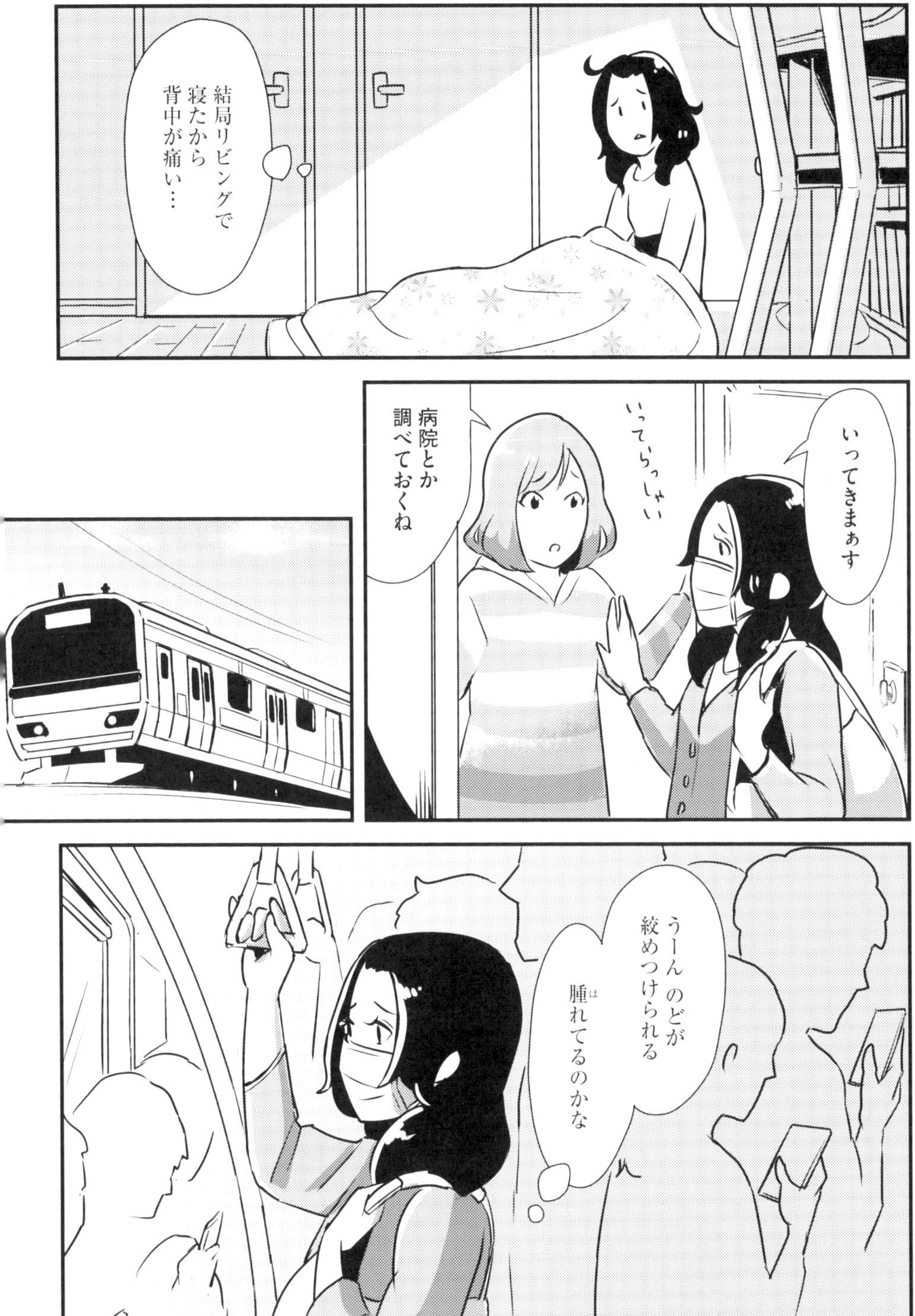
結局リビングで寝たから背中が痛い…
いってきまぁす
いってらっしゃい
病院とか調べておくね
うーん のどが絞めつけられる
腫《は》れてるのかな

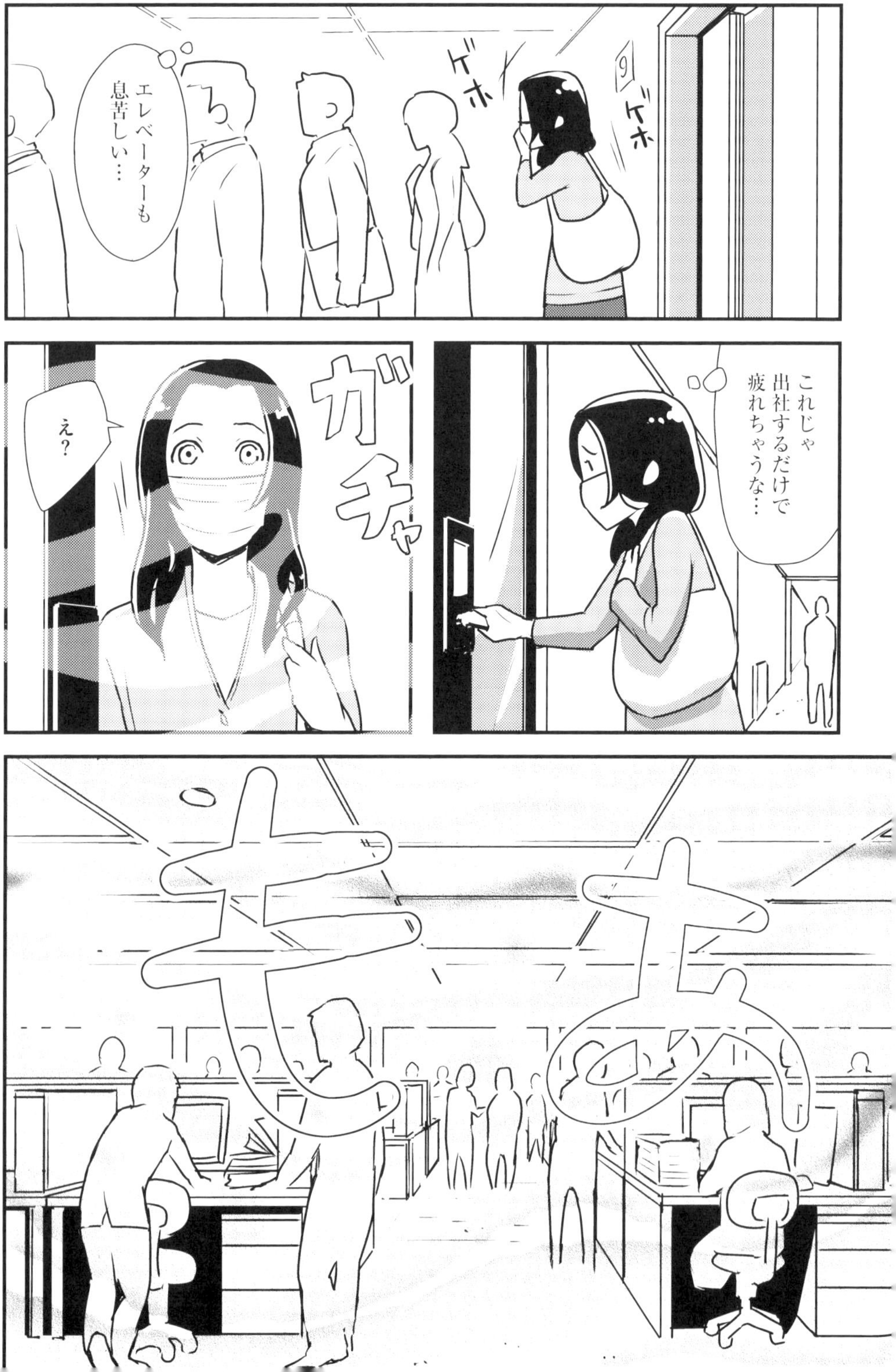
エレベーターも息苦しい…
ゲホ
ゲホ
これじゃ出社するだけで疲れちゃうな…
ガチャ
え？
きあ

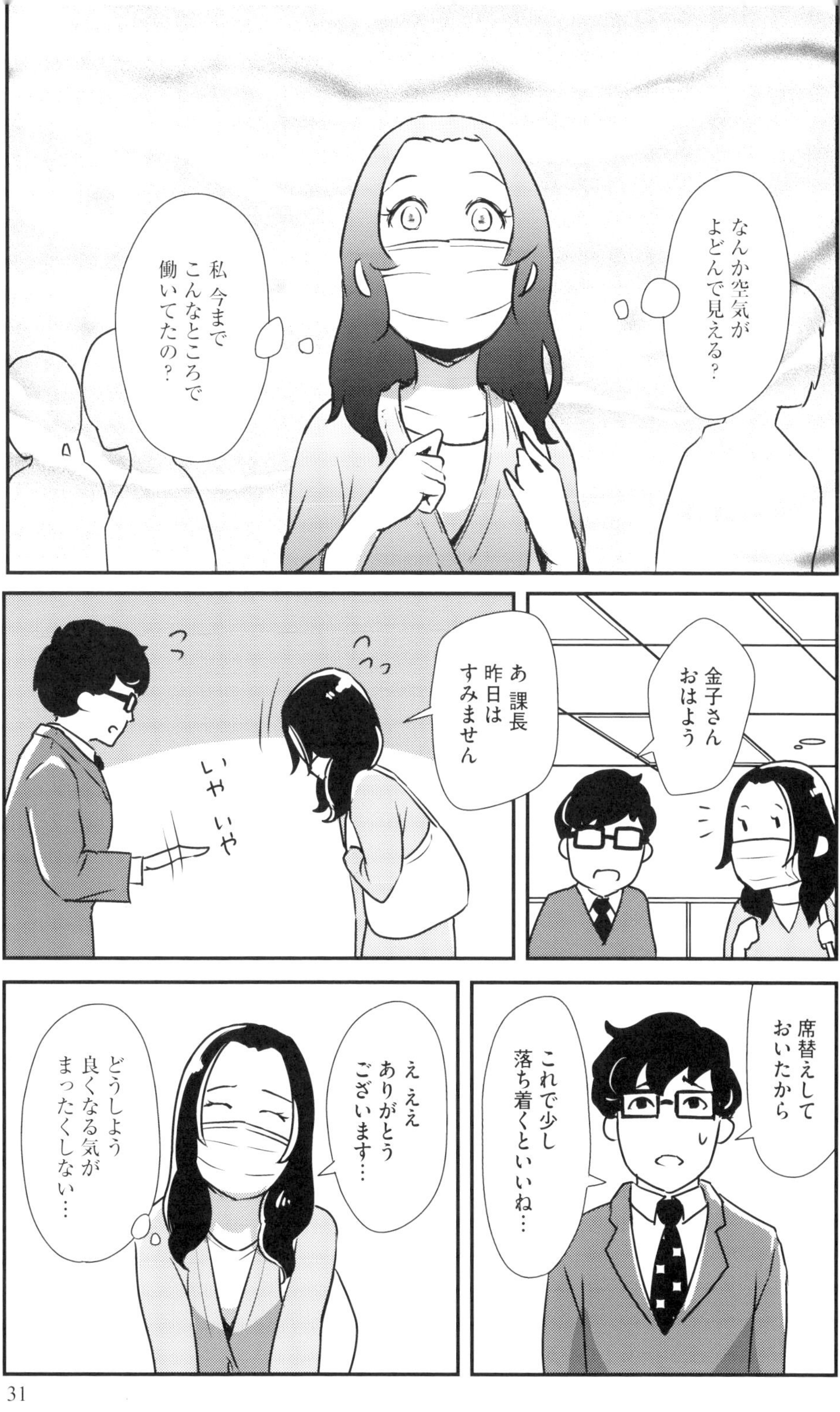
なんか空気がよどんで見える？
私 今までこんなところで働いてたの？
金子さん おはよう
あ 課長 昨日は すみません
いや いや
席替えしておいたから
これで少し落ち着くといいね…
え ええ ありがとうございます…
どうしよう 良くなる気がまったくしない…

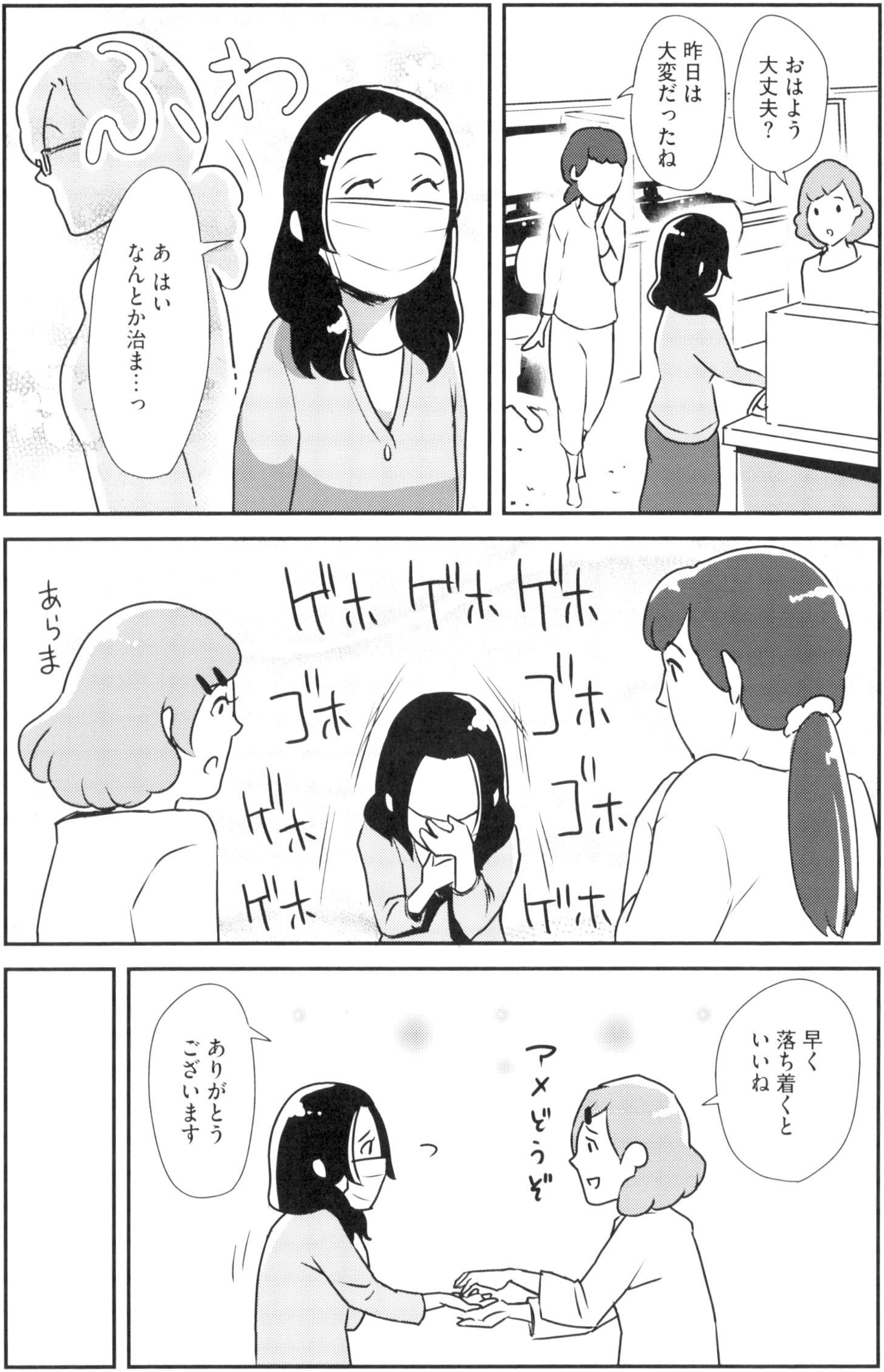

おはよう 大丈夫？
昨日は 大変だったね
ふわ
あはい なんとか治ま…っ
ゲホ ゲホ ゲホ
ゴホ
ゴホ
ゴホ
ゲホ
ゲホ
ゲホ
あらま
早く 落ち着くと いいね
アメどうぞ
っ
ありがとう ございます

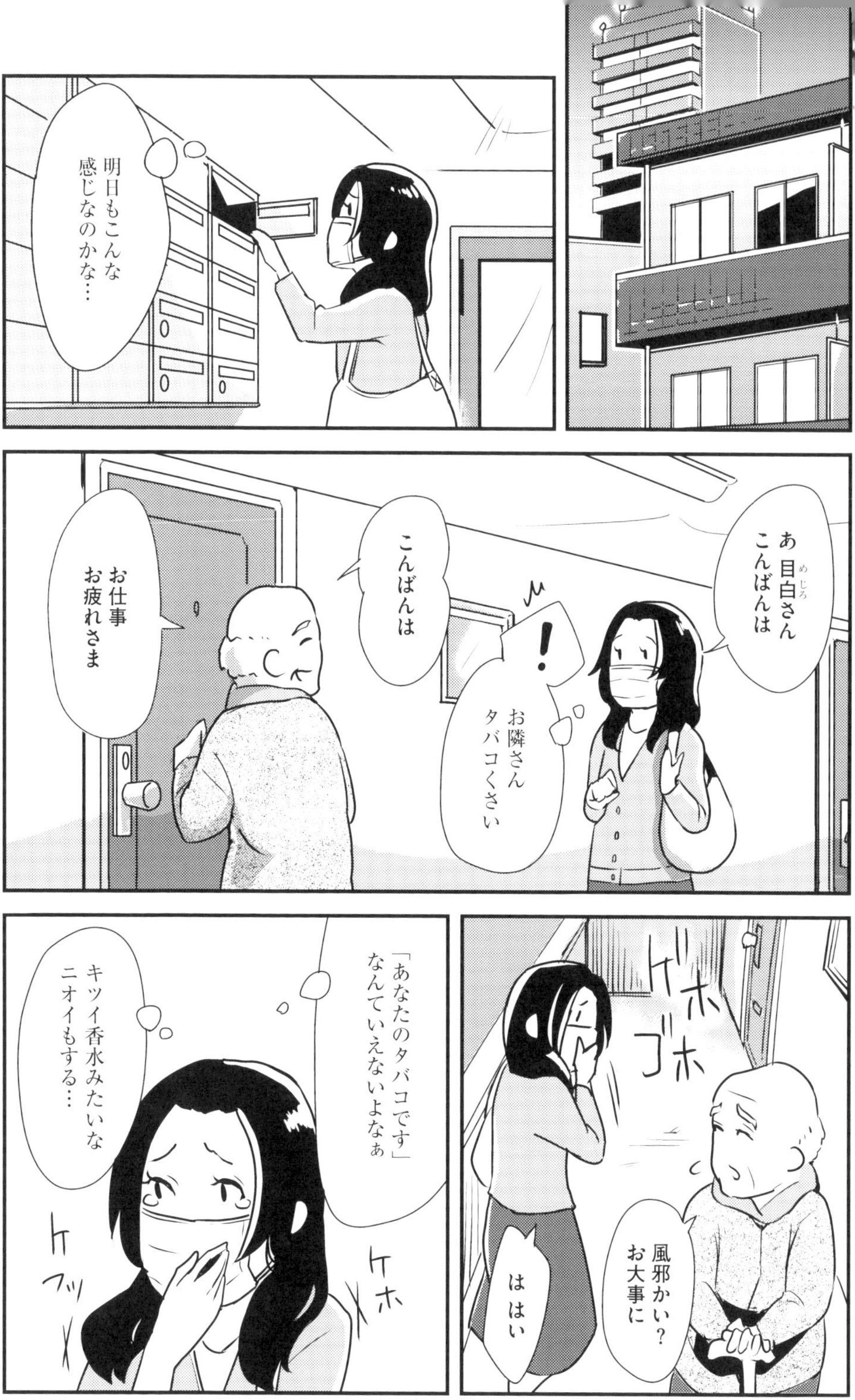
明日もこんな感じなのかな…
あ 目白《めじろ》さん こんばんは
!
お隣さん タバコくさい
こんばんは
お仕事 お疲れさま
ゲホ
ゴホ
風邪かい？ お大事に
ははい
「あなたのタバコです」なんていえないよなぁ
キツイ香水みたいなニオイもする…
ケホ
ケフッ

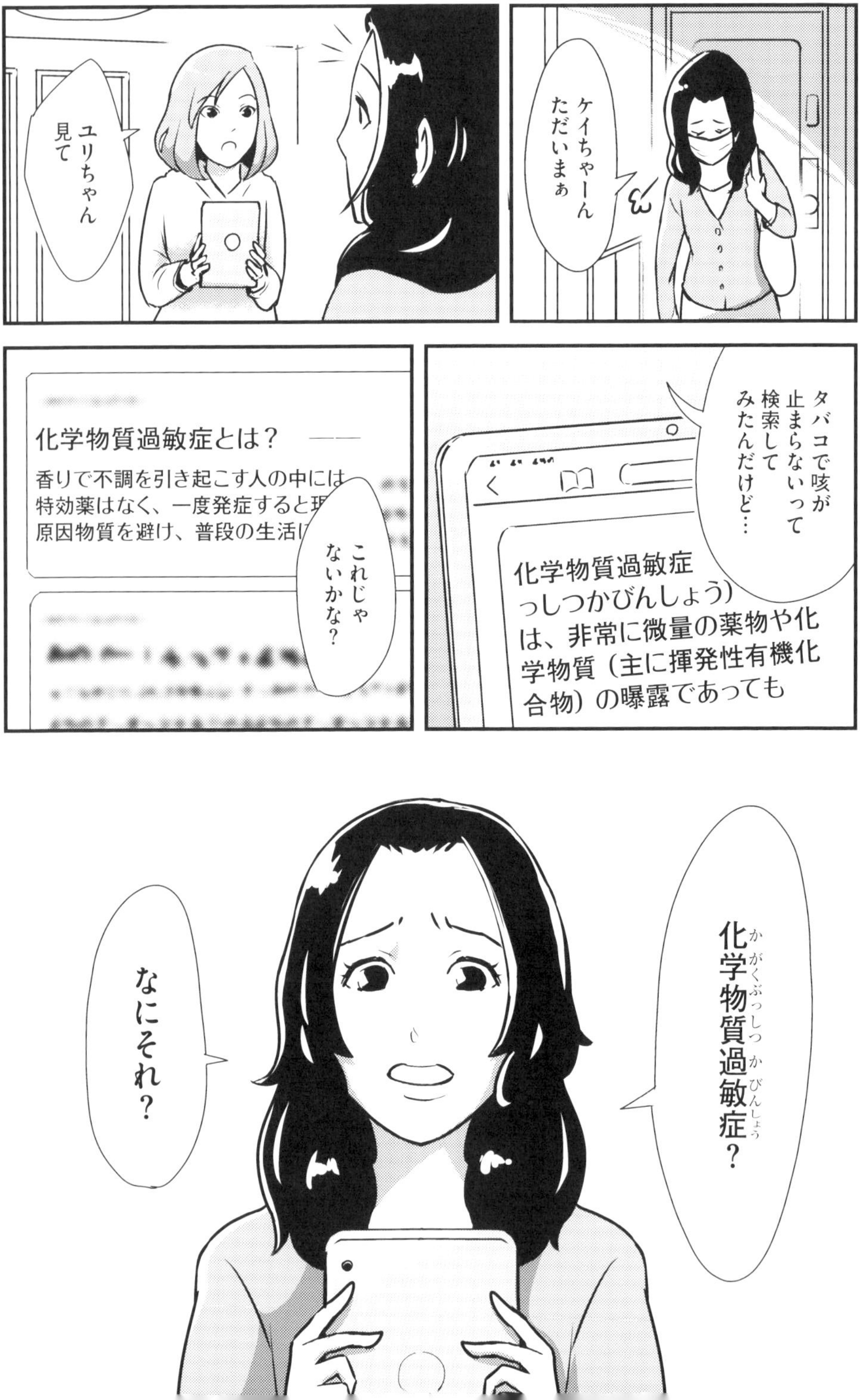
ケイちゃーん
ただいまぁ
ユリちゃん
見て
タバコで咳が
止まらないって
検索して
みたんだけど…
化学物質過敏症
っしつかびんしょう)
は、非常に微量の薬物や化
学物質（主に揮発性有機化
合物）の曝露であっても
化学物質過敏症とは？
香りで不調を引き起こす人の中には
特効薬はなく、一度発症すると現
原因物質を避け、普段の生活に
これじゃ
ないかな？
化《か》学《がく》物《ぶっ》質《しつ》過《か》敏《びん》症《しょう》？
なにそれ？

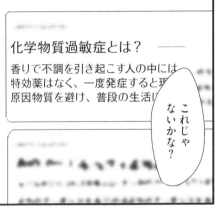

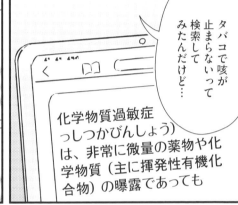

Column

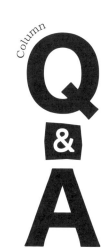

化学物質過敏症専門医へのQ&A

回答 宮田幹夫先生 *Mikio Miyata*

名古屋市立大医学部卒。専門は眼科。北里大学医学部教授を務めていた 1993 年から化学物質過敏症の研究を石川哲元北里大学医学部長らと一緒に開始。1999 年に北里研究所病院で専門外来開始。退職後 2009 年に数少ない化学物質過敏症専門の「そよ風クリニック」を開院。

1 化学物質過敏症とは?

Q1 化学物質過敏症とは、アレルギーの一種なのでしょうか?

A いいえ。

化学物質過敏症とは普通の人が平気である微量な化学物質によって多彩で不愉快な症状が出てくる病気ですが、主として神経系の症状が出やすいです。神経系と免疫系とは連動していますので、アレルギーなどの免疫系の症状も出てくることもしばしばあります。また、さまざまなストレスの影響から発症します。

Q2 発症する人の特徴はありますか?

A 今は日本国内で100万人以上の患者がいるのですが、米国では過去十年間で倍増して、医師から化学物質過敏症と診断されている割合が成人の12・8%という報告もあります。米国でも日本でも、そのうちの7割が女性です。誰でもなる病気ですが、どちらかというと、感受性が高い人が発症しやすい傾向にあります。

化学物質
過敏症
専門医への

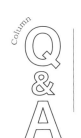

Column

Q&A

1 化学物質過敏症とは？

Q3 ほかの病気の要因となることはありますか？

A 直接的につながっているわけではありませんが、Ｑ２で「感受性が高い人が発症しやすい傾向にある」と答えました。

そのような方たちがアレルギー、電磁波過敏症や内分泌疾患※を併発してしまうことがあります。

※ホルモンを作る内分泌腺と呼ばれる臓器に起こる腫瘍などが原因となった病気

Q4 誤診されやすい疾患はありますか？

A 誤診されやすいのは、中枢神経に器質的異常（そのものに炎症などがあり、その結果としてさまざまな症状が出現する）をきたしている疾患や、海馬に関係する疾患……うつ、不安神経症、ＰＴＳＤ、嗅覚過敏などが挙げられます。慢性疲労症候群や線維筋痛症とは病名が重なってもよいことになっています。

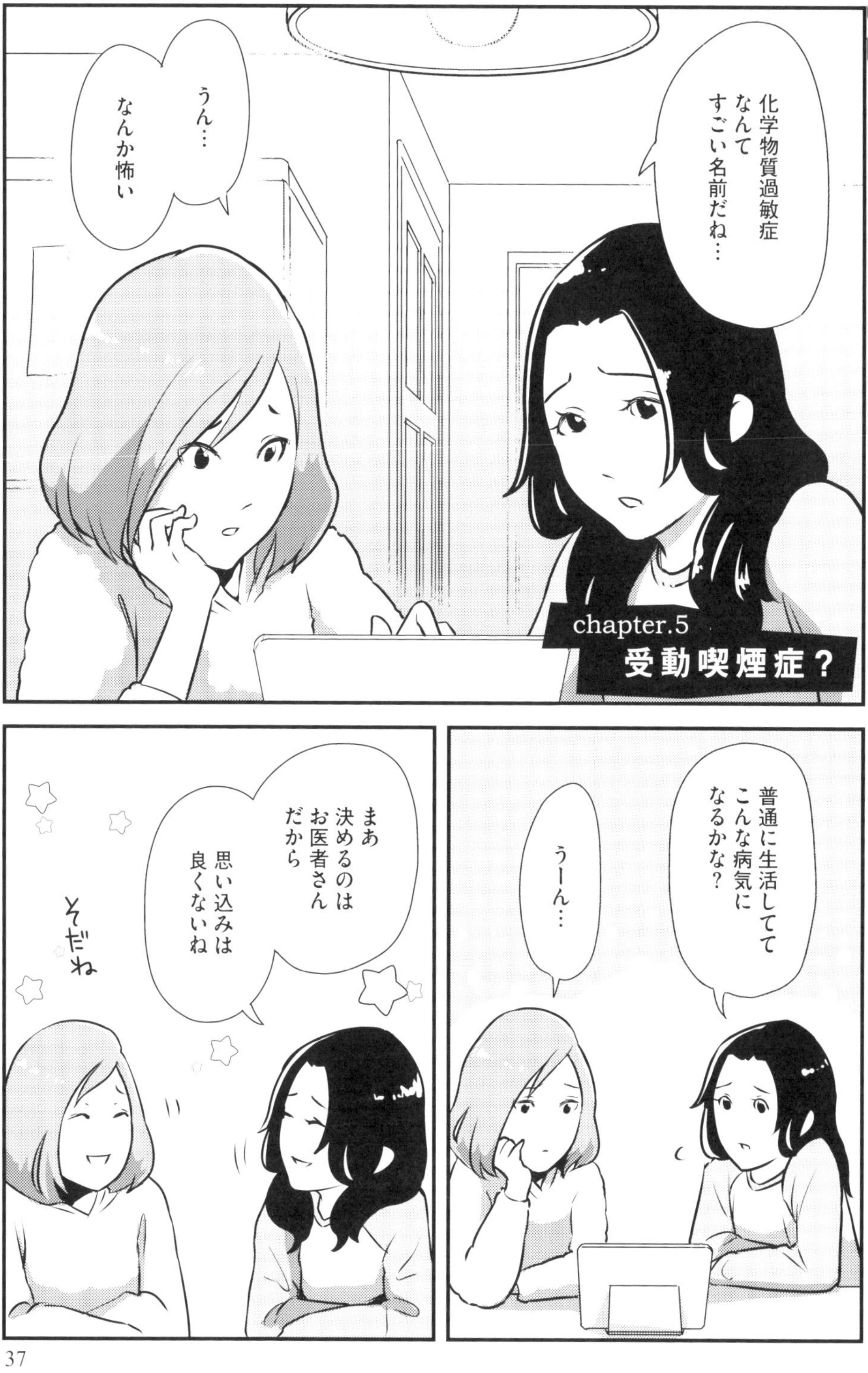
化学物質過敏症 なんて すごい名前だね…
うん… なんか怖い
chapter.5
受動喫煙症？
普通に生活してて こんな病気に なるかな？
うーん…
まあ 決めるのは お医者さん だから
思い込みは 良くないね
そだね

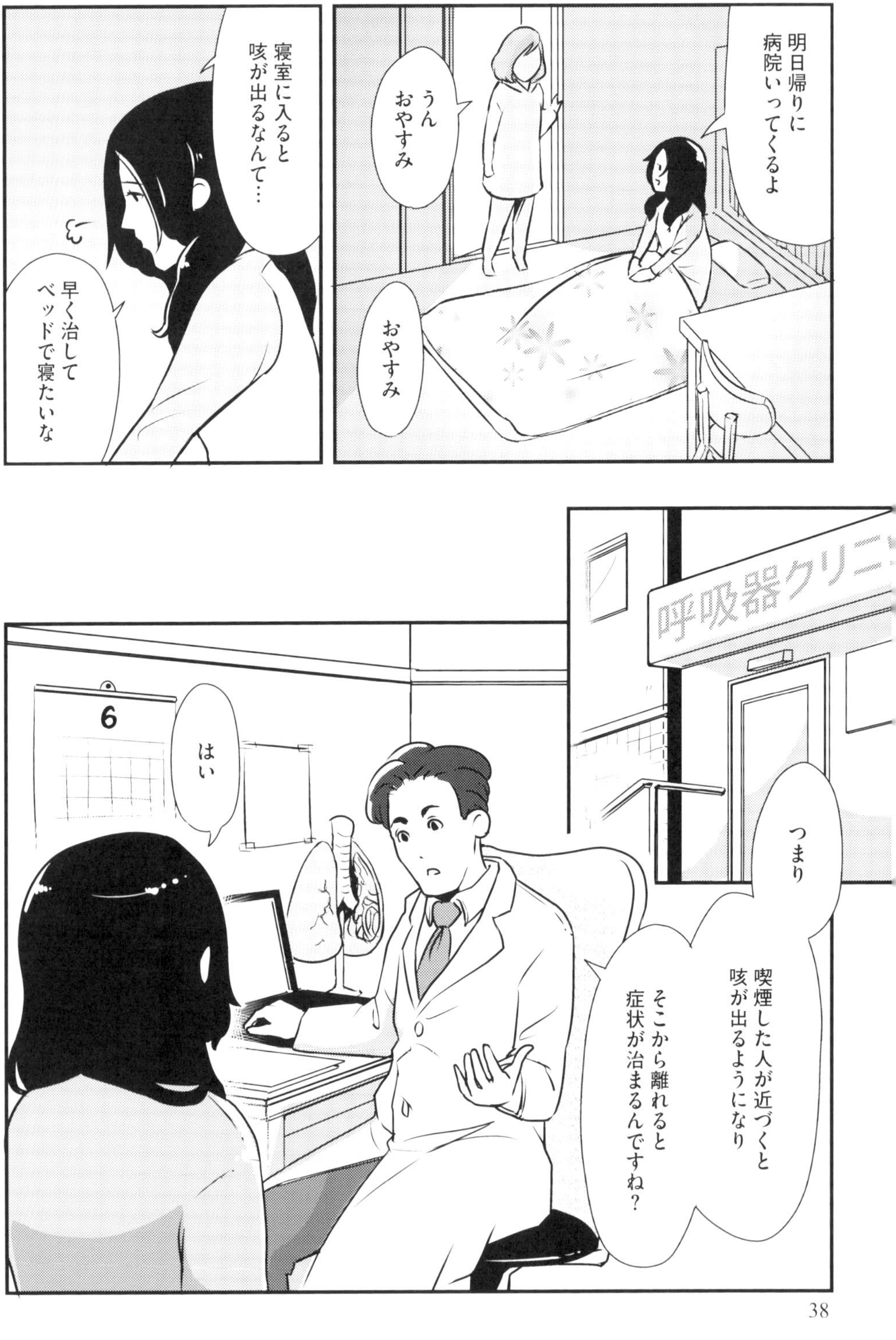
明日帰りに病院いってくるよ
うん おやすみ
おやすみ
寝室に入ると咳が出るなんて…
早く治してベッドで寝たいな
呼吸器クリニ
6
つまり
喫煙した人が近づくと咳が出るようになり
そこから離れると症状が治まるんですね？
はい

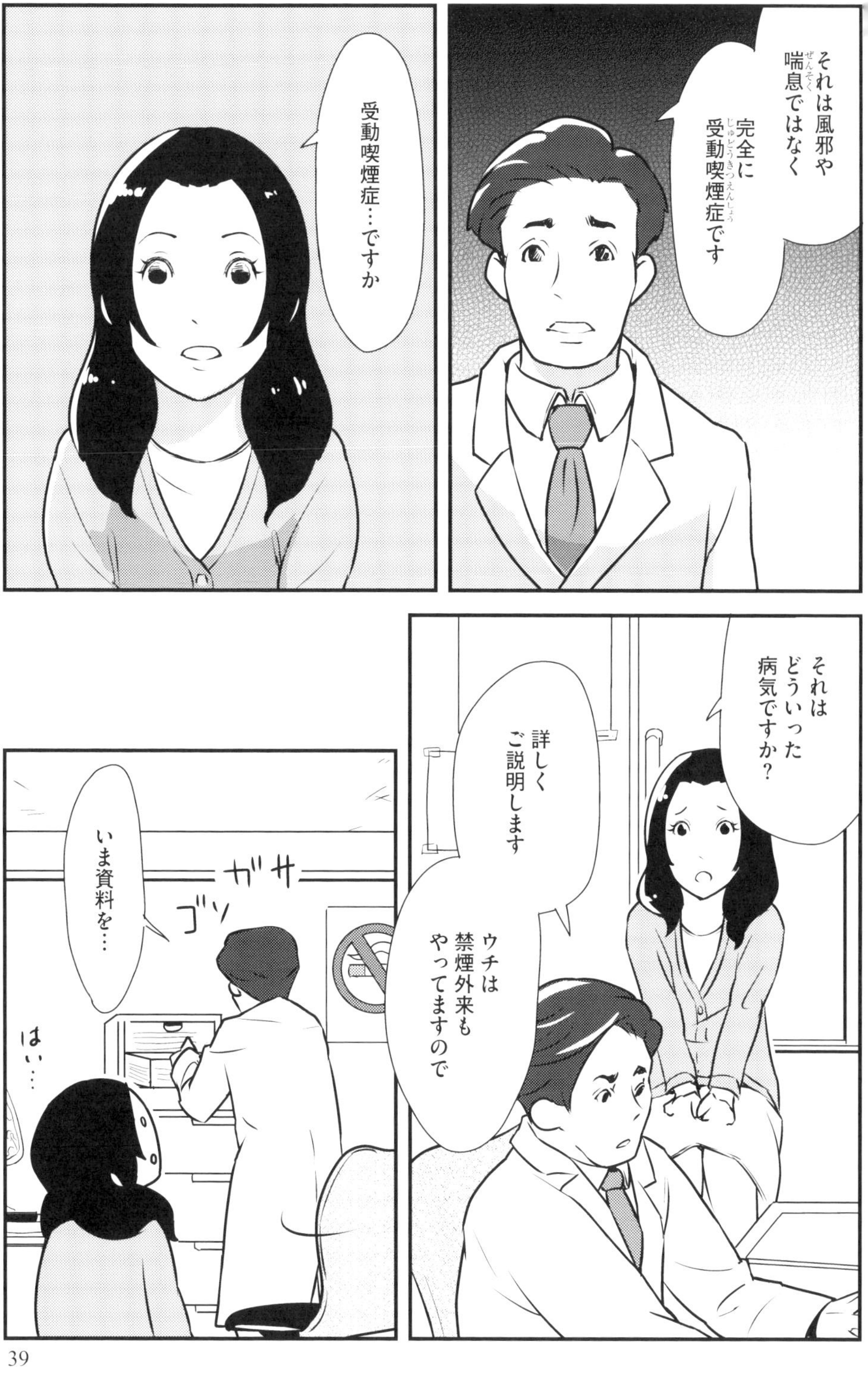
それは風邪や喘息《ぜんそく》ではなく
完全に受動喫煙症《じゅどうきつえんしょう》です
受動喫煙症…ですか
それはどういった病気ですか？
詳しくご説明します
ウチは禁煙外来もやってますので
ガサ
ゴソ
いま資料を…
はい…

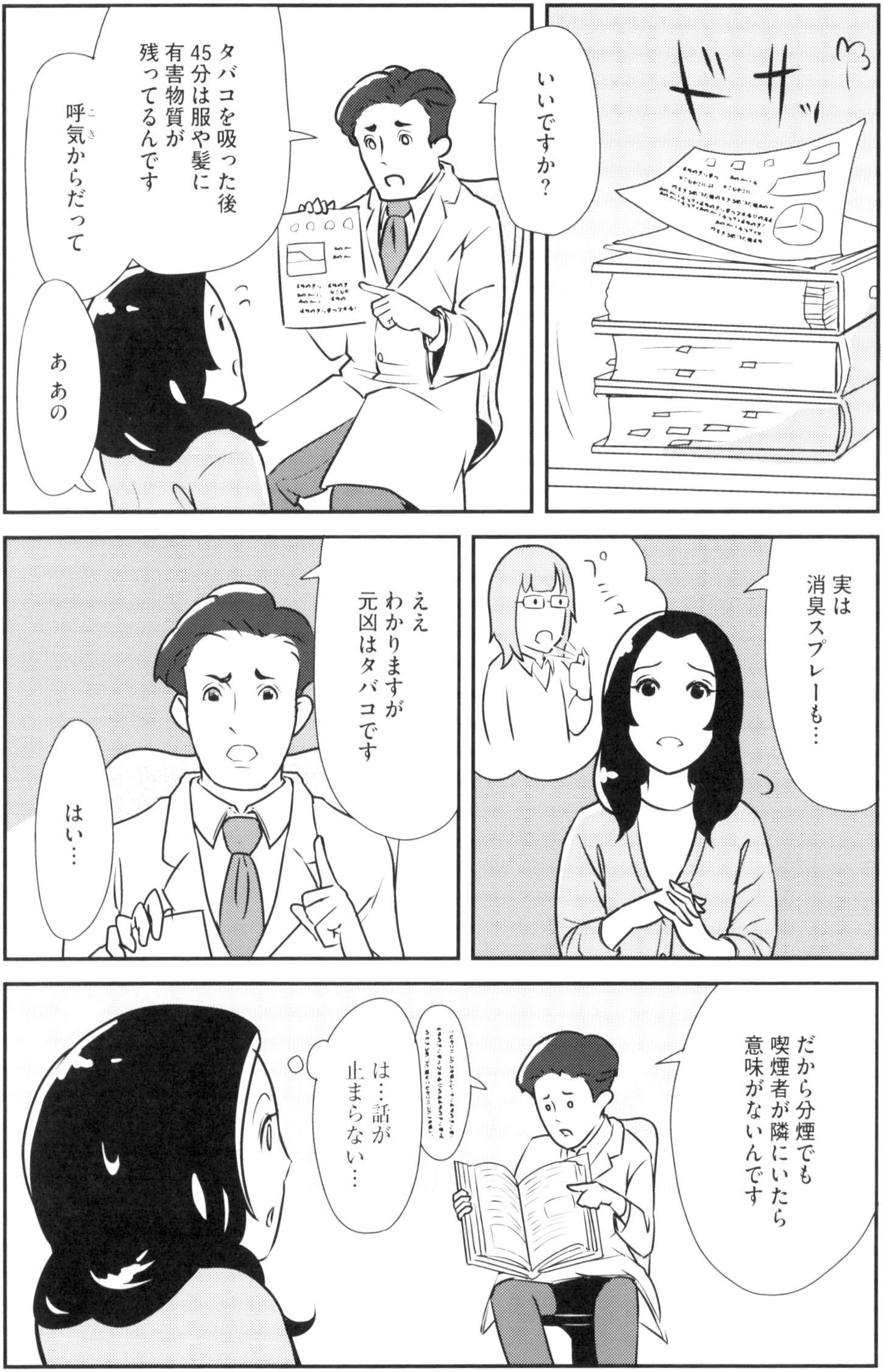
ドサッ
いいですか?
タバコを吸った後
45分は服や髪に
有害物質が
残ってるんです
呼気《こき》からだって
ああの
実は
消臭スプレーも…
プシュ
ええ
わかりますが
元凶はタバコです
はい…
だから分煙でも
喫煙者が隣にいたら
意味がないんです
は…話が
止まらない…

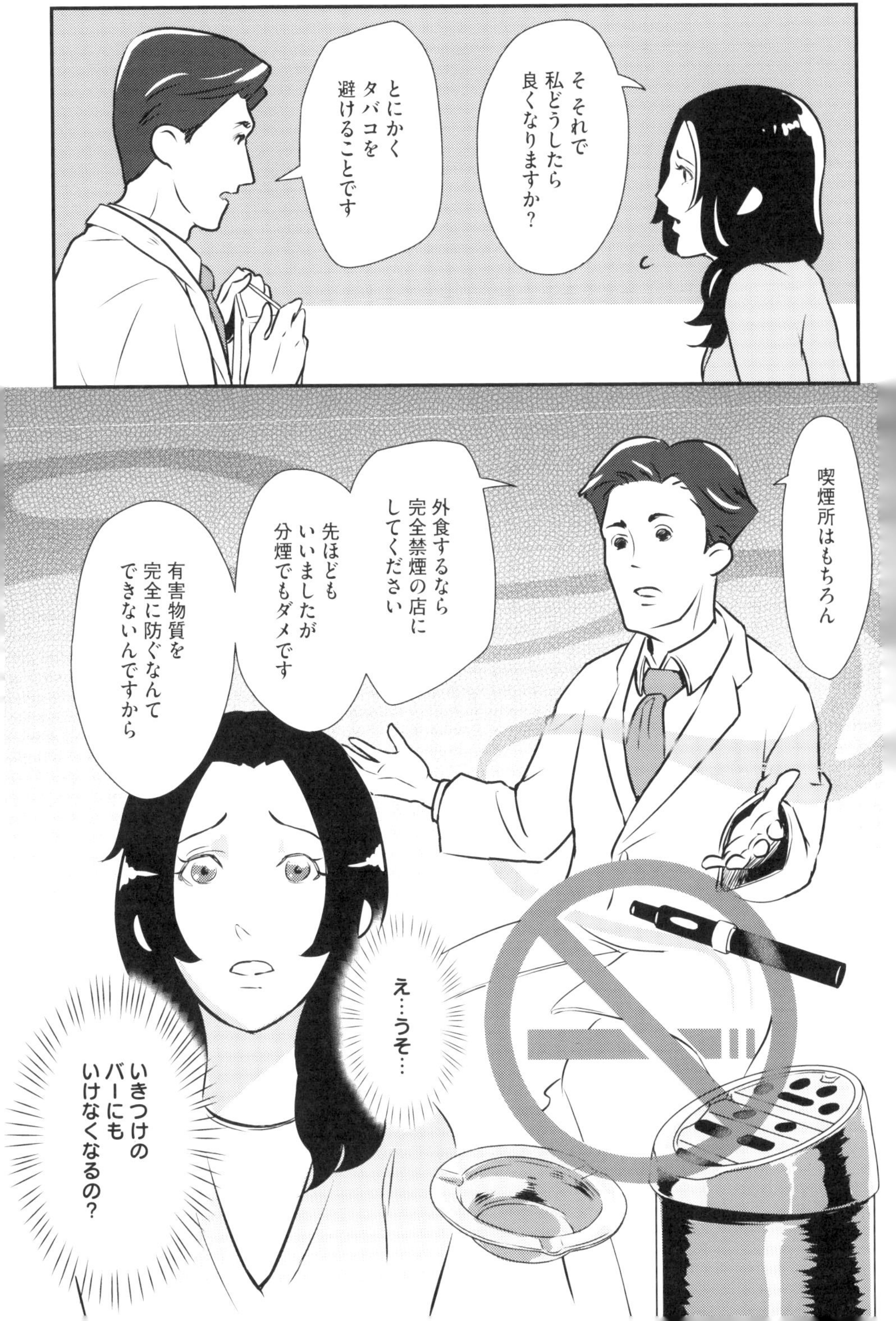
そ それで私どうしたら良くなりますか?
とにかくタバコを避けることです
喫煙所はもちろん
外食するなら完全禁煙の店にしてください
先ほどもいいましたが分煙でもダメです
有害物質を完全に防ぐなんてできないんですから
え…うそ…
いきつけのバーにもいけなくなるの?

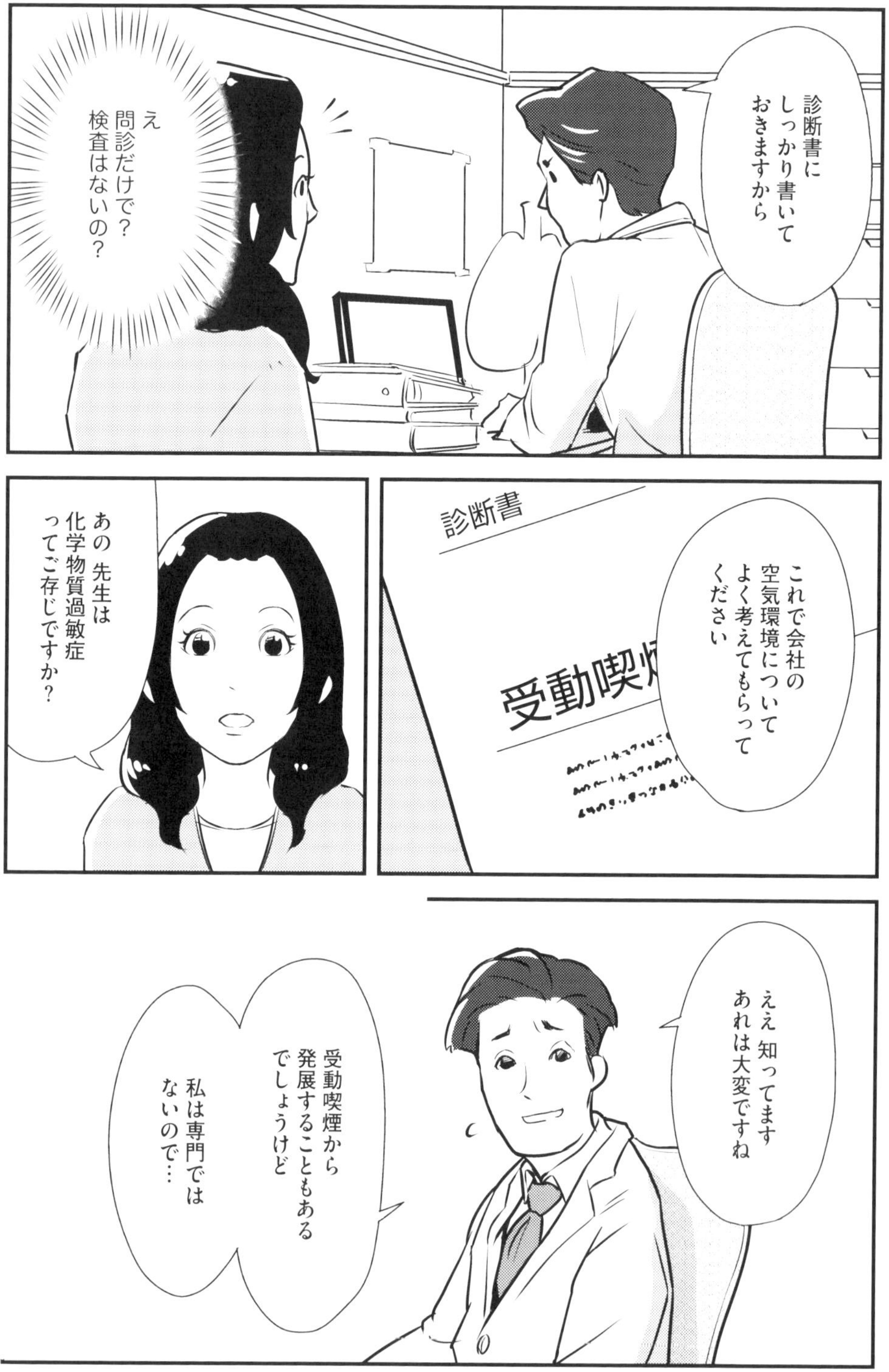
診断書に しっかり書いて おきますから
え 問診だけで？ 検査はないの？
診断書
受動喫
これで会社の 空気環境について よく考えてもらって ください
あの 先生は 化学物質過敏症 ってご存じですか？
ええ 知ってます あれは大変ですね
受動喫煙から 発展することもある でしょうけど
私は専門では ないので…

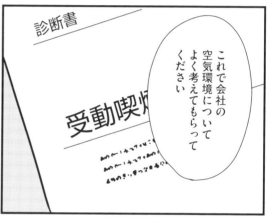

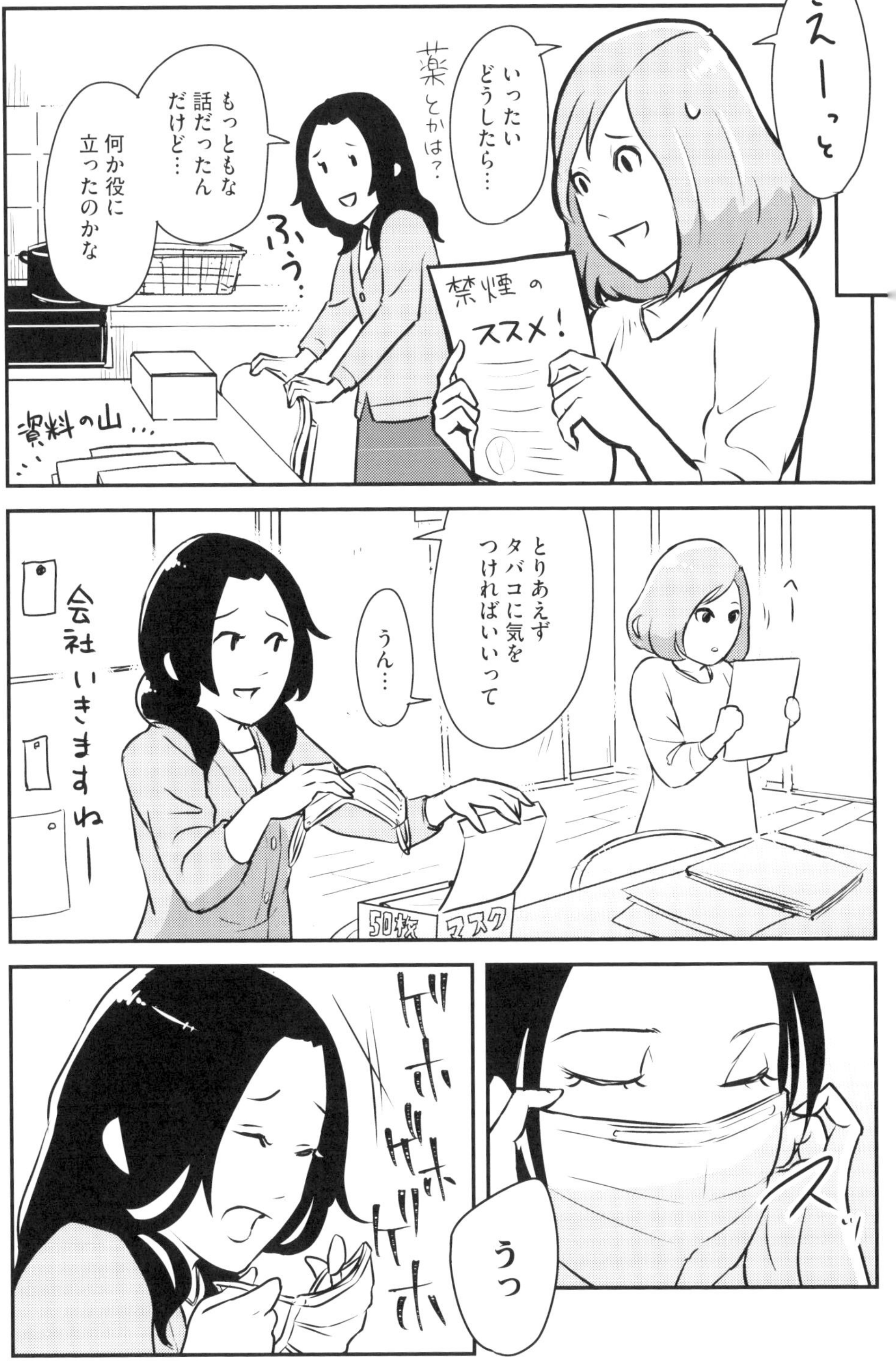

えーっと
いったいどうしたら…
薬とかは？
もっともな話だったんだけど…
何か役に立ったのかな
ふぅ…
禁煙のススメ！
資料の山…
へー
とりあえずタバコに気をつければいいって
うん…
会社いきますねー
50枚
マスク
うっ
ゲホゲホ
ゲホ

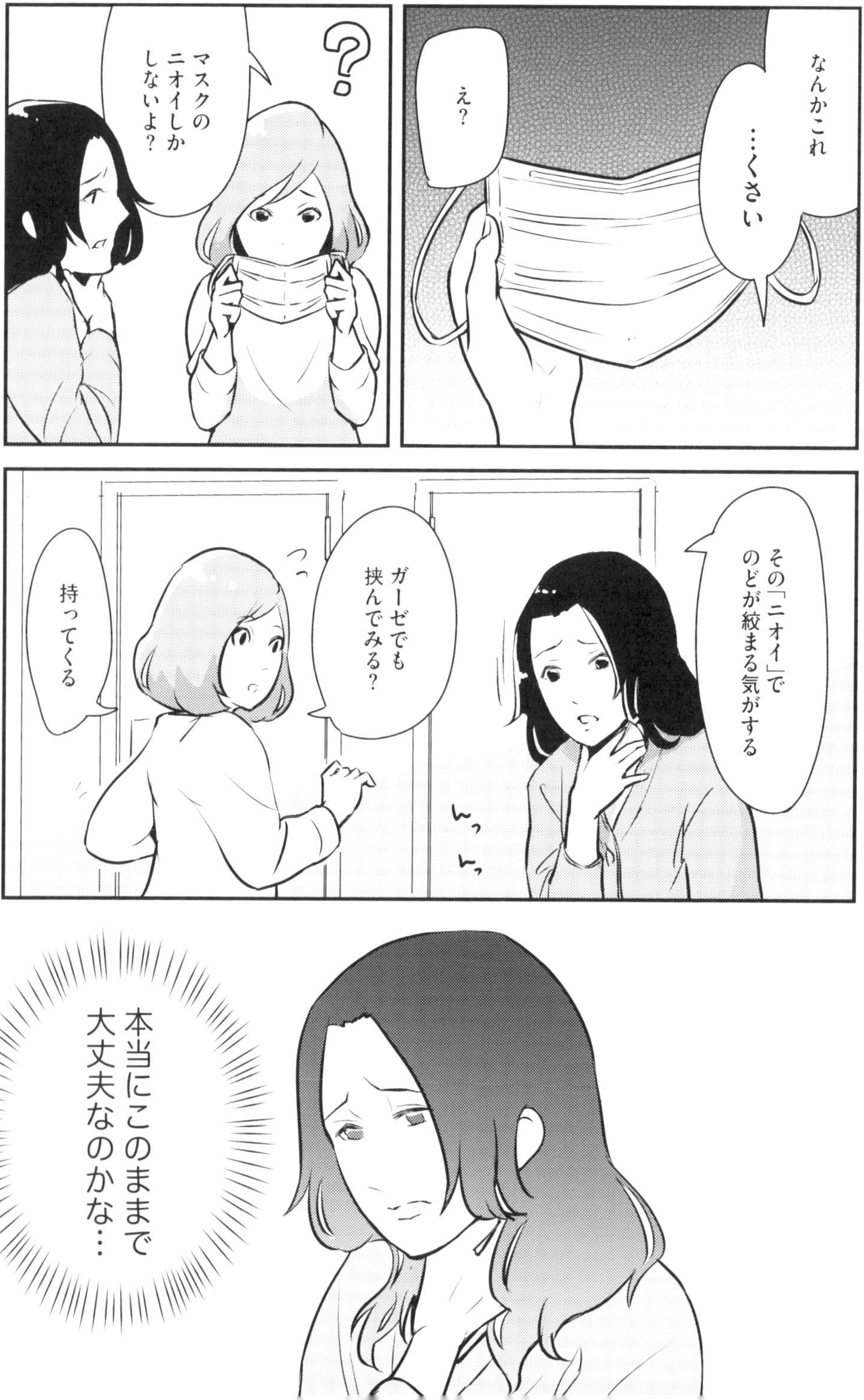
なんかこれ…くさい
え？
？
マスクのニオイしかしないよ？
その「ニオイ」でのどが絞まる気がする
んっんっ
ガーゼでも挟んでみる？
持ってくる
本当にこのままで大丈夫なのかな…

chapter.6 会社への不満

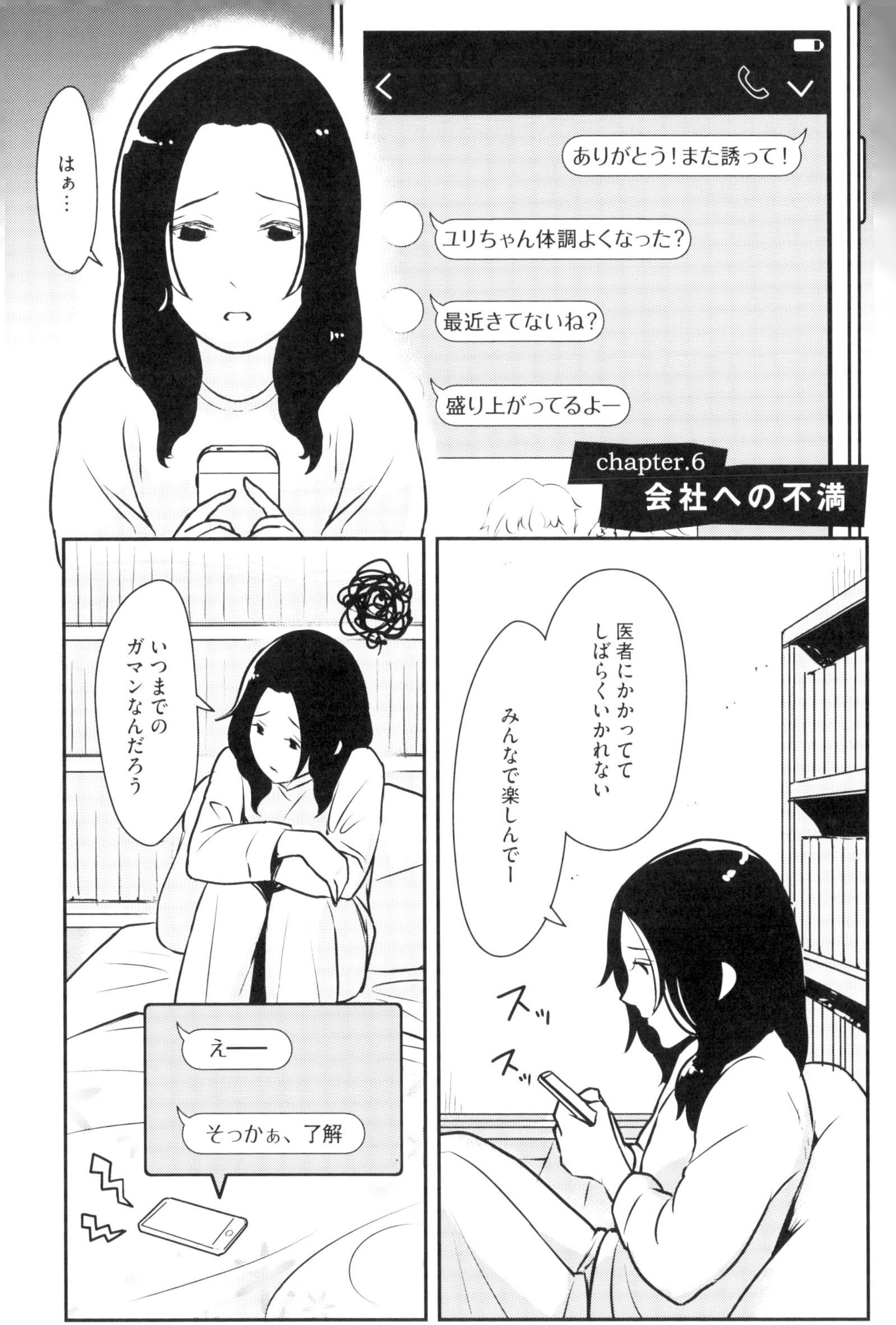

ありがとう！また誘って！
ユリちゃん体調よくなった？
最近きてないね？
盛り上がってるよー
はぁ…
医者にかかってて しばらくいかれない
みんなで楽しんでー
スッ
スッ
え――
そっかぁ、了解
いつまでの ガマンなんだろう

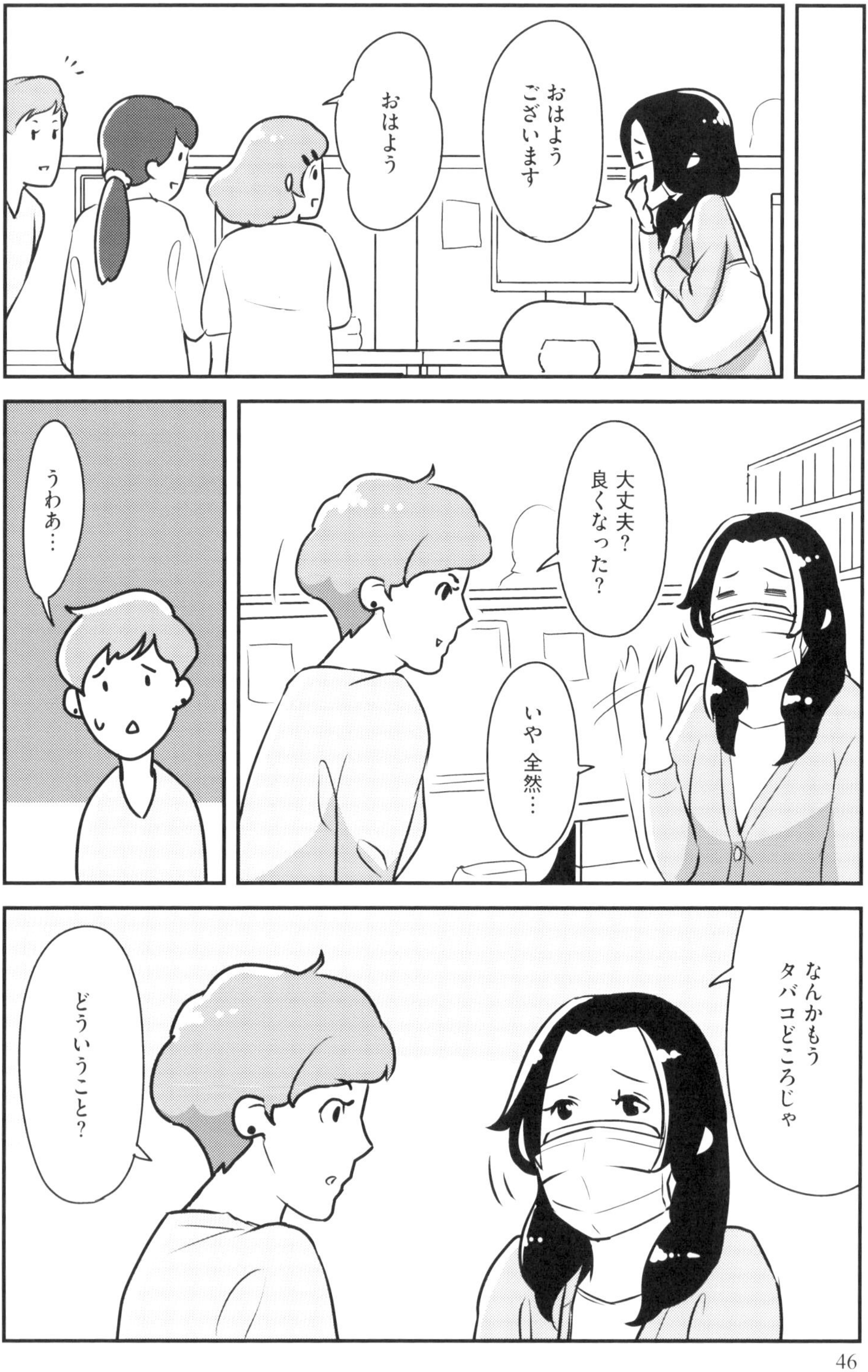
おはようございます
おはよう
大丈夫？良くなった？
いや 全然…
うわあ…
なんかもうタバコどころじゃ
どういうこと？

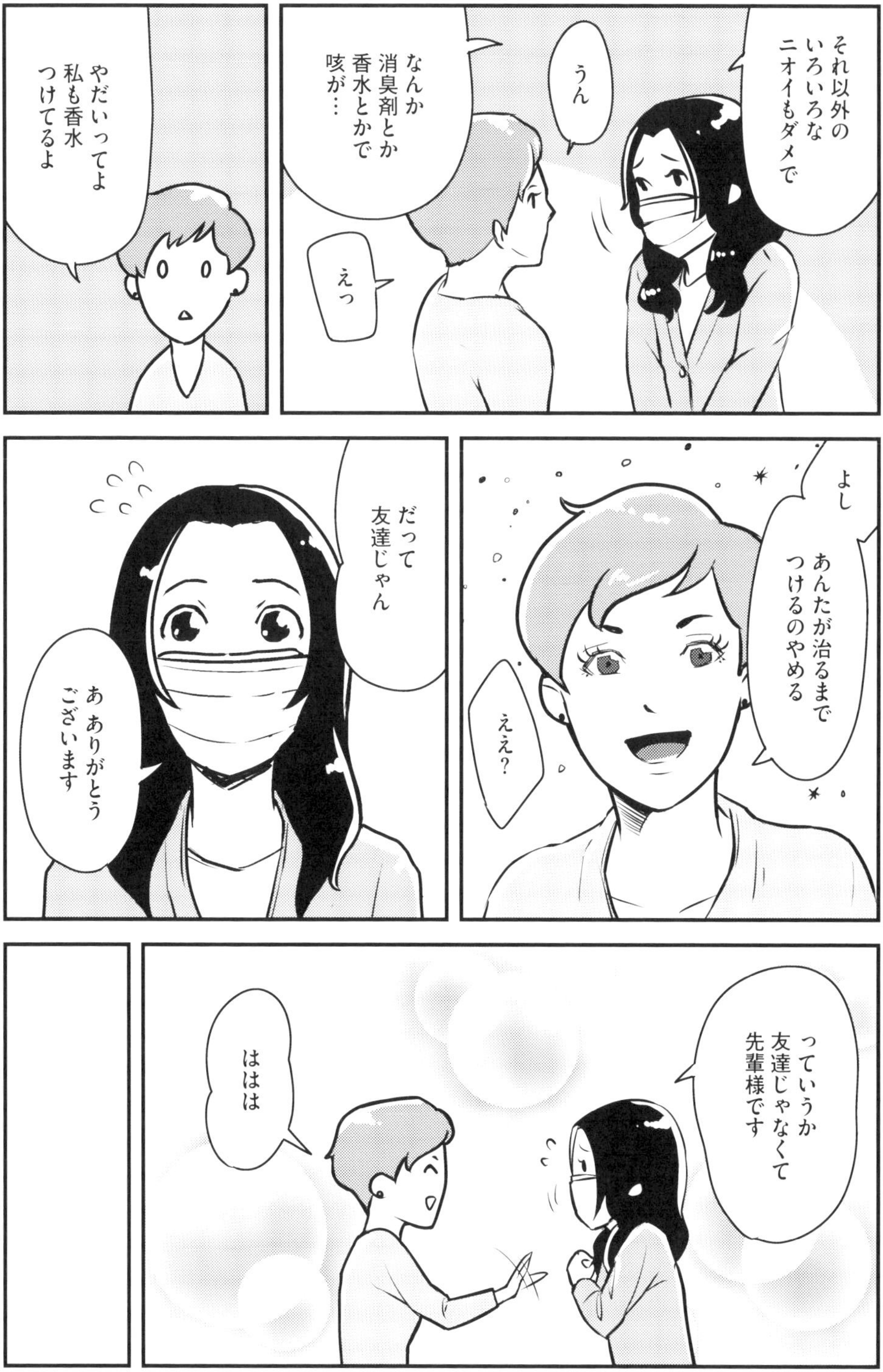
それ以外の
いろいろな
ニオイもダメで
うん
なんか
消臭剤とか
香水とかで
咳が…
えっ
やだいってよ
私も香水
つけてるよ
よし
あんたが治るまで
つけるのやめる
ええ?
だって
友達じゃん
あ ありがとう
ございます
っていうか
友達じゃなくて
先輩様です
ははは

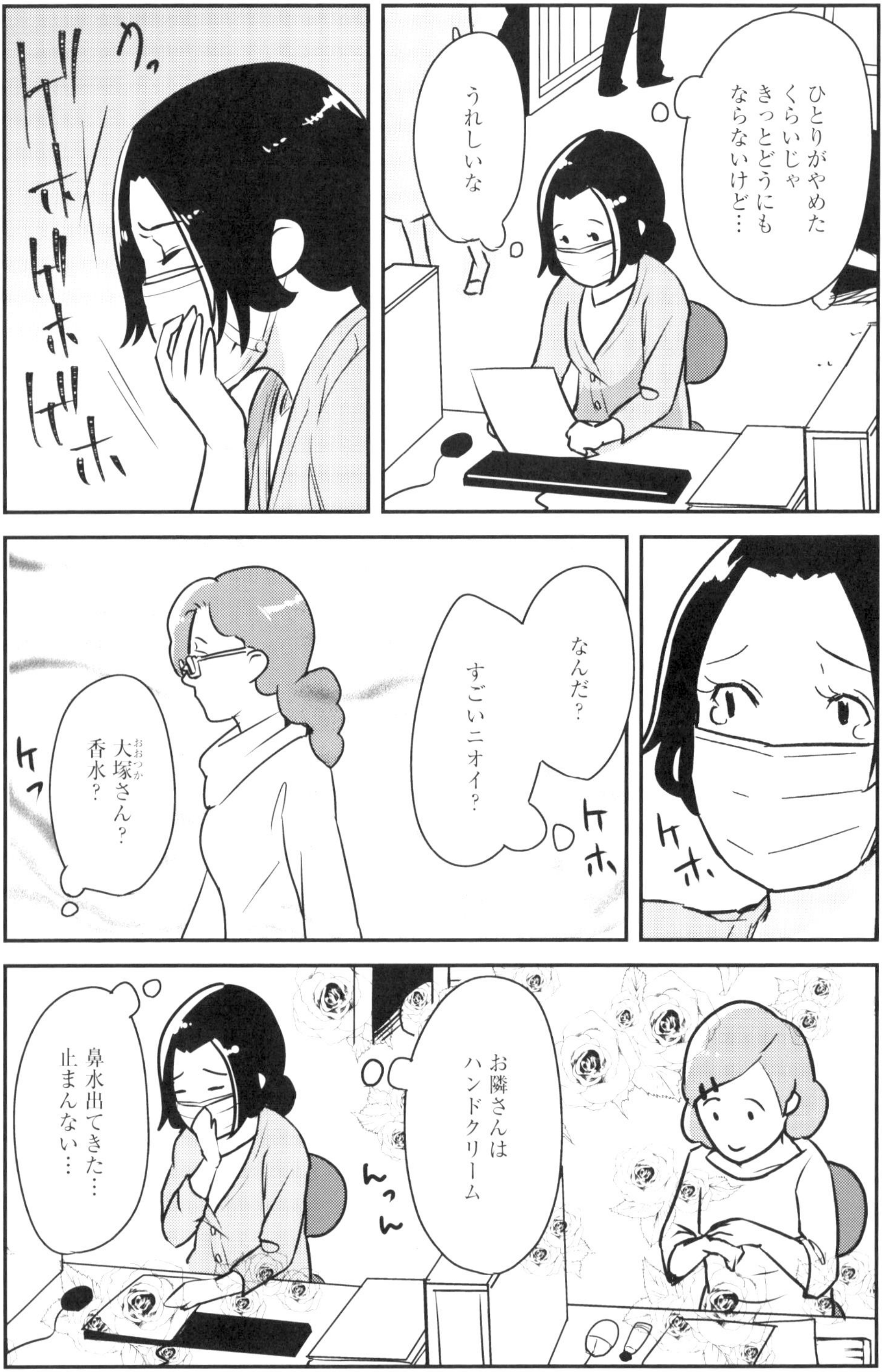
ひとりがやめたくらいじゃきっとどうにもならないけど…
うれしいな
ゲホゲホゲホ
ケホ
なんだ？すごいニオイ？
ケホ
大塚《おおつか》さん？香水？
ケッ
お隣さんはハンドクリーム
んっん
鼻水出てきた…止まんない…

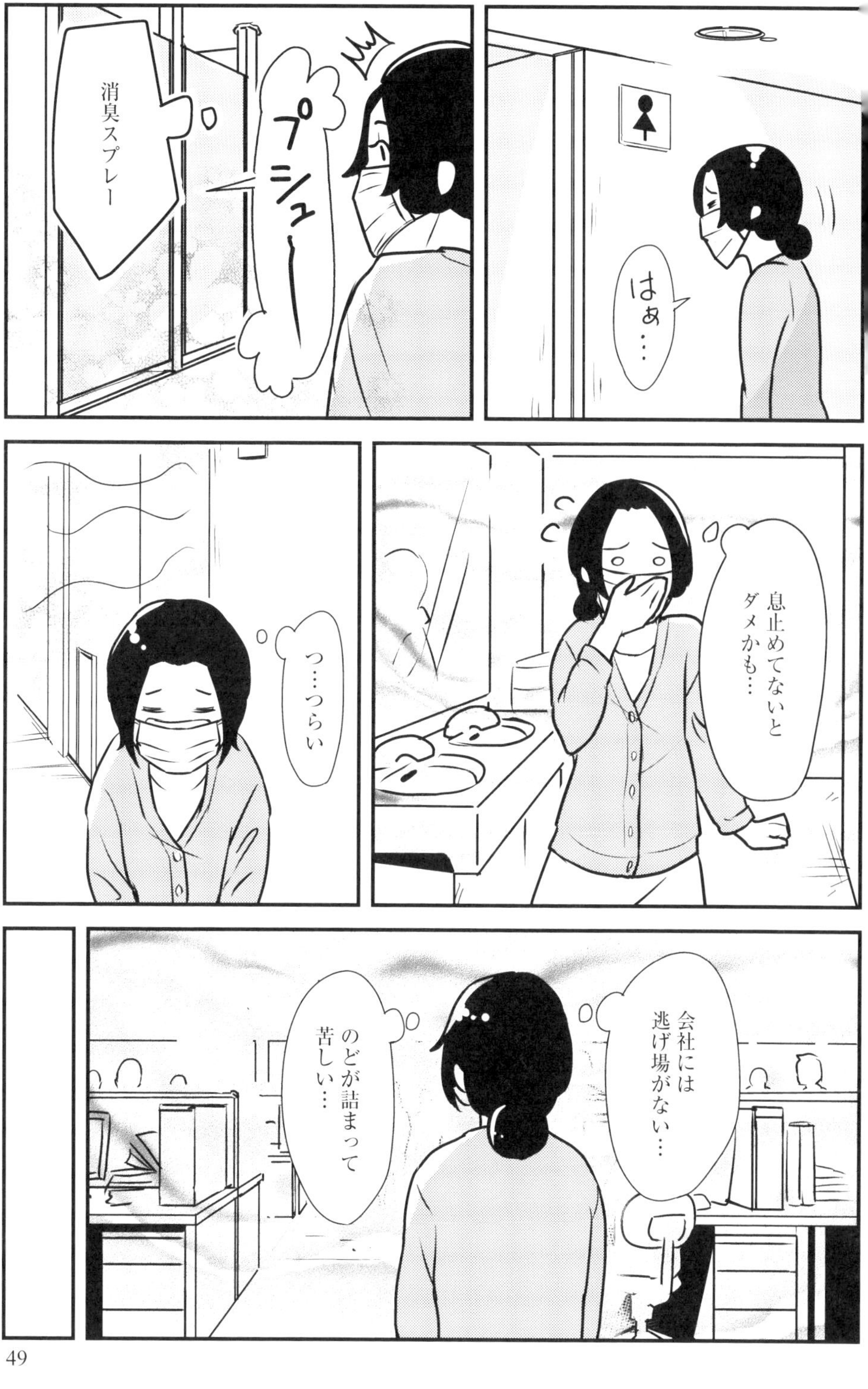

はぁ…
プシュー
消臭スプレー
息止めてないとダメかも…
つ…つらい
会社には逃げ場がない…
のどが詰まって苦しい…

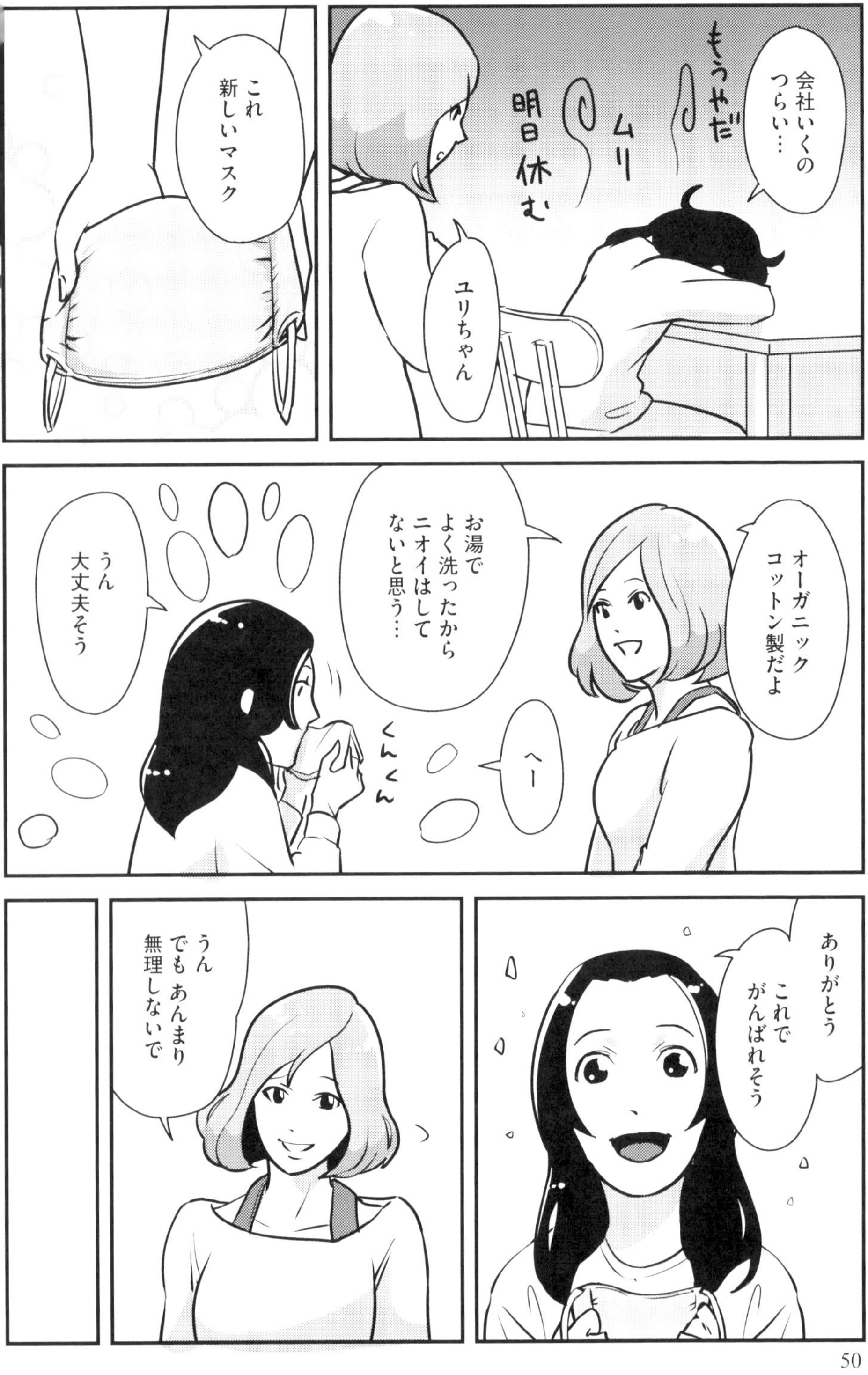
会社いくの
つらい…
もうやだ
ムリ
明日休む
ユリちゃん
これ
新しいマスク
オーガニック
コットン製だよ
お湯で
よく洗ったから
ニオイはして
ないと思う…
へー
くんくん
うん
大丈夫そう
ありがとう
これで
がんばれそう
うん
でもあんまり
無理しないで

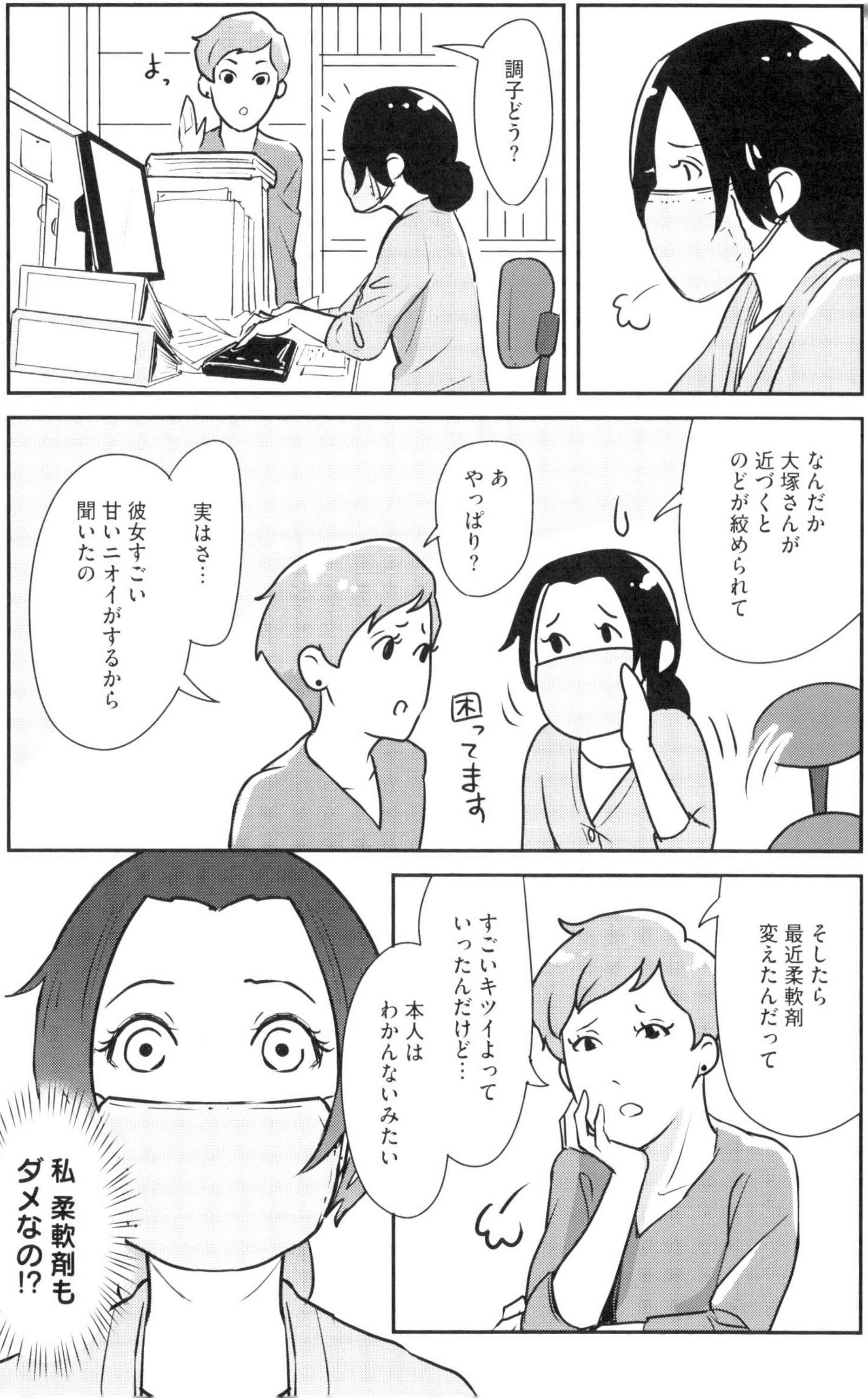
よっ
調子どう？
なんだか大塚さんが近づくとのどが絞められて
困ってます
あ やっぱり？
実はさ… 彼女すごい甘いニオイがするから聞いたの
そしたら最近柔軟剤変えたんだって
すごいキツイよっていったんだけど…
本人はわかんないみたい
私 柔軟剤もダメなの!?

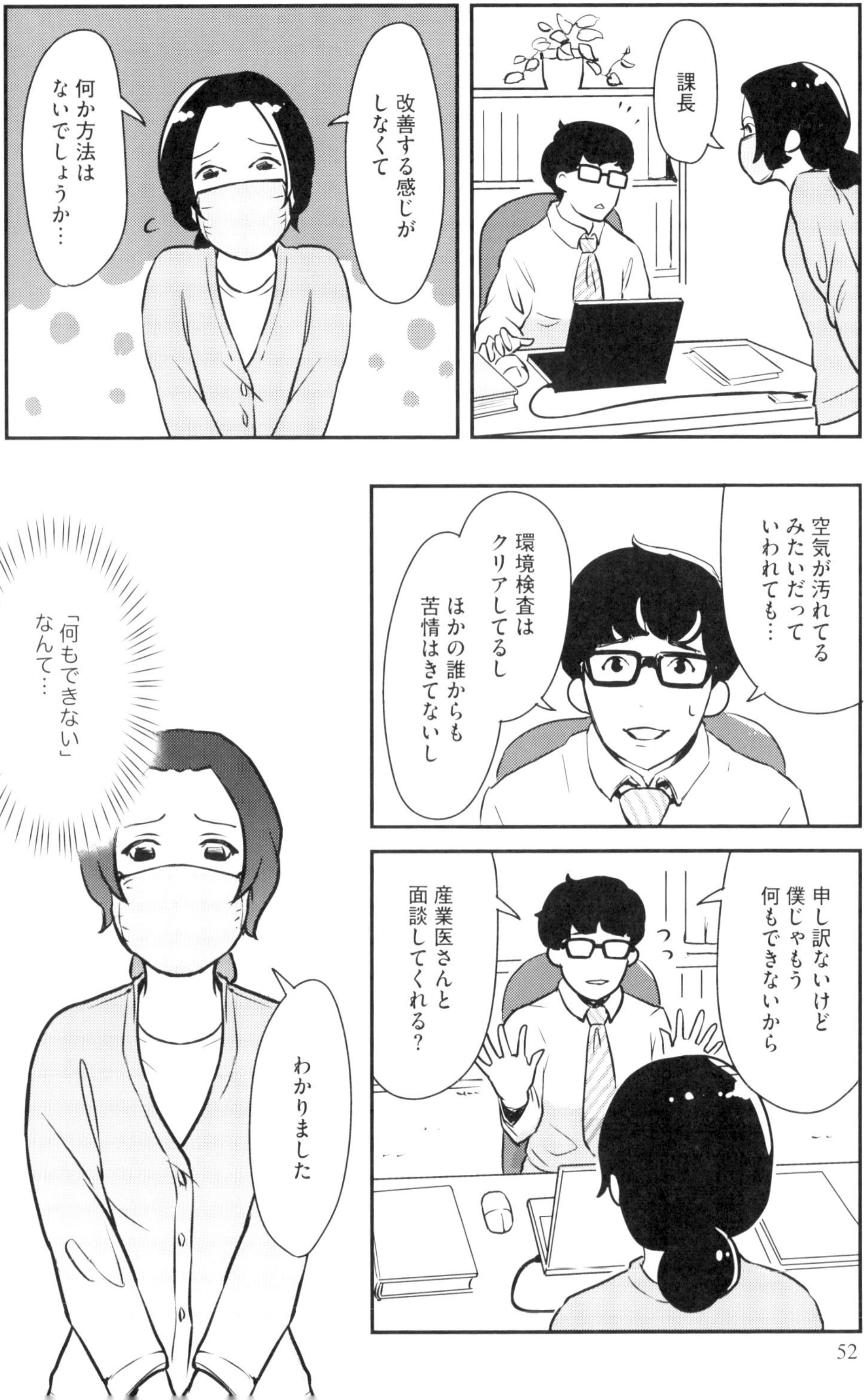
課長
改善する感じがしなくて
何か方法はないでしょうか…
空気が汚れてるみたいだっていわれても…
環境検査はクリアしてるし ほかの誰からも苦情はきてないし
申し訳ないけど僕じゃもう何もできないから
つっ
産業医さんと面談してくれる？
「何もできない」なんて…
わかりました

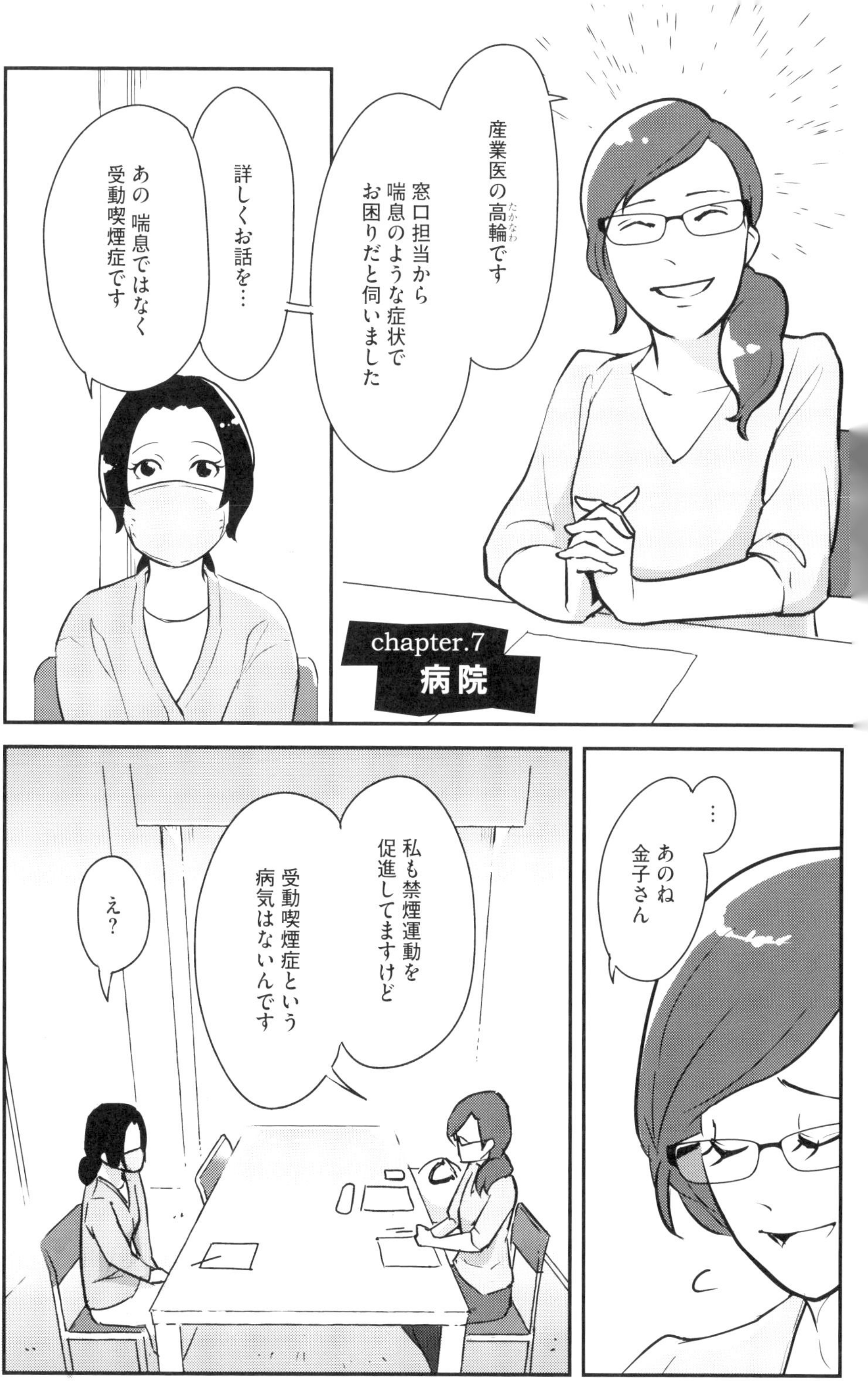
産業医の高輪《たかなわ》です
窓口担当から喘息のような症状でお困りだと伺いました
詳しくお話を…
あの 喘息ではなく受動喫煙症です
chapter.7
病院
…あのね金子さん
私も禁煙運動を促進してますけど受動喫煙症という病気はないんです
え?

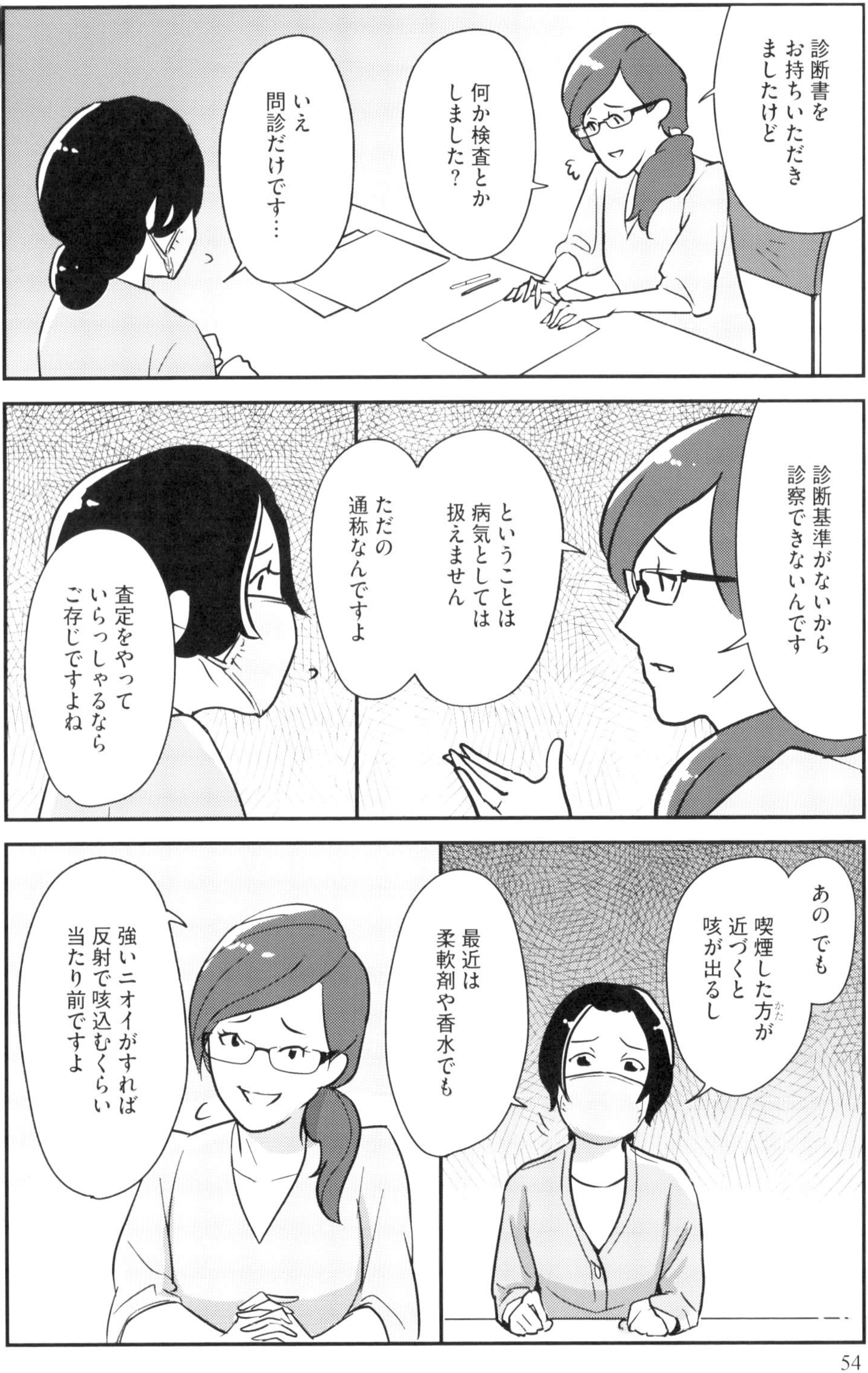

診断書をお持ちいただきましたけど
何か検査とかしました？
いえ 問診だけです…
診断基準がないから診察できないんです
ということは病気としては扱えません ただの通称なんですよ
査定をやっていらっしゃるならご存じですよね
あの でも
喫煙した方《かた》が近づくと咳が出るし
最近は柔軟剤や香水でも
強いニオイがすれば反射で咳込むくらい当たり前ですよ

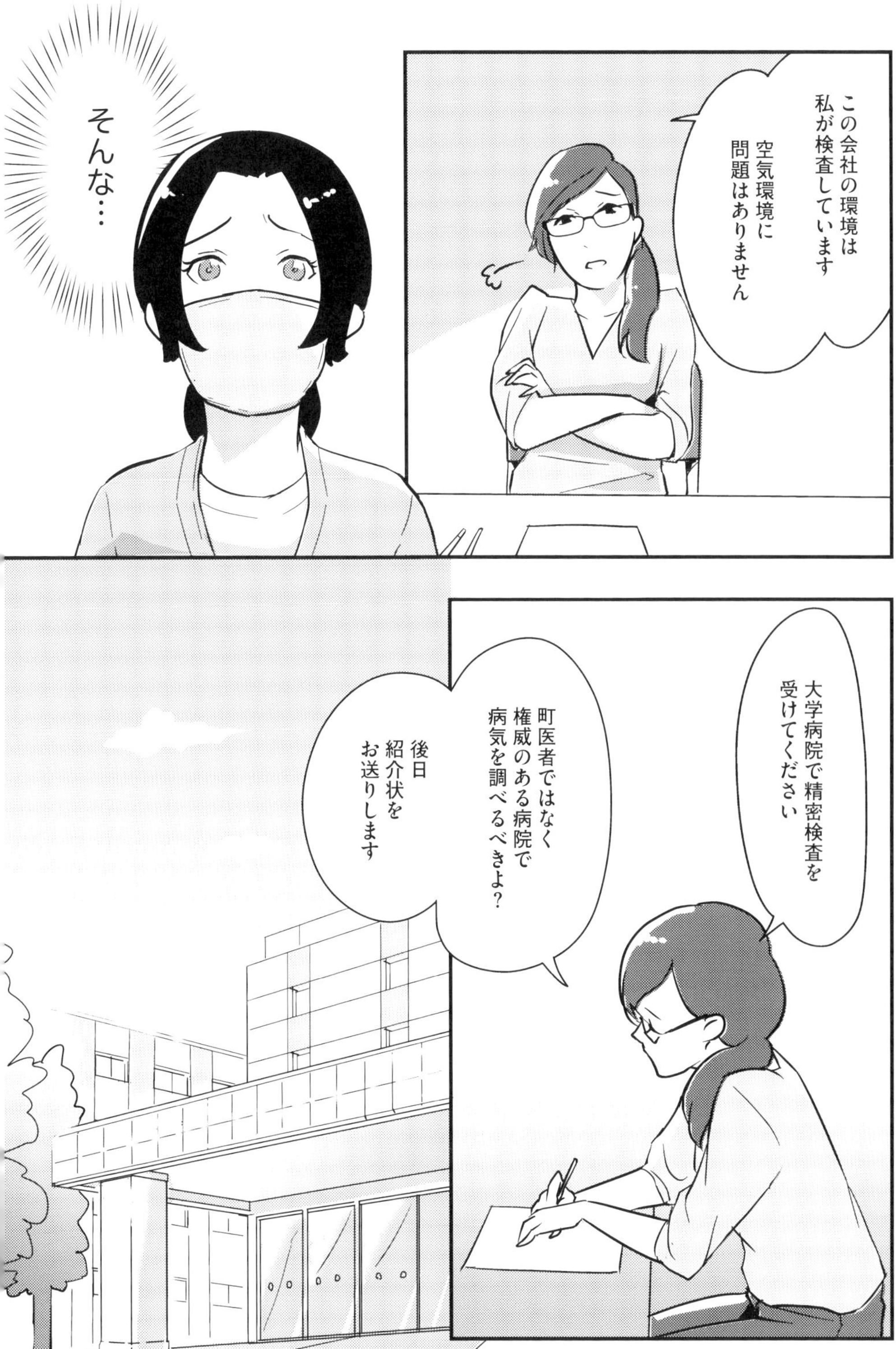
この会社の環境は私が検査しています
空気環境に問題はありません
そんな…
大学病院で精密検査を受けてください
町医者ではなく権威のある病院で病気を調べるべきよ？
後日紹介状をお送りします

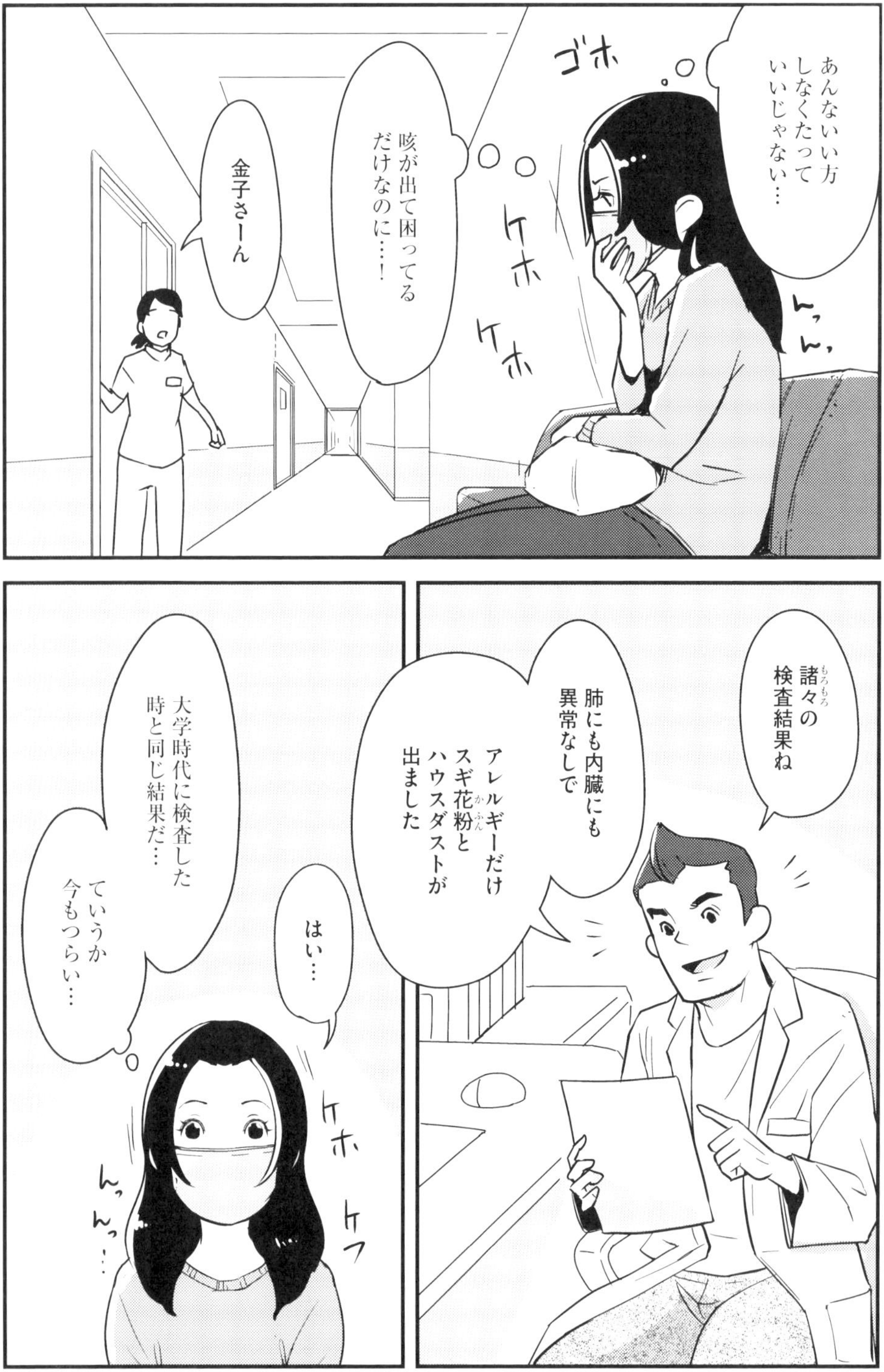
あんないい方しなくたっていいじゃない…
ゴホ
咳が出て困ってるだけなのに…！
ケホ
ケホ
んっん
金子さーん
諸々《もろもろ》の検査結果ね
肺にも内臓にも異常なしで
アレルギーだけスギ花粉《かふん》とハウスダストが出ました
大学時代に検査した時と同じ結果だ…
ていうか今もつらい…
はい…
ケホ
ケフ
んっんっ…

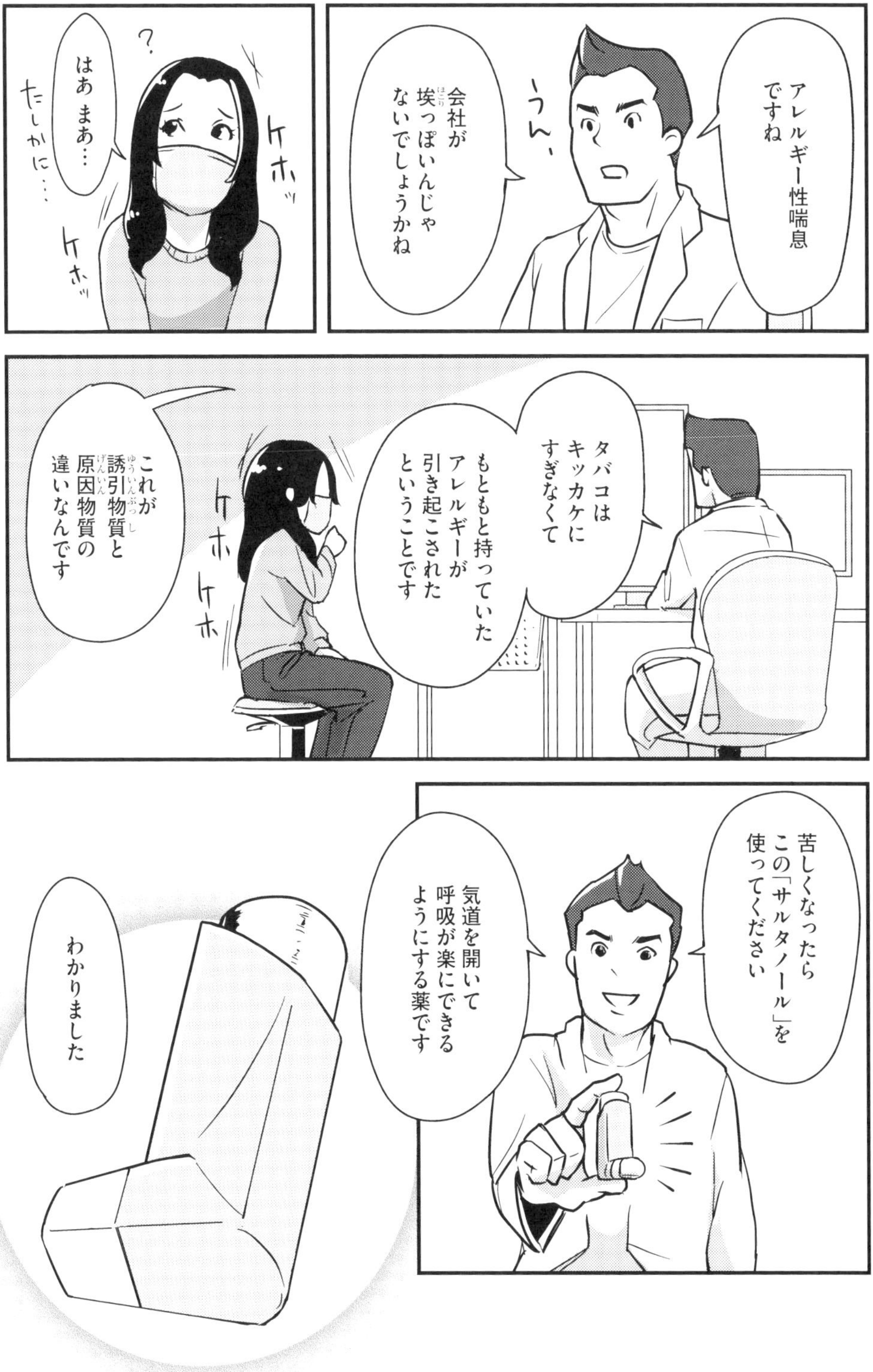
アレルギー性喘息ですね
うん、
会社が埃《ほこり》っぽいんじゃないでしょうかね
?
はあ まあ…
たしかに…
ケホッ
ケホッ
タバコはキッカケにすぎなくて
もともと持っていたアレルギーが引き起こされたということです
これが誘引物質《ゆういんぶっし》と原因《げんいん》物質の違いなんです
ケホ
ケホ
苦しくなったらこの「サルタノール」を使ってください
気道を開いて呼吸が楽にできるようにする薬です
わかりました

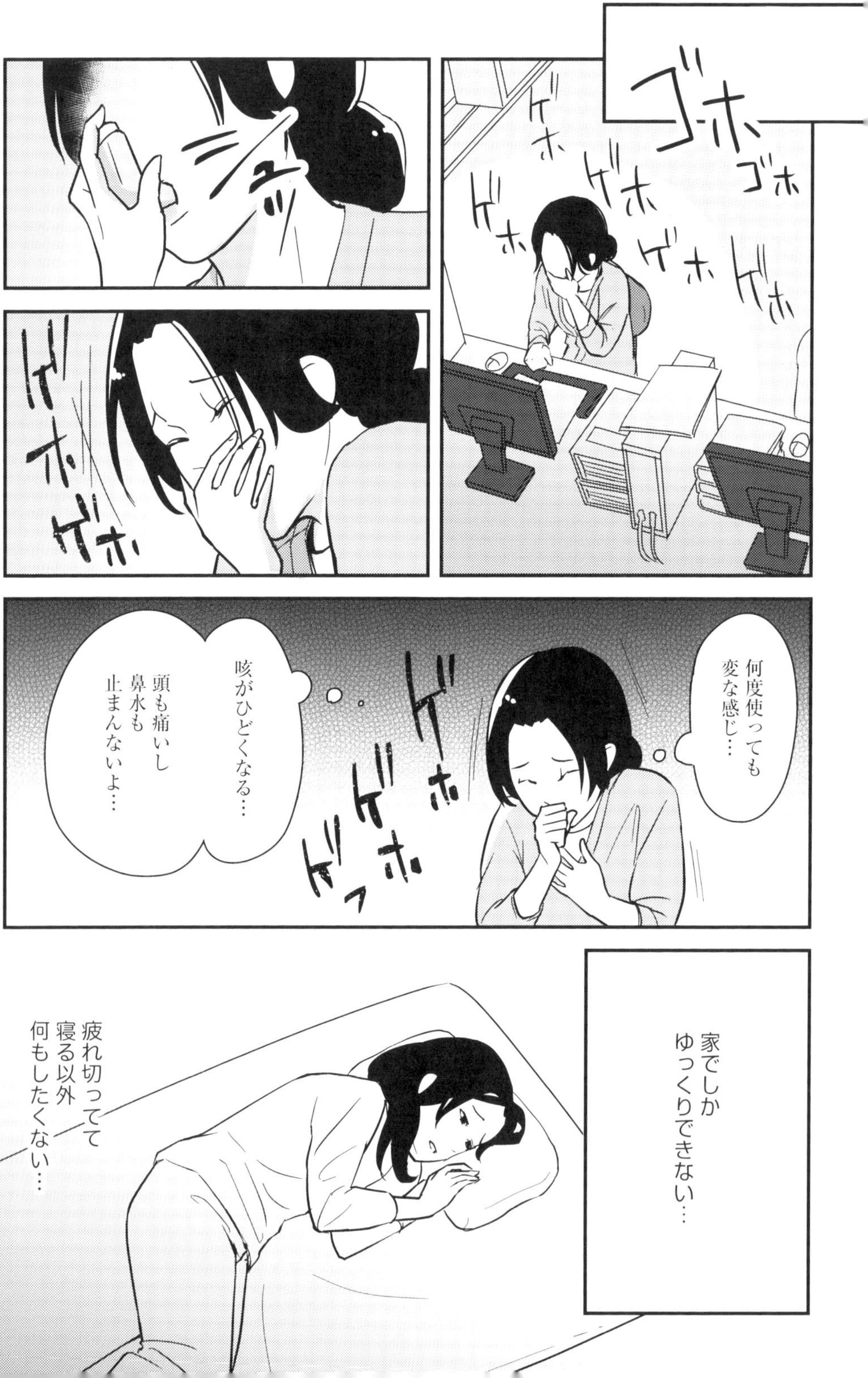

ゴホ
ゴホ
ゲホ
ゲホ
ゲホ
ゲホ
ゲホ
ゲホ
ゲホ
何度使っても変な感じ…
ゲホ
ゲホ
ゲッホ
咳がひどくなる…
頭も痛いし鼻水も止まんないよ…
家でしかゆっくりできない…
疲れ切ってて寝る以外何もしたくない…

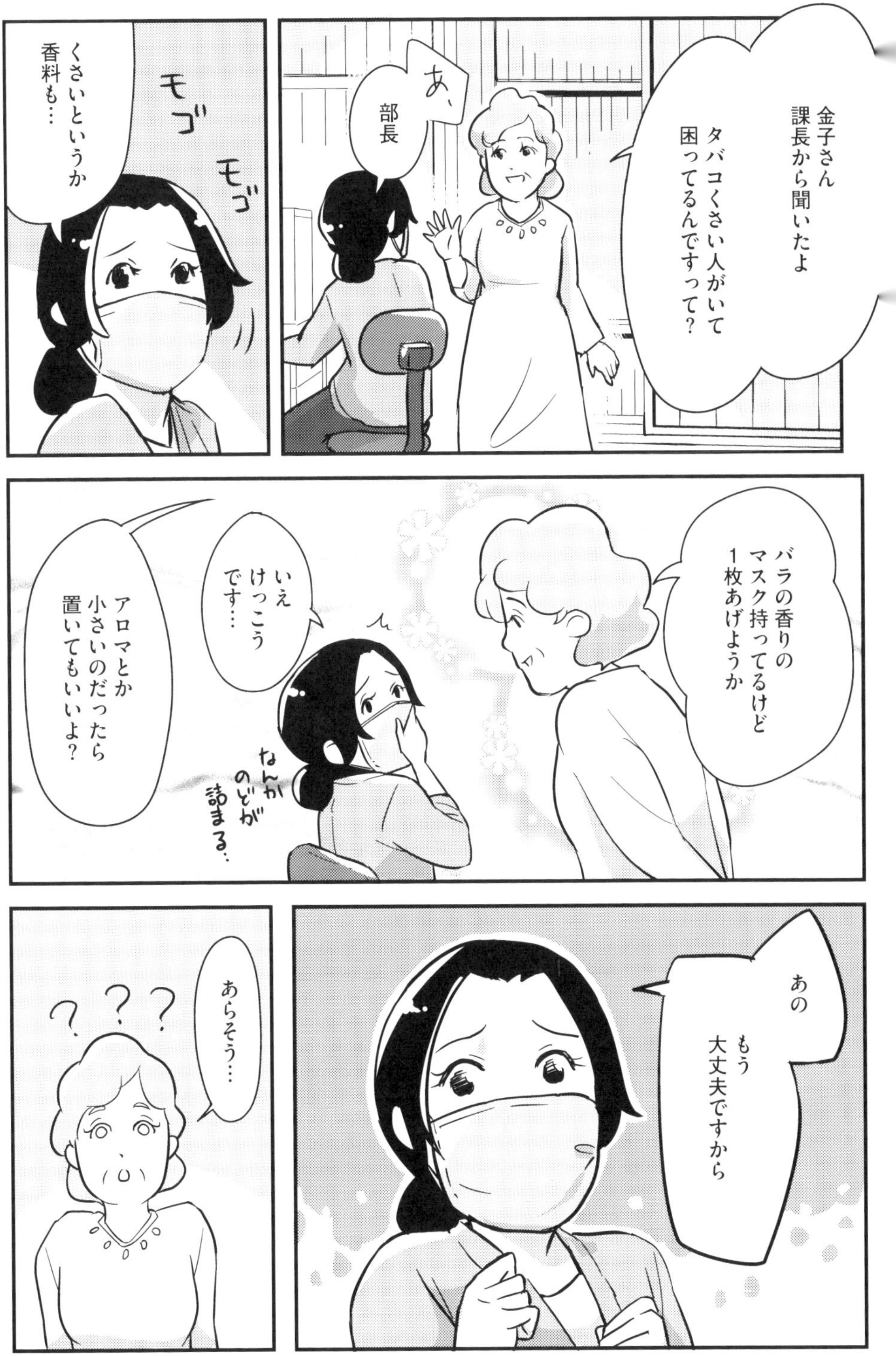
金子さん
課長から聞いたよ
タバコくさい人がいて
困ってるんですって?
あ、
部長
モゴ
モゴ
くさいというか
香料も…
バラの香りの
マスク持ってるけど
1枚あげようか
いえ
けっこう
です…
アロマとか
小さいのだったら
置いてもいいよ?
なんか
のどが
詰まる…
あの
もう
大丈夫ですから
???
あらそう…

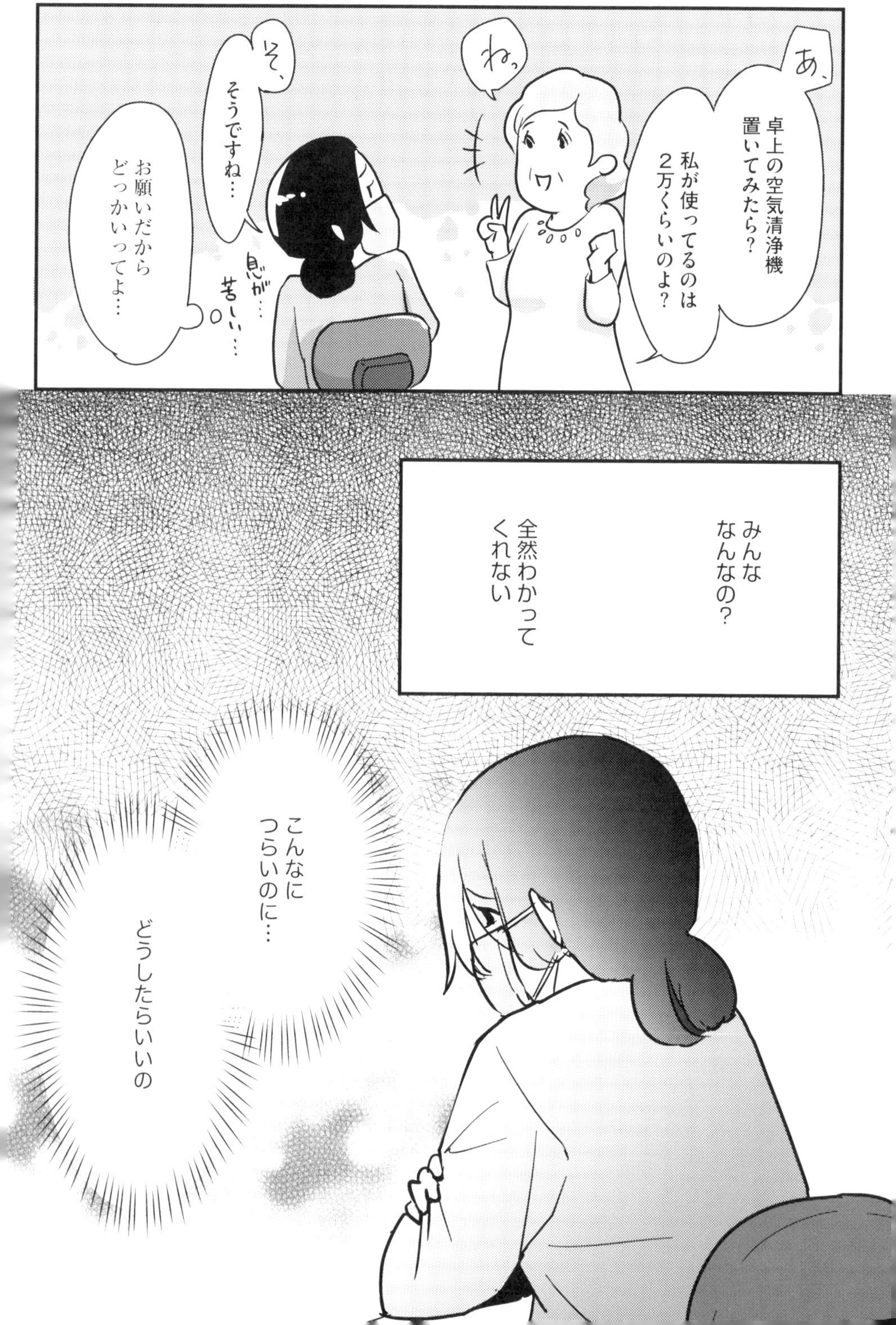
あ、
卓上の空気清浄機置いてみたら？
私が使ってるのは2万くらいのよ？
ねっ
そ、そうですね…
息が…苦しい…
お願いだからどっかいってよ…
みんななんなの？
全然わかってくれない
こんなにつらいのに…
どうしたらいいの

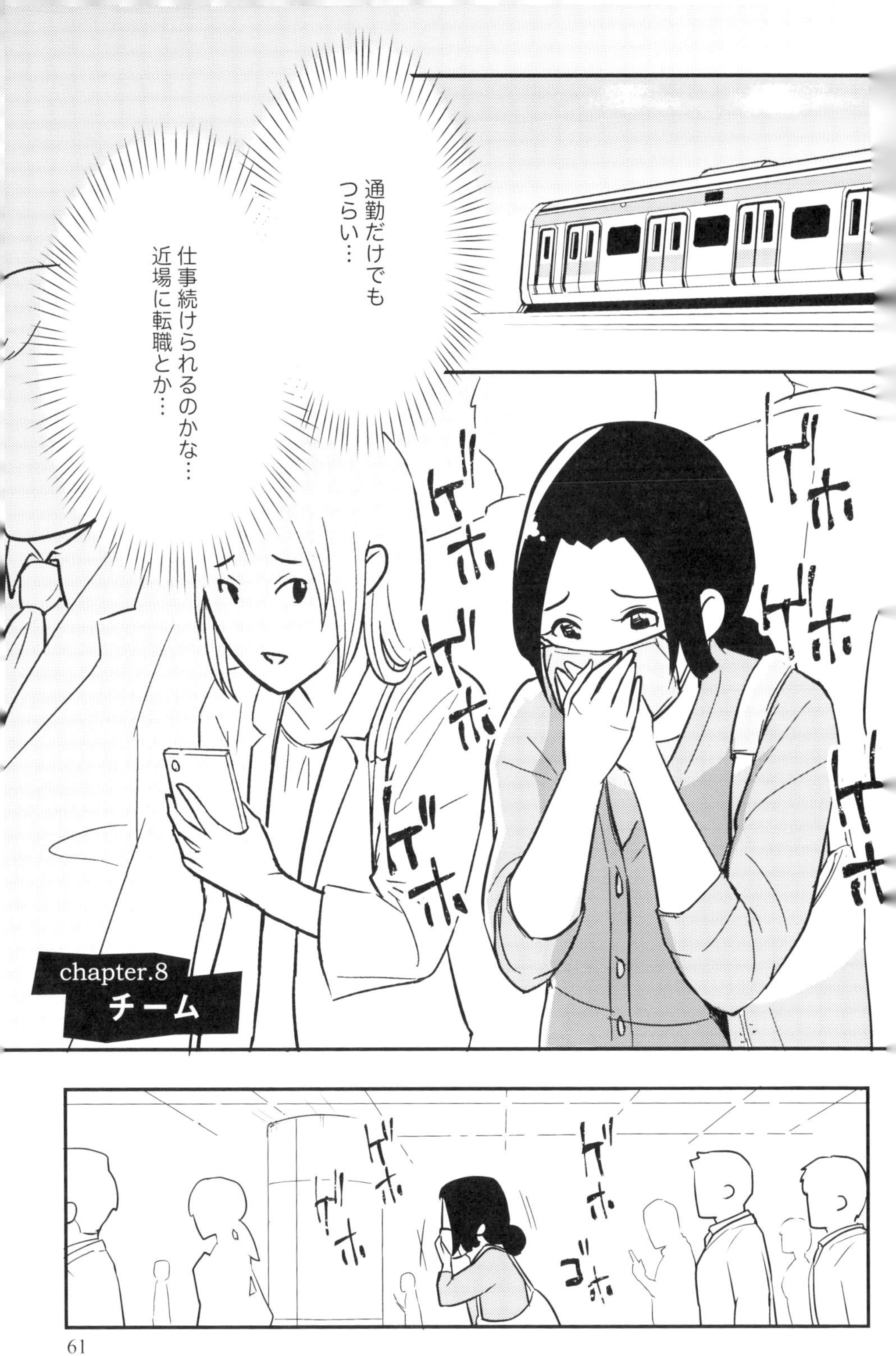
通勤だけでもつらい…
仕事続けられるのかな…近場に転職とか…
ゲホ
ゲホ
ゲホ
ゲホ
ゲホ
ゲホ
chapter.8
チーム
ゲホ
ゴホ
ゲホ
ゲホ

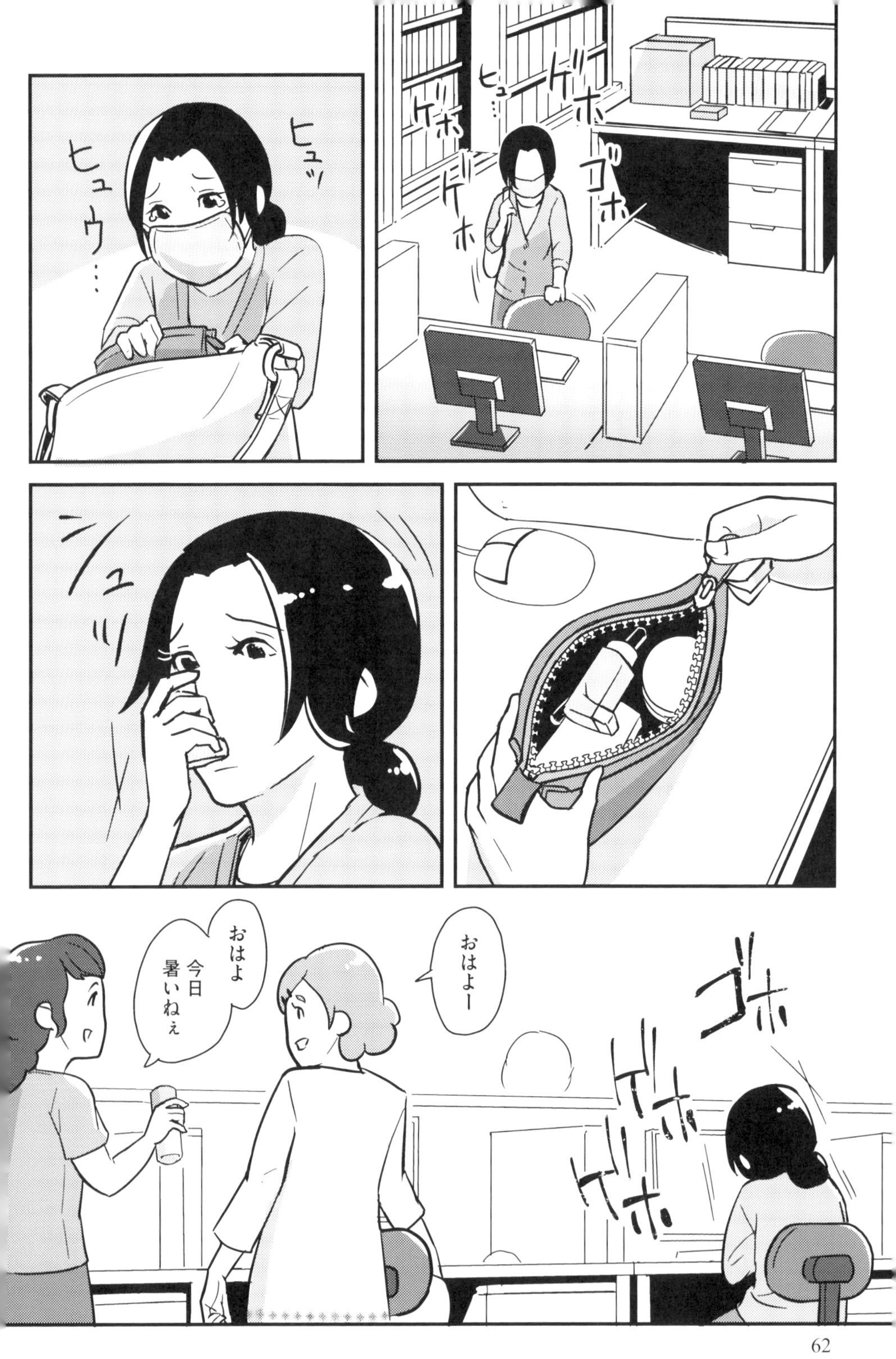
ゴホ
ゲホ
ヒュ…
ゲホ
ゲホ
ヒュッ
ヒュウ…
シュッ
おはよー
おはよ
今日
暑いねぇ
ゴホ
ゲホ
ゲホ

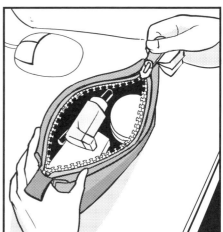

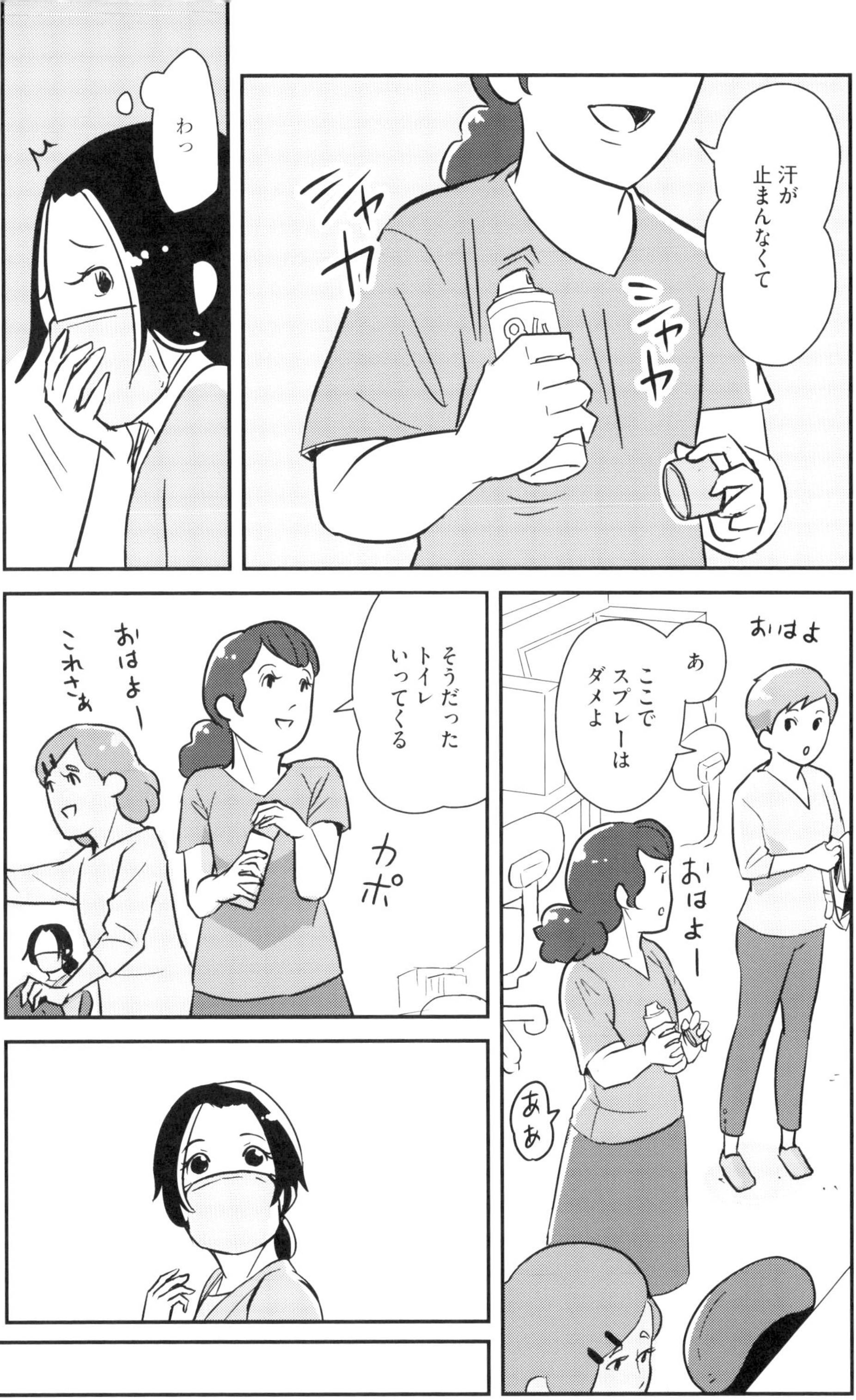

汗が止まんなくて
シャカ
シャカ
わっ
おはよ
あ
ここでスプレーはダメよ
おはよー
ああ
そうだったトイレいってくる
カポ
おはよー
これさぁ

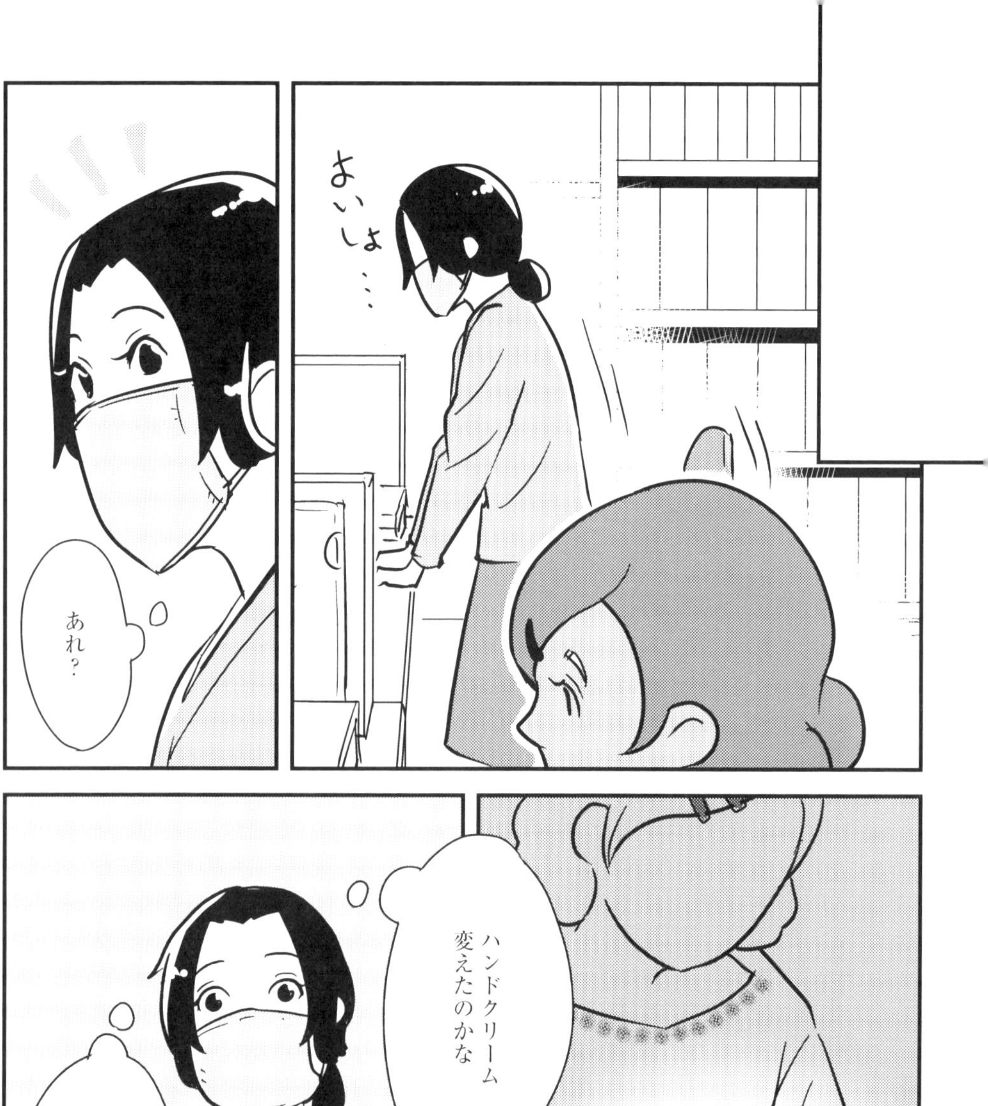
よいしょ・・・
あれ？
ハンドクリーム変えたのかな
いつも甘いニオイがしてたのに
ぬりぬり
う・・・

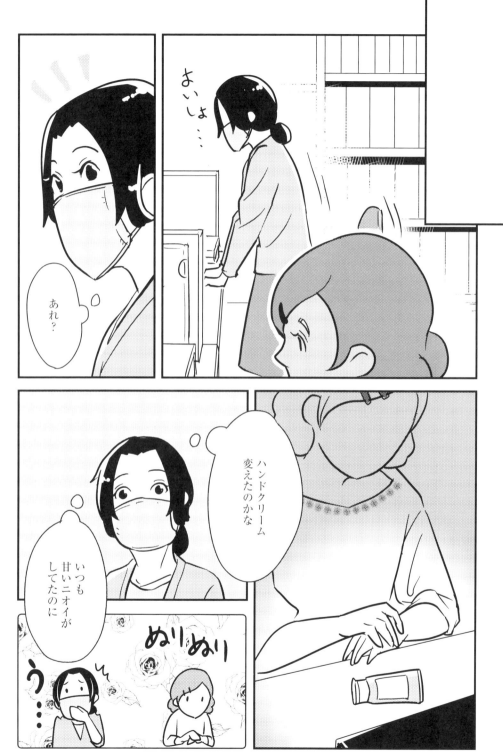

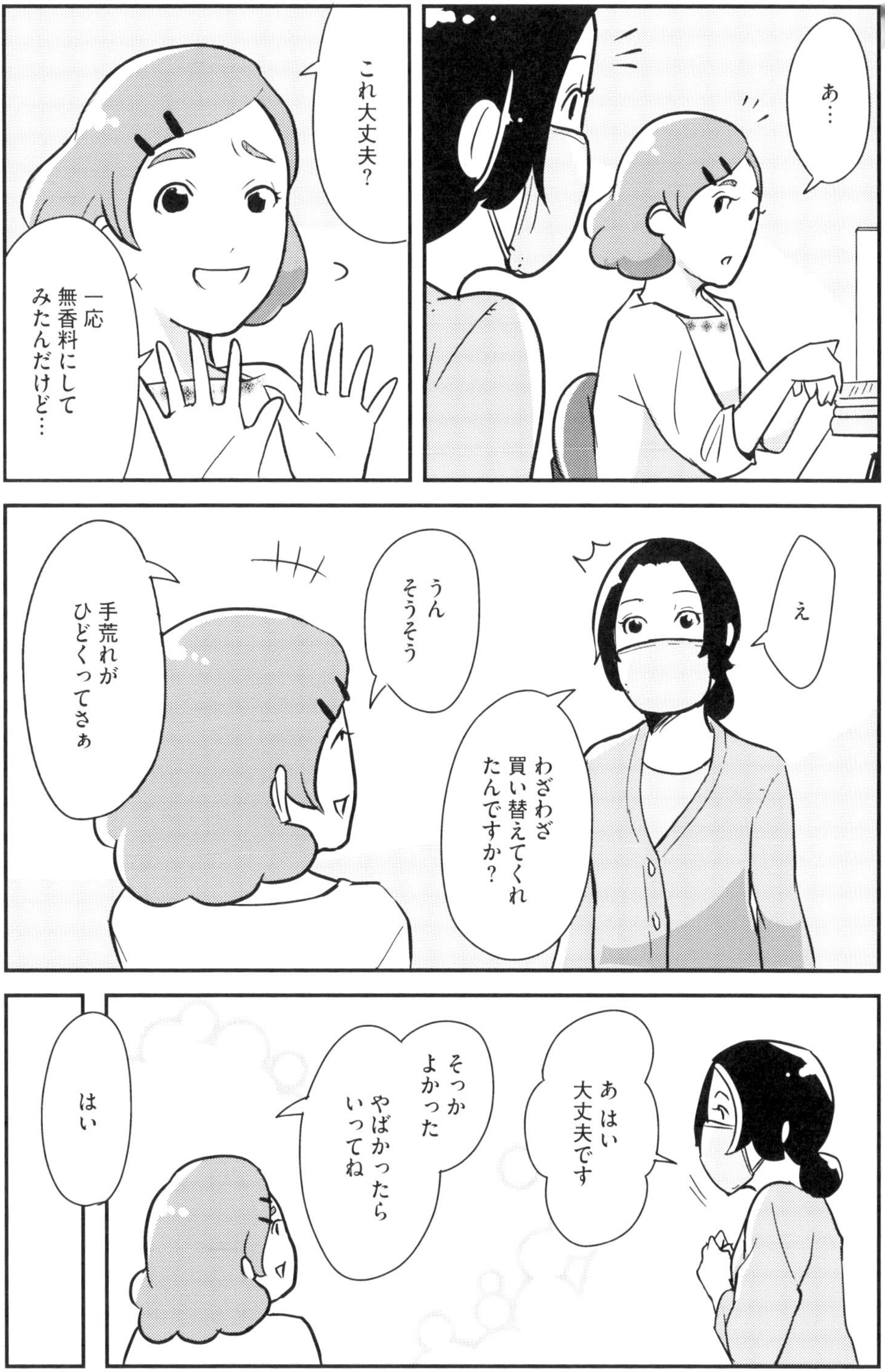
あ…
これ大丈夫?
一応
無香料にして
みたんだけど…
え
わざわざ
買い替えてくれ
たんですか?
うん
そうそう
手荒れが
ひどくってさぁ
あはい
大丈夫です
そっか
よかった
やばかったら
いってね
はい

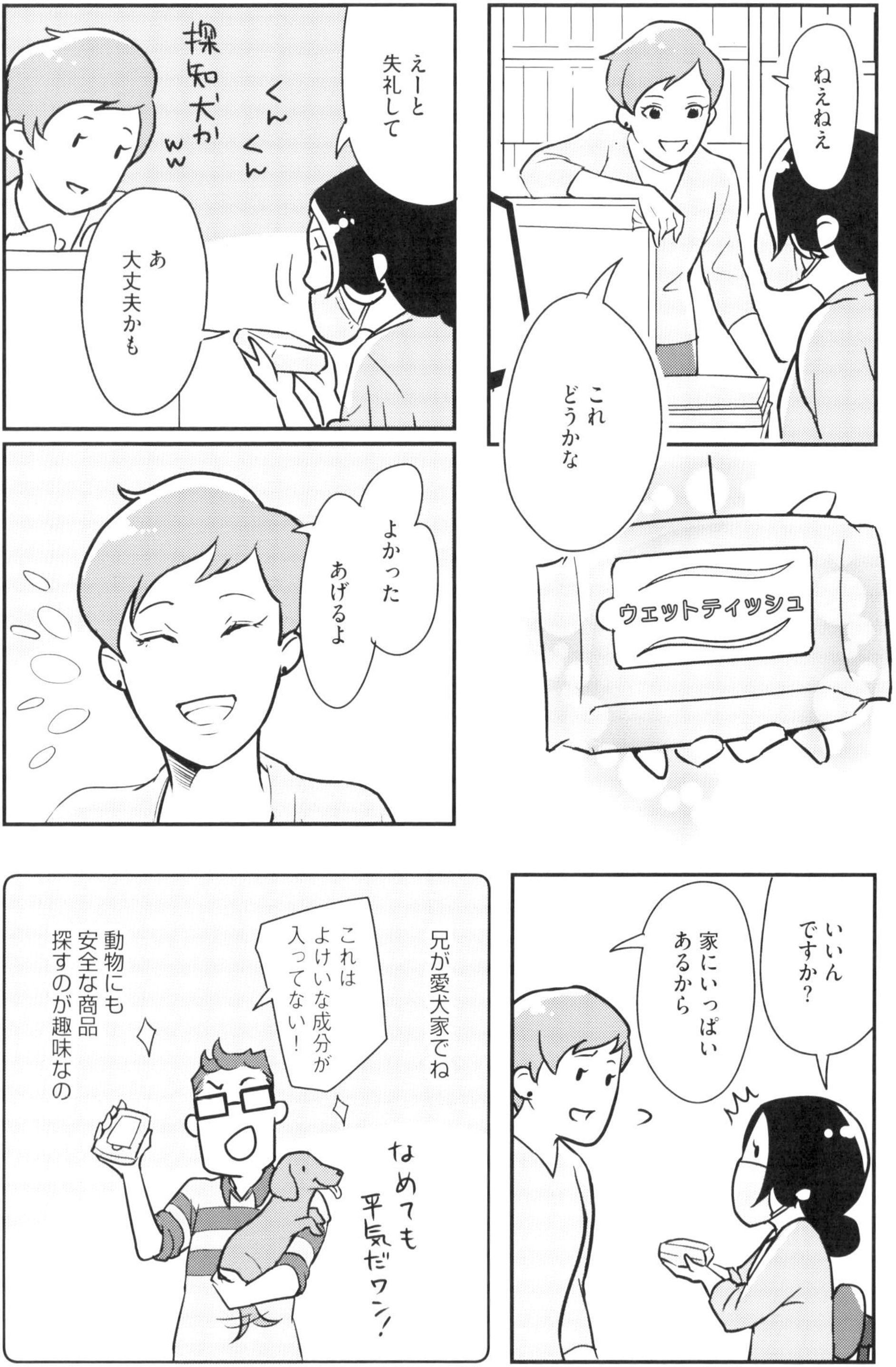
ねえねえ
これ
どうかな
ウェットティッシュ
えーと
失礼して
くん
くん
探知犬かww
あ
大丈夫かも
よかった
あげるよ
いいんですか?
家にいっぱいあるから
兄が愛犬家でね
これはよけいな成分が入ってない!
動物にも安全な商品探すのが趣味なの
なめても平気だワン!

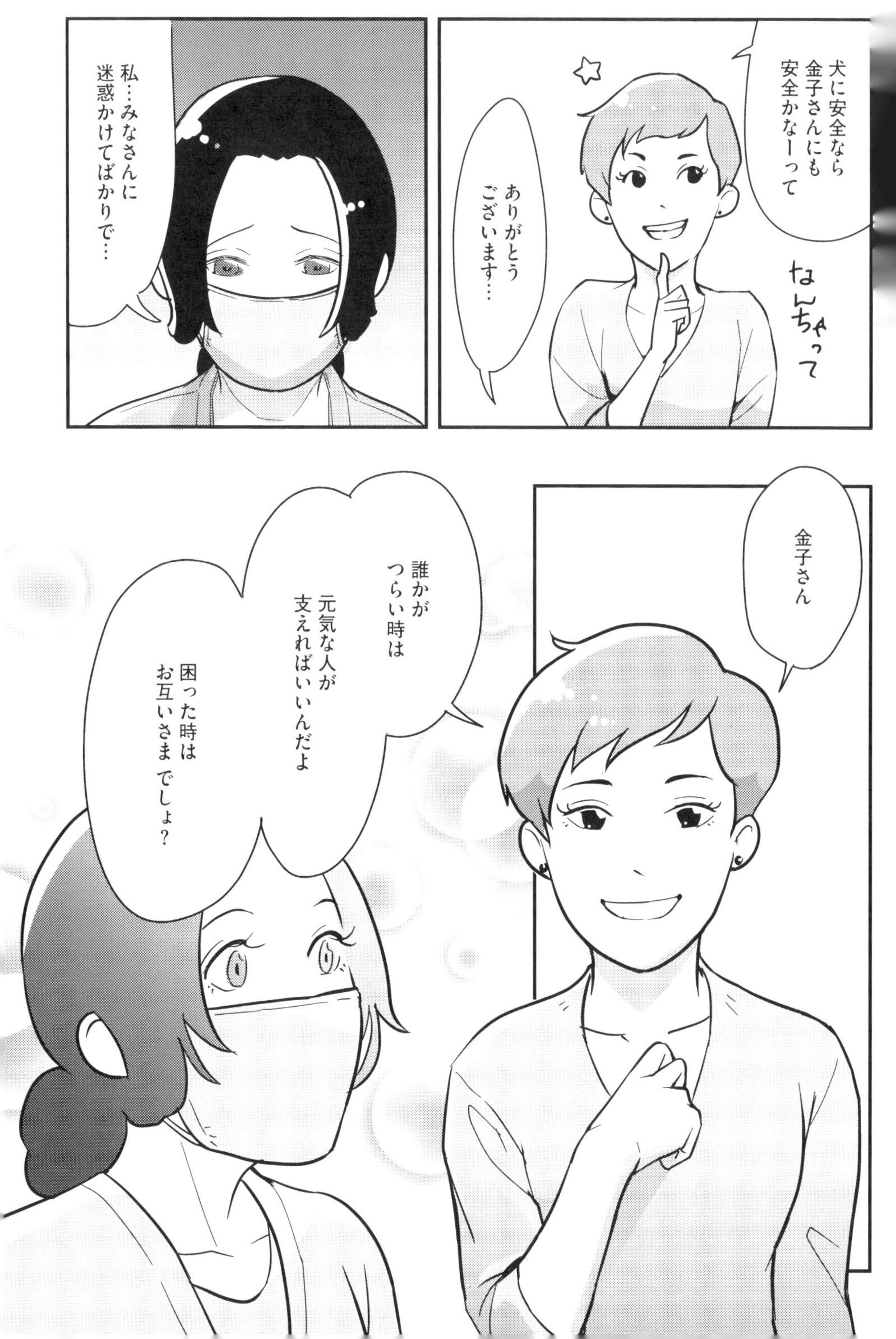
犬に安全なら金子さんにも安全かなーって
なんちゃって
ありがとうございます…
私…みなさんに迷惑かけてばかりで…
金子さん
誰かがつらい時は元気な人が支えればいいんだよ
困った時はお互いさま でしょ？

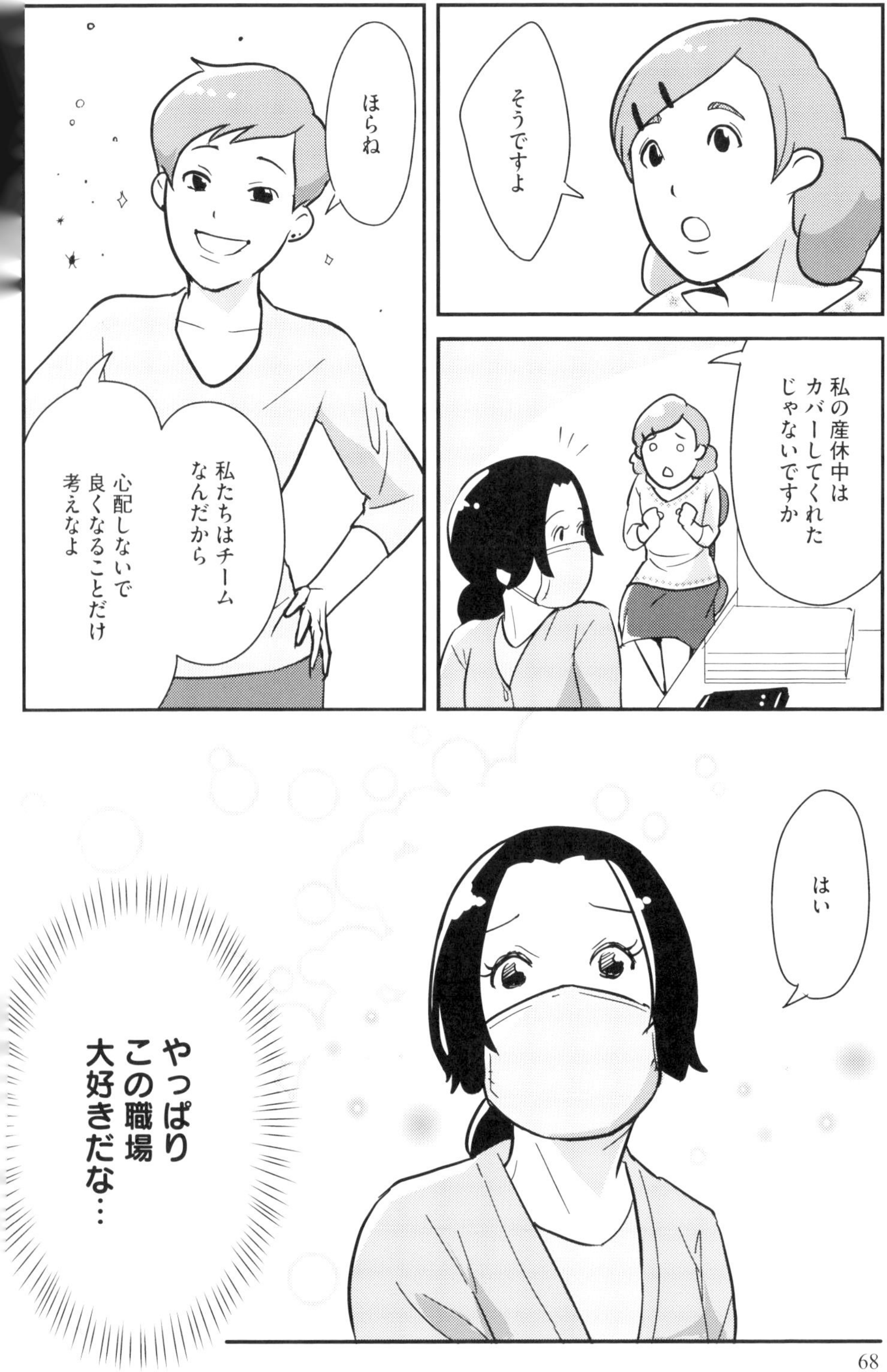
そうですよ
私の産休中はカバーしてくれたじゃないですか
ほらね
私たちはチームなんだから心配しないで良くなることだけ考えなよ
はい
やっぱりこの職場大好きだな…

Column

化学物質過敏症専門医へのQ&A

2 化学物質過敏症の判断基準

Q5 化学物質過敏症の診断の基となる症状はなんですか?

A 頭痛、倦怠感、筋肉痛、呼吸困難、動悸などと多彩です。米国の1999年の診断のための合意事項は以下のような6項目ですが、多彩な症状が出ることが特徴です。

①症状は化学物質曝露※により再現
②慢性の経過
③低レベルの曝露で症状出現
④原因物質の排除で改善
⑤構造と無関係に多種類の化学物質に反応
⑥症状が多器官にまたがる

※問題となる因子に、特定の集団あるいは個人がさらされること

参考文献：多種類化学物質過敏－1999年の診断のための合意事項－、臨床環境医学（第9巻第2号）、89ページ

tadano kuuki ga suenaku narimasita

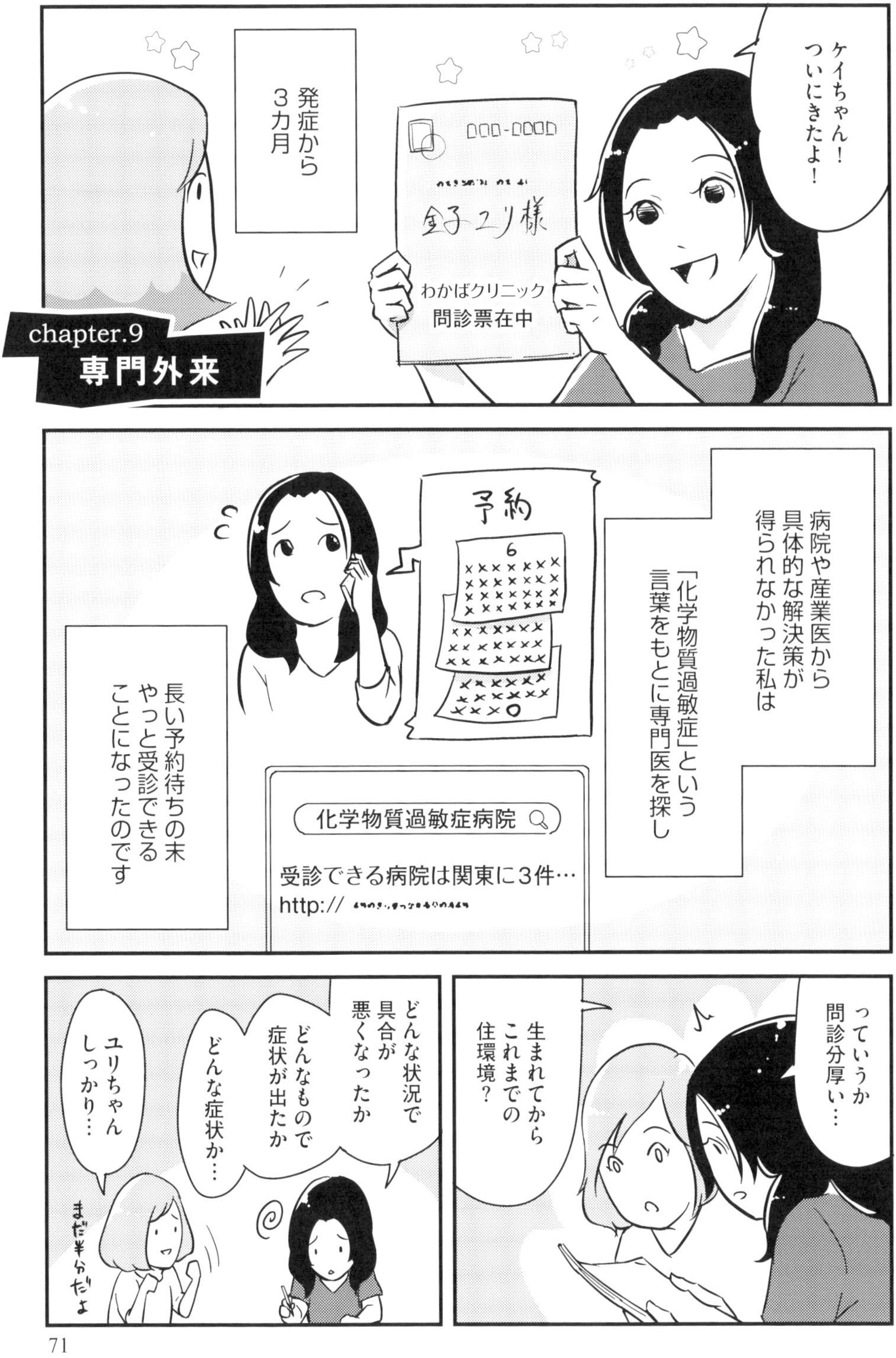
ケイちゃん！ついにきたよ！
発症から3カ月
金子ユリ様
わかばクリニック
問診票在中
chapter.9
専門外来
病院や産業医から具体的な解決策が得られなかった私は「化学物質過敏症」という言葉をもとに専門医を探し
予約
6
化学物質過敏症病院
受診できる病院は関東に3件…
http://
長い予約待ちの末やっと受診できることになったのです
っていうか問診分厚い…
生まれてからこれまでの住環境？
どんな状況で具合が悪くなったか
どんなもので症状が出たか
どんな症状か…
ユリちゃんしっかり…
まだ半分だよ

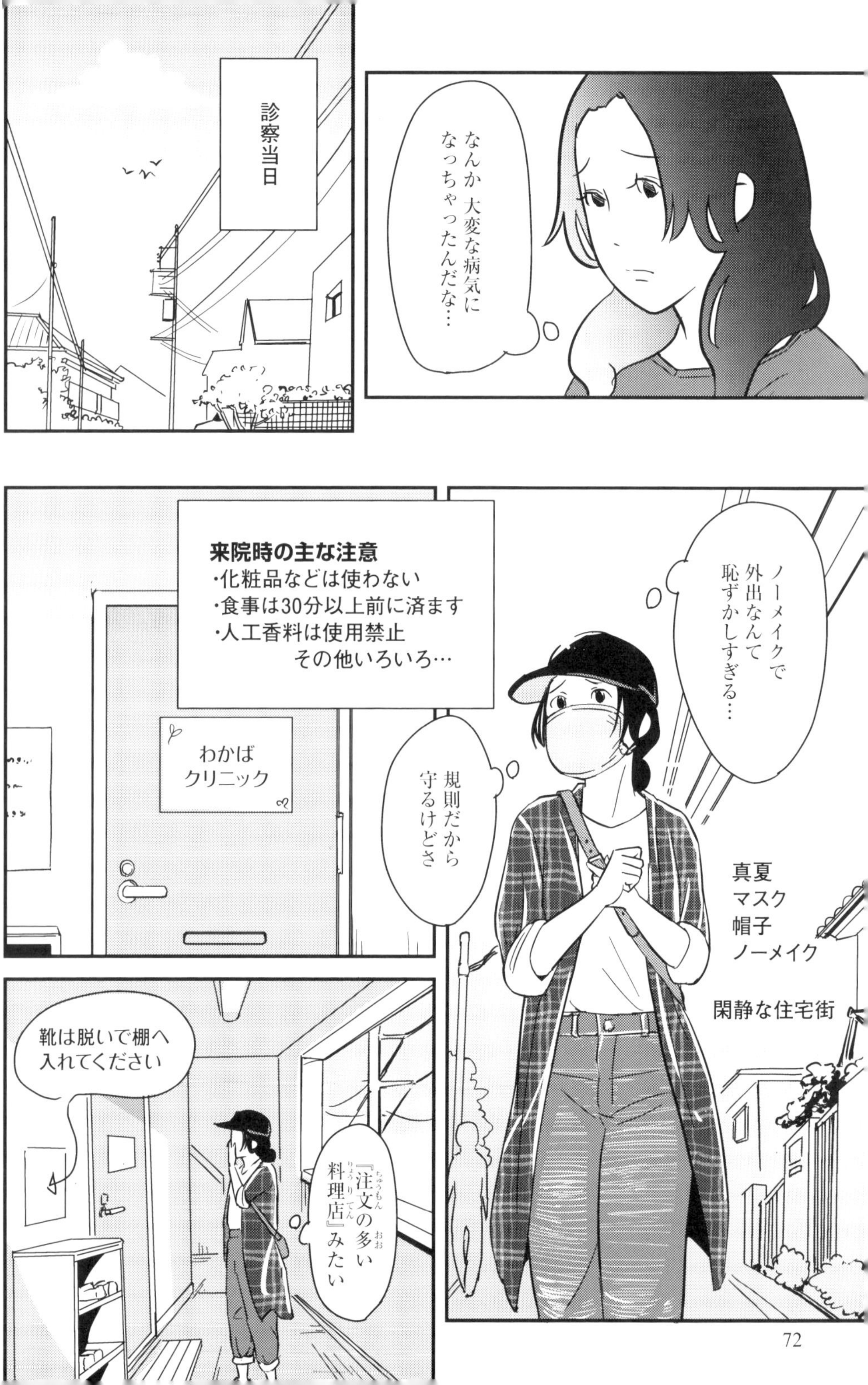
なんか 大変な病気に
なっちゃったんだな…
診察当日
ノーメイクで
外出なんて
恥ずかしすぎる…
規則だから
守るけどさ
真夏
マスク
帽子
ノーメイク
閑静な住宅街
来院時の主な注意
・化粧品などは使わない
・食事は30分以上前に済ます
・人工香料は使用禁止
その他いろいろ…
わかば
クリニック
『注文《ちゅうもん》の多《おお》い
料理店《りょうりてん》』みたい
靴は脱いで棚へ
入れてください

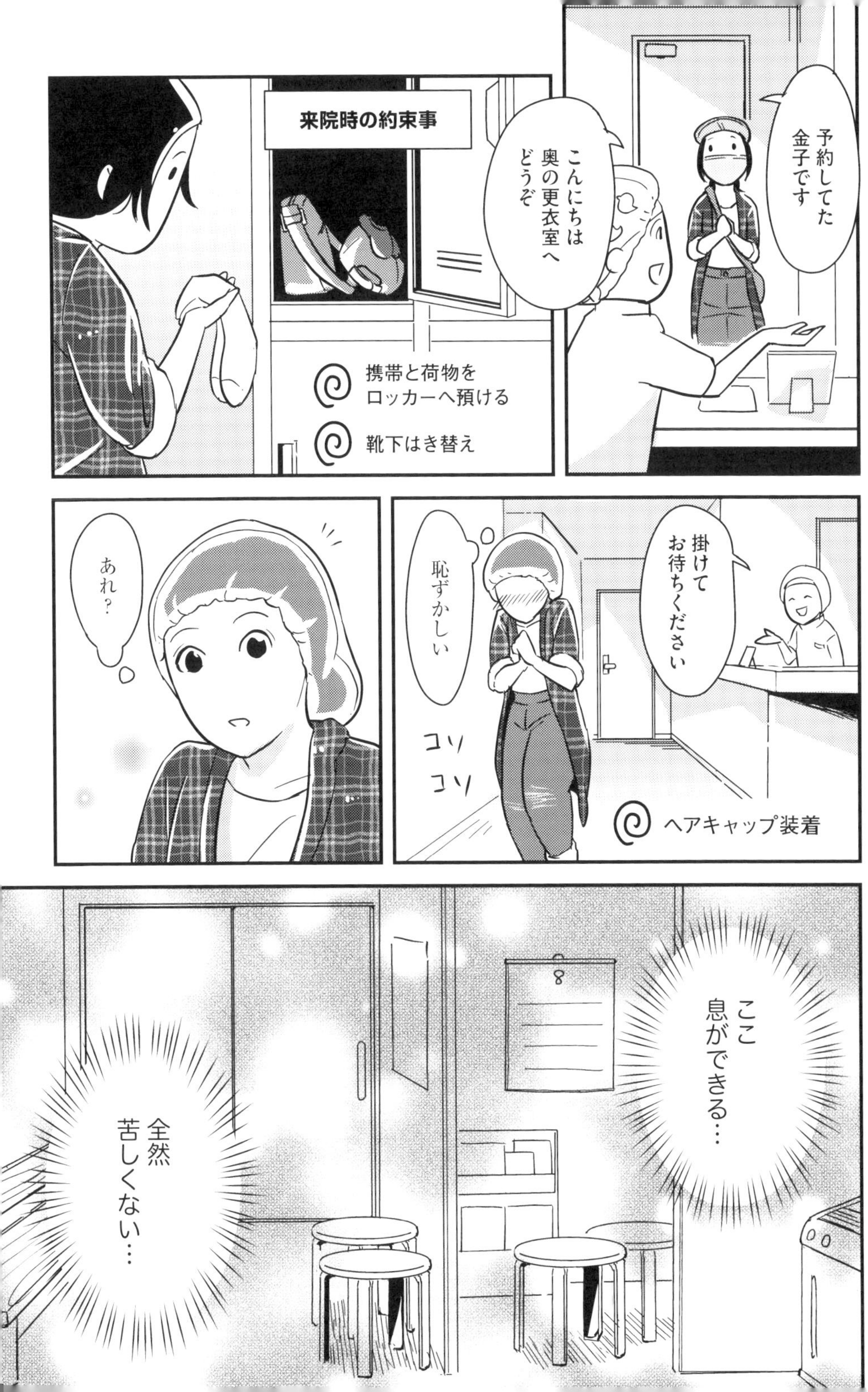
予約してた
金子です
こんにちは
奥の更衣室へ
どうぞ
来院時の約束事
携帯と荷物を
ロッカーへ預ける
靴下はき替え
掛けて
お待ちください
恥ずかしい
コソ
コソ
ヘアキャップ装着
あれ？
ここ
息ができる…
全然
苦しくない…

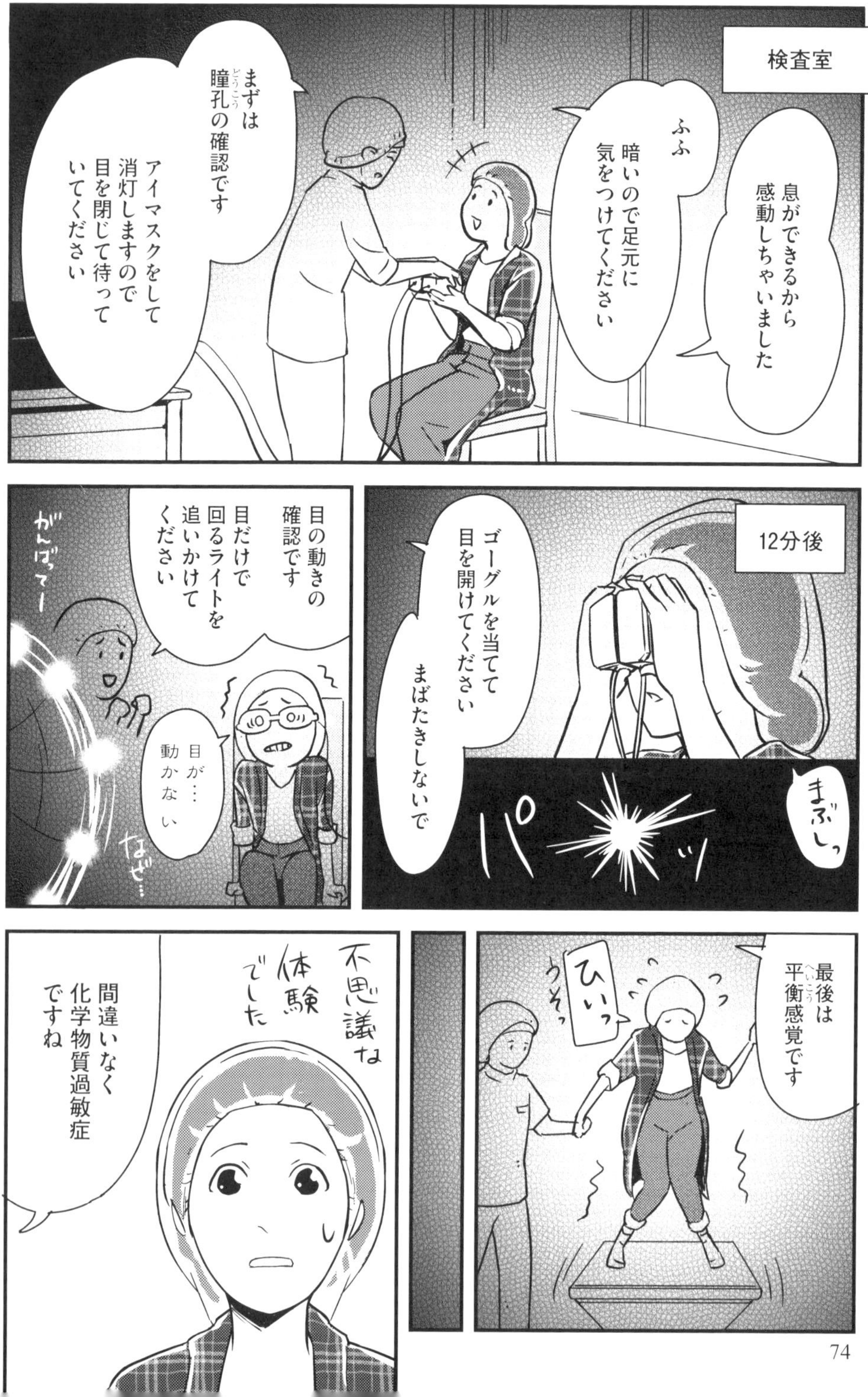
検査室
息ができるから感動しちゃいました
ふふ
暗いので足元に気をつけてください
まずは瞳孔《どうこう》の確認です
アイマスクをして消灯しますので目を閉じて待っていてください
12分後
ゴーグルを当てて目を開けてください
まばたきしないで
パッ
まぶしっ
目の動きの確認です
目だけで回るライトを追いかけてください
がんばってー
目が…動かない
なぜ…
最後は平衡《へいこう》感覚です
ひいっ
うそっ
不思議な体験でした
間違いなく化学物質過敏症ですね

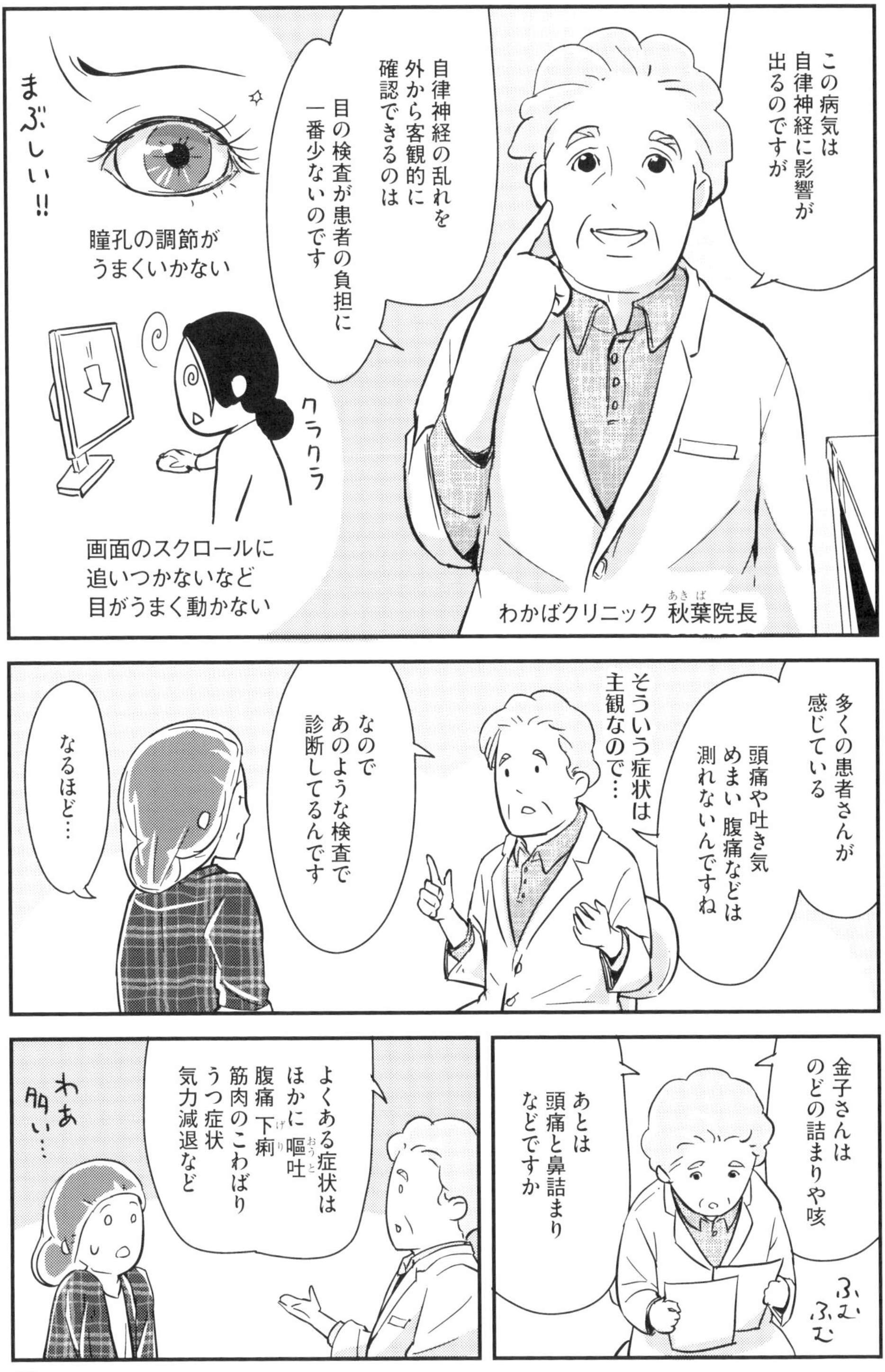
この病気は自律神経に影響が出るのですが
自律神経の乱れを外から客観的に確認できるのは目の検査が患者の負担に一番少ないのです
わかばクリニック 秋葉《あきば》院長
まぶしい!!
瞳孔の調節がうまくいかない
クラクラ
画面のスクロールに追いつかないなど目がうまく動かない
多くの患者さんが感じている頭痛や吐き気 めまい 腹痛などは測れないんですね
そういう症状は主観なので…
なのであのような検査で診断してるんです
なるほど…
金子さんはのどの詰まりや咳
あとは頭痛と鼻詰まりなどですか
ふむふむ
よくある症状はほかに嘔吐《おうと》 腹痛 下痢《げり》 筋肉のこわばり うつ症状 気力減退など
わあ 多い…

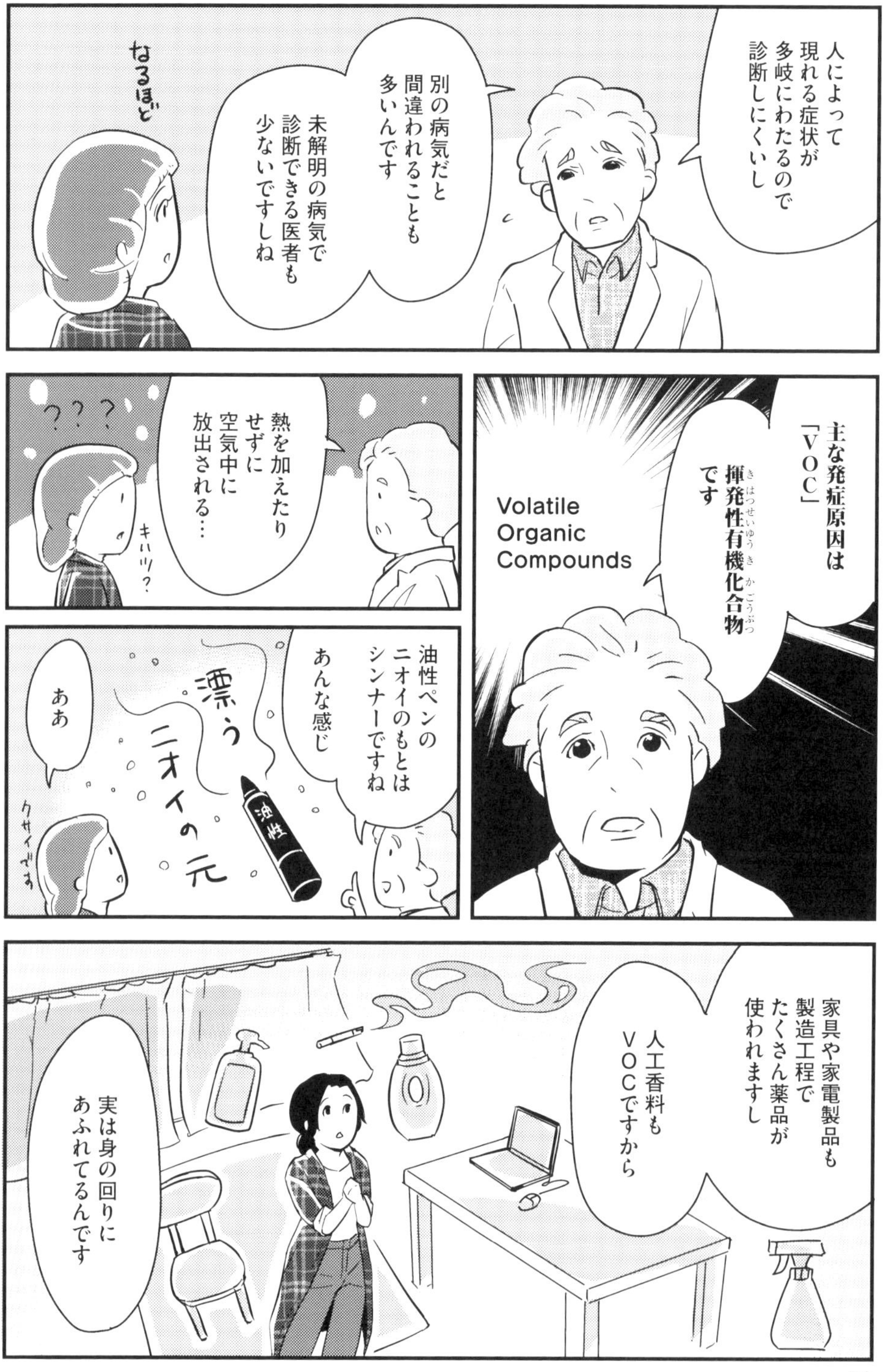
人によって現れる症状が多岐にわたるので診断しにくいし
別の病気だと間違われることも多いんです
未解明の病気で診断できる医者も少ないですしね
なるほど
主な発症原因は「VOC」揮発性有機化合物《きはっせいゆうきかごうぶつ》です
Volatile Organic Compounds
熱を加えたりせずに空気中に放出される…
？？？
キハツ？
油性ペンのニオイのもとはシンナーですね あんな感じ
漂うニオイの元
油性
ああ
クサイです
家具や家電製品も製造工程でたくさん薬品が使われますし
人工香料もVOCですから
実は身の回りにあふれてるんです

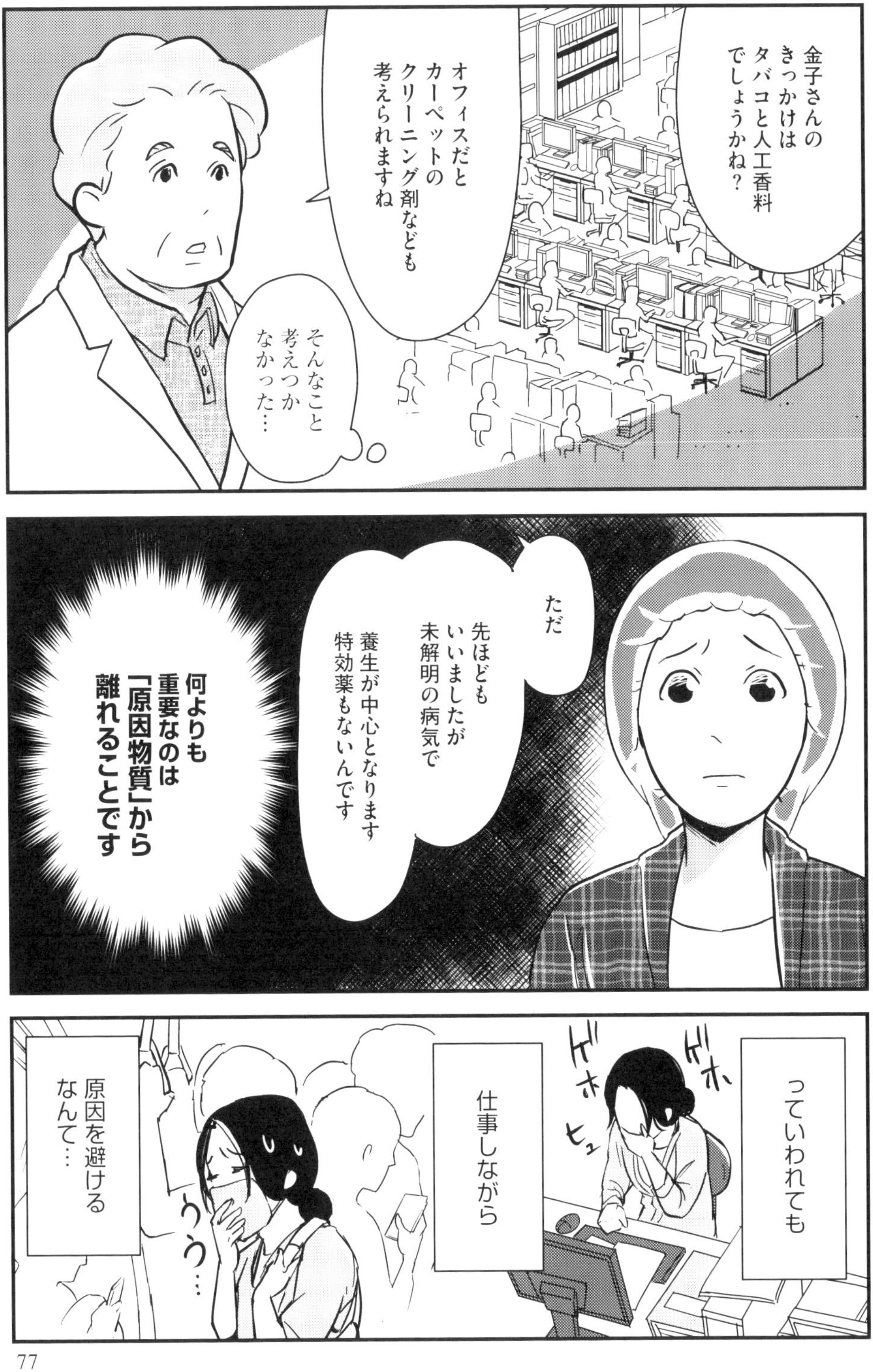
金子さんのきっかけはタバコと人工香料でしょうかね？
オフィスだとカーペットのクリーニング剤なども考えられますね
そんなこと考えつかなかった…
ただ
先ほどもいいましたが未解明の病気で養生が中心となります特効薬もないんです
何よりも重要なのは「原因物質」から離れることです
っていわれても
ゲホ
ゲホ
ヒュ
仕事しながら
うう…
原因を避けるなんて…

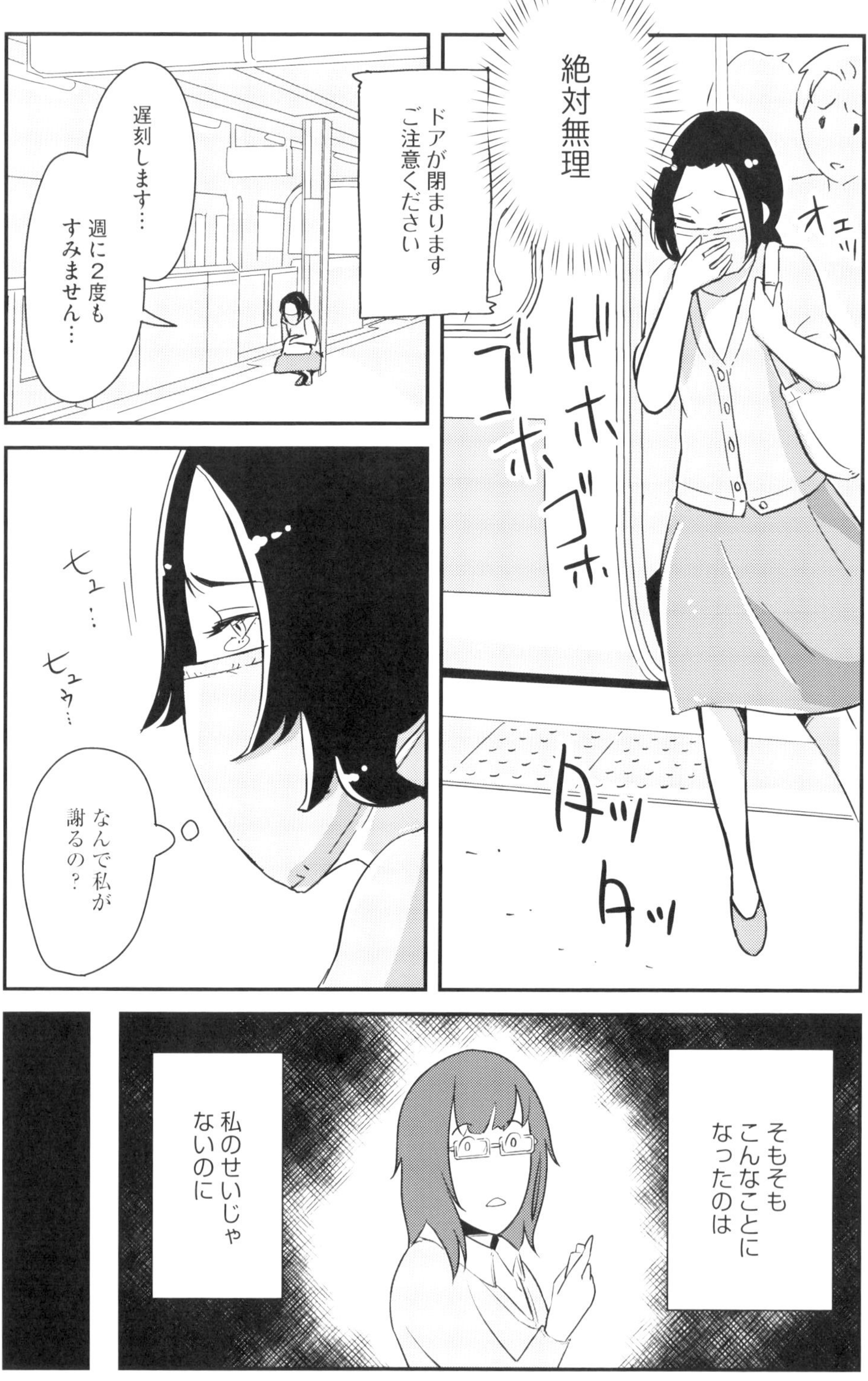
絶対無理
オェッ
ゲホゴホ
ゴホ
ダッ
タッ
ドアが閉まります
ご注意ください
遅刻します… 週に2度もすみません…
ヒュ…
ヒュゥ…
なんで私が謝るの？
そもそもこんなことになったのは
私のせいじゃないのに

chapter.10 生活費

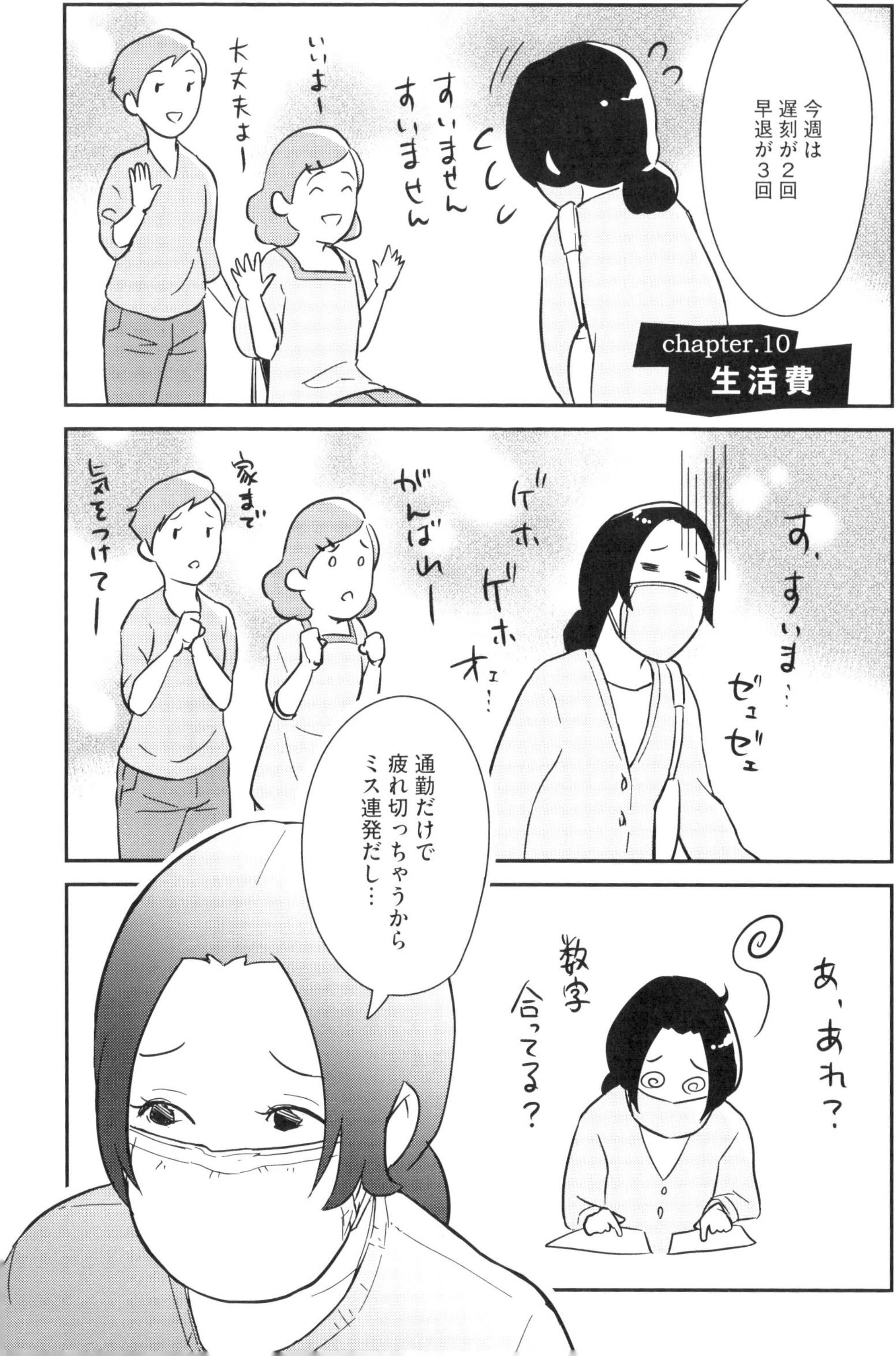
今週は遅刻が2回早退が3回
すいませんすいません
いいよー
大丈夫よー
す、すいま…
ゼェゼェ
ゲホゲホ
オェ…
がんばれー
家まで気をつけてー
通勤だけで疲れ切っちゃうからミス連発だし…
あ、あれ？
数字合ってる？

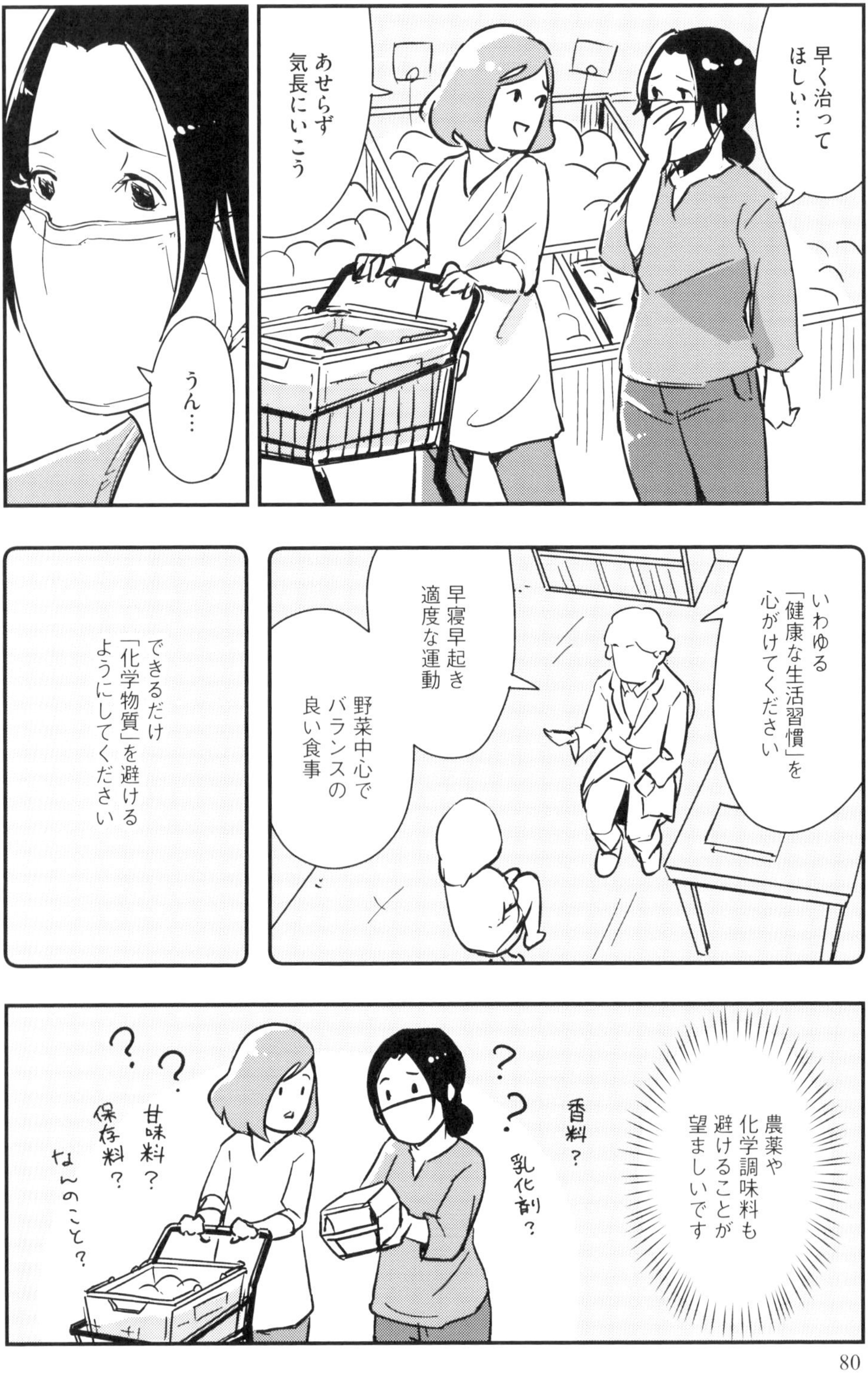
早く治ってほしい…
あせらず気長にいこう
うん…
いわゆる「健康な生活習慣」を心がけてください
早寝早起き適度な運動
野菜中心でバランスの良い食事
できるだけ「化学物質」を避けるようにしてください
農薬や化学調味料も避けることが望ましいです
香料？
乳化剤？
甘味料？
保存料？
なんのこと？

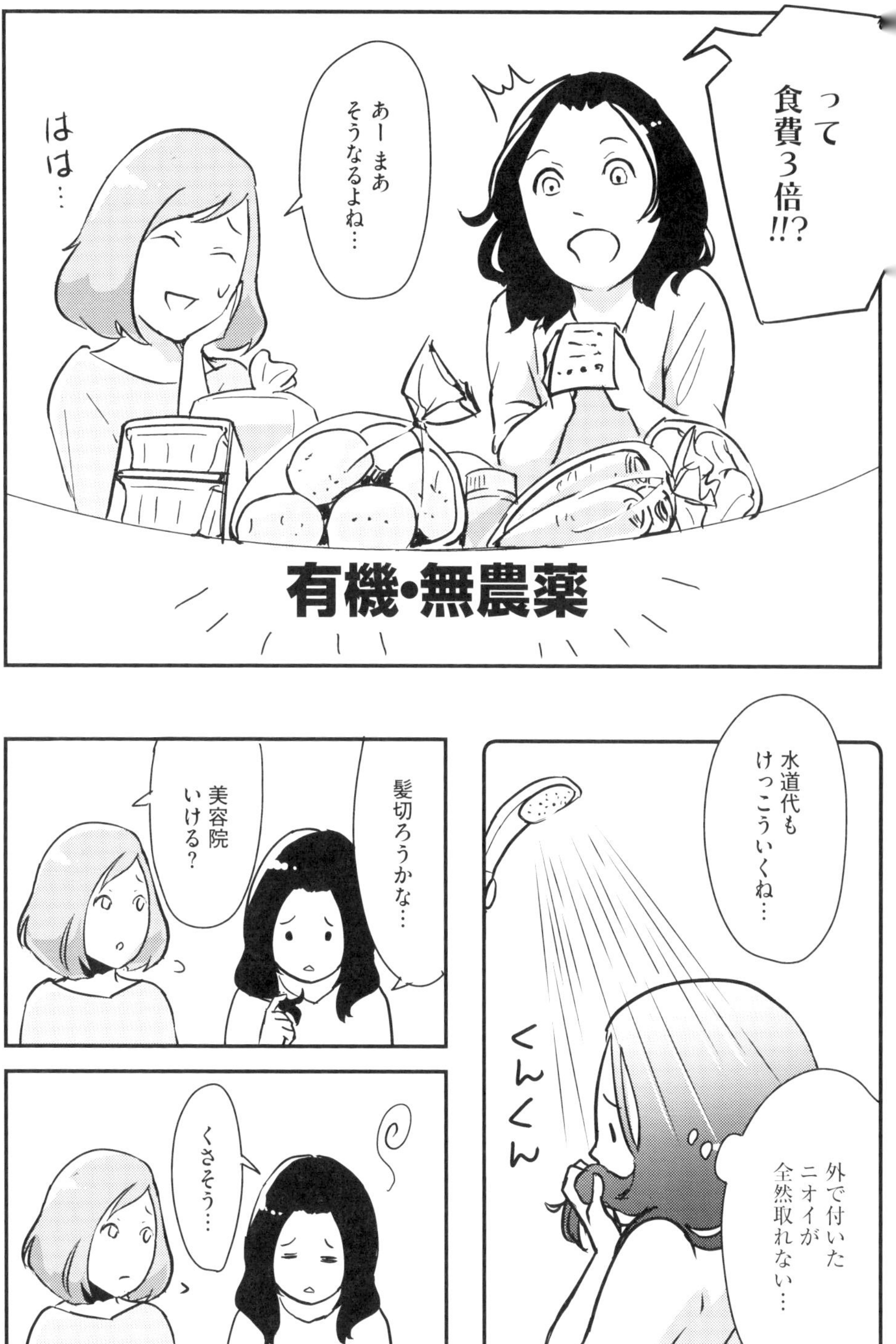
って食費3倍!!?
あーまあ
そうなるよね…
はは…
有機・無農薬
水道代も
けっこういくね…
くんくん
外で付いた
ニオイが
全然取れない…
髪切ろうかな…
美容院
いける?
くさそう…

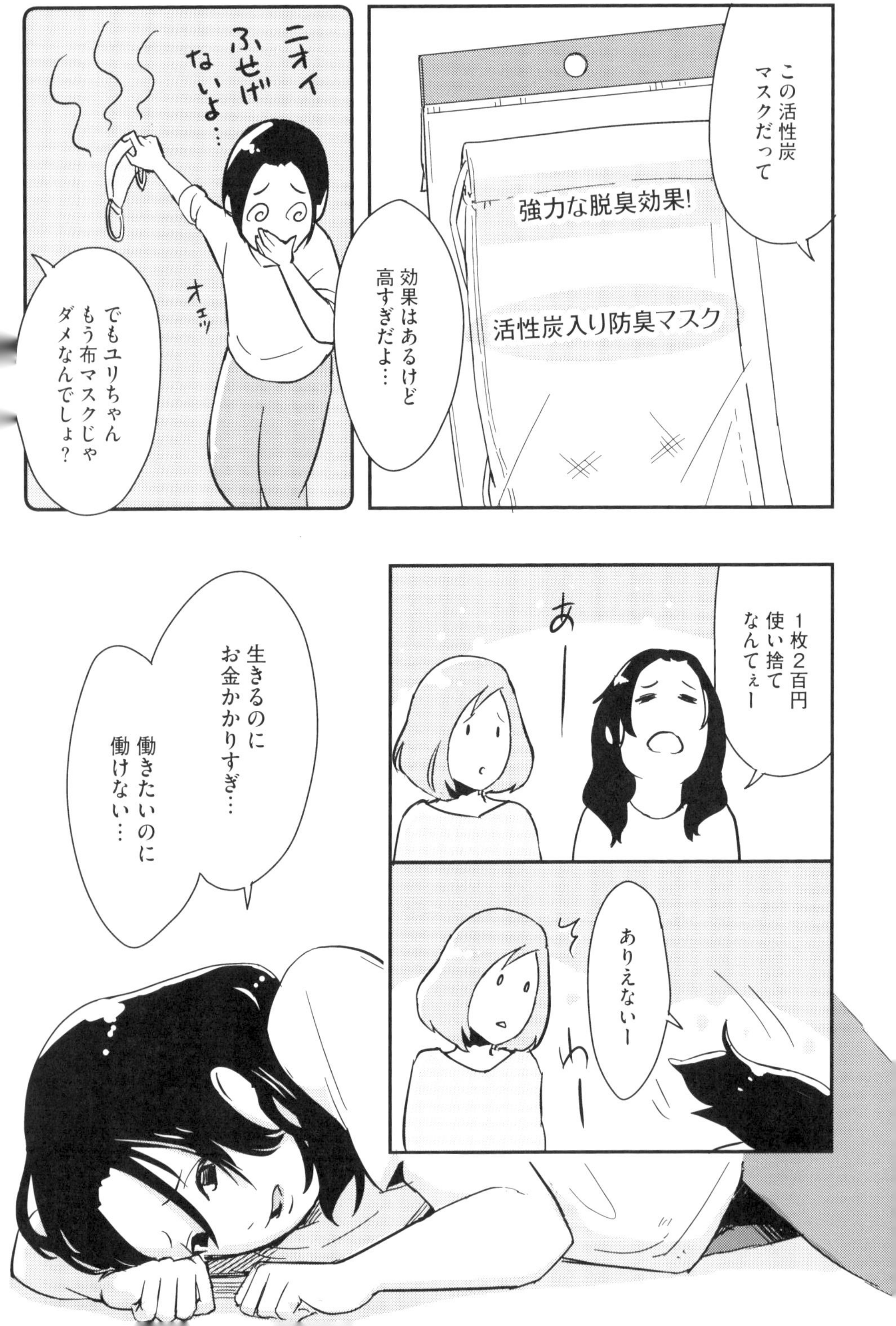
この活性炭マスクだって
強力な脱臭効果!
活性炭入り防臭マスク
効果はあるけど高すぎだよ…
ニオイふせげないよ…
オェッ
でもユリちゃんもう布マスクじゃダメなんでしょ?
1枚2百円使い捨てなんてぇー
あー
ありえないー
そわー
生きるのにお金かかりすぎ…
働きたいのに働けない…

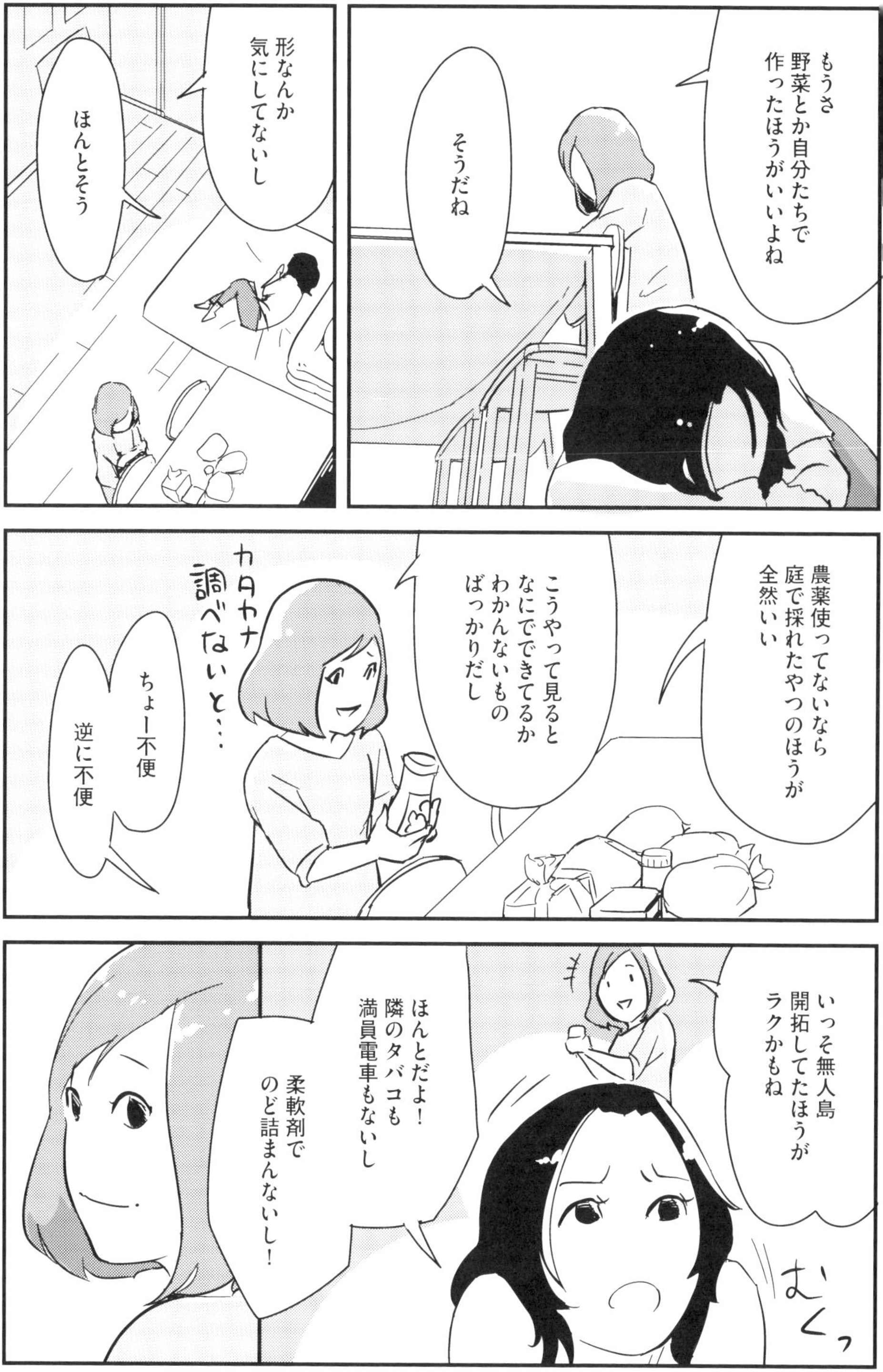

もうさ
野菜とか自分たちで
作ったほうがいいよね
そうだね
形なんか
気にしてないし
ほんとそう
農薬使ってないなら
庭で採れたやつのほうが
全然いい
こうやって見ると
なにでできてるか
わかんないもの
ばっかりだし
カタカナ
調べないと…
ちょー不便
逆に不便
いっそ無人島
開拓してたほうが
ラクかもね
むくっ
ほんとだよ！
隣のタバコも
満員電車もないし
柔軟剤で
のど詰まんないし！

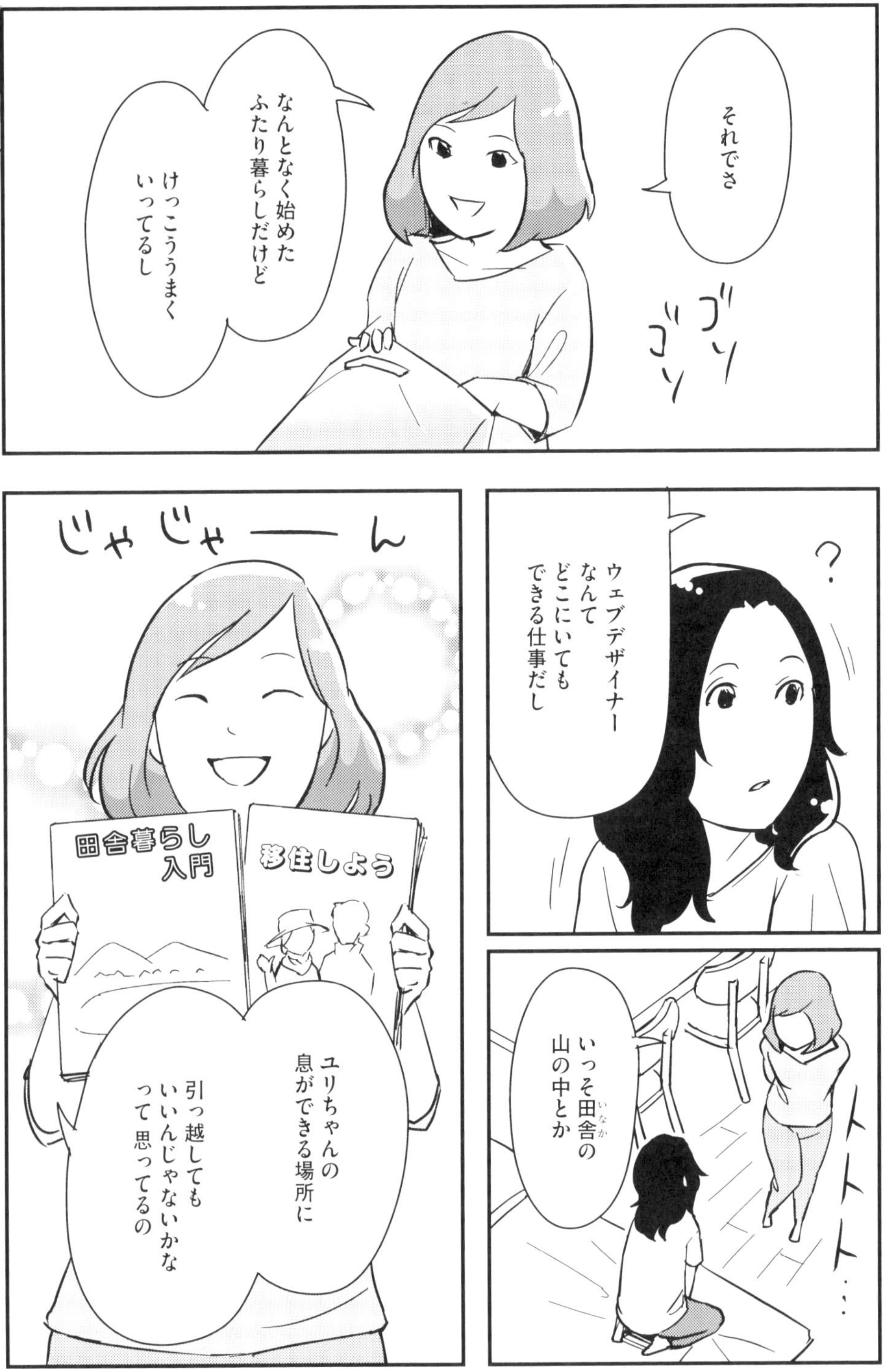

それでさ
ゴソゴソ
なんとなく始めた ふたり暮らしだけど けっこううまく いってるし
?
ウェブデザイナー なんて どこにいても できる仕事だし
いっそ田舎《いなか》の 山の中とか
トトト…
じゃじゃーん
田舎暮らし入門
移住しよう
ユリちゃんの 息ができる場所に 引っ越しても いいんじゃないかな って思ってるの

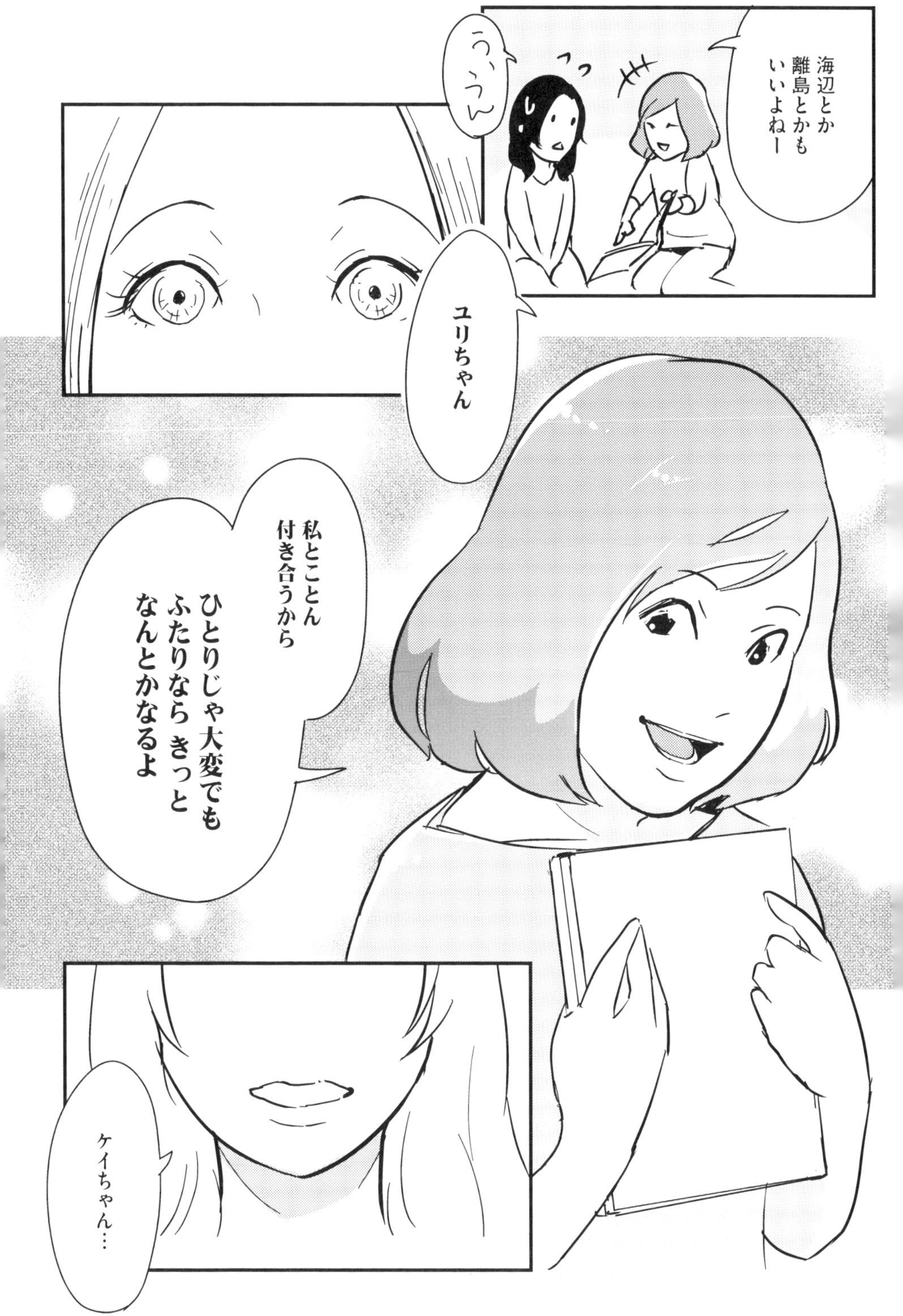
海辺とか
離島とかも
いいよねー
う、うん
ユリちゃん
私とことん
付き合うから
ひとりじゃ大変でも
ふたりなら きっと
なんとかなるよ
ケイちゃん…

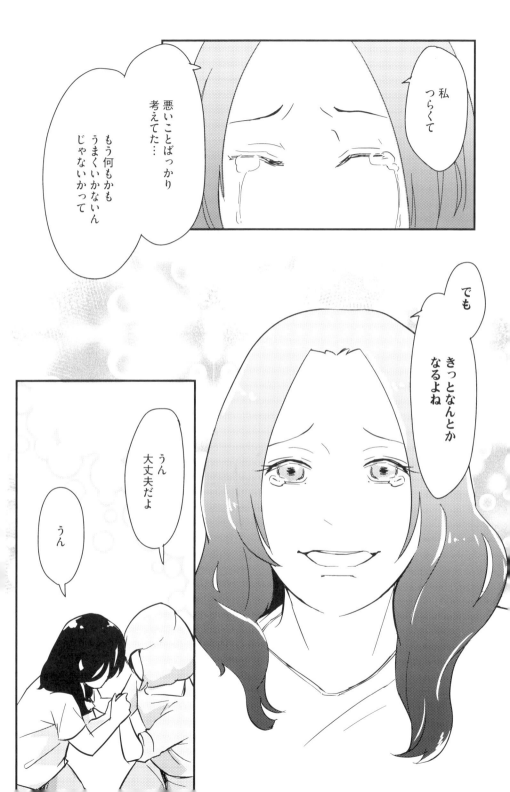

私
つらくて
悪いことばっかり
考えてた…
もう何もかも
うまくいかないん
じゃないかって
でも
きっとなんとか
なるよね
うん
大丈夫だよ
うん

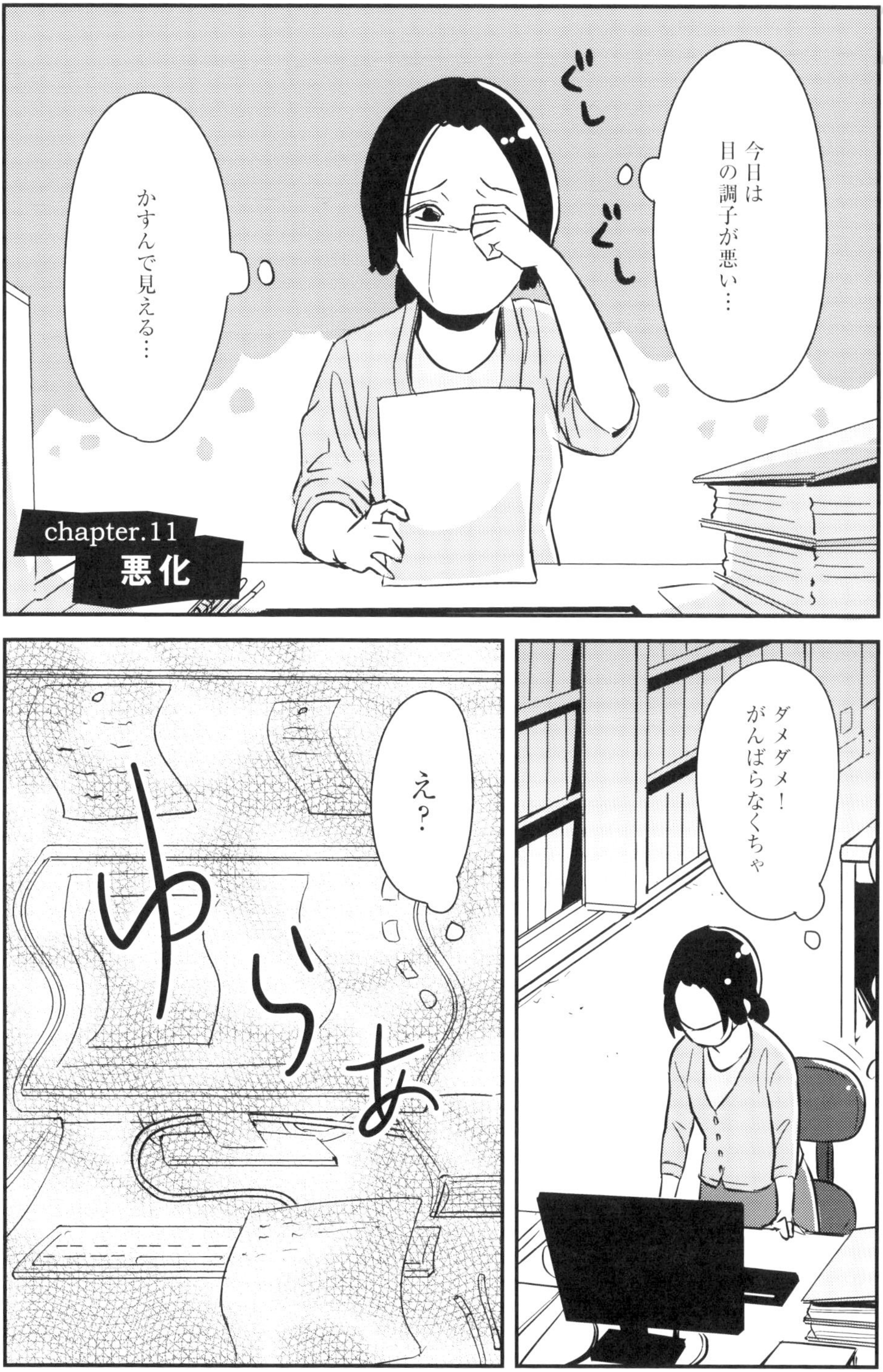
今日は目の調子が悪い…
ぐしぐし
かすんで見える…
chapter.11
悪化
ダメダメ！がんばらなくちゃ
え？
ゆらぁ

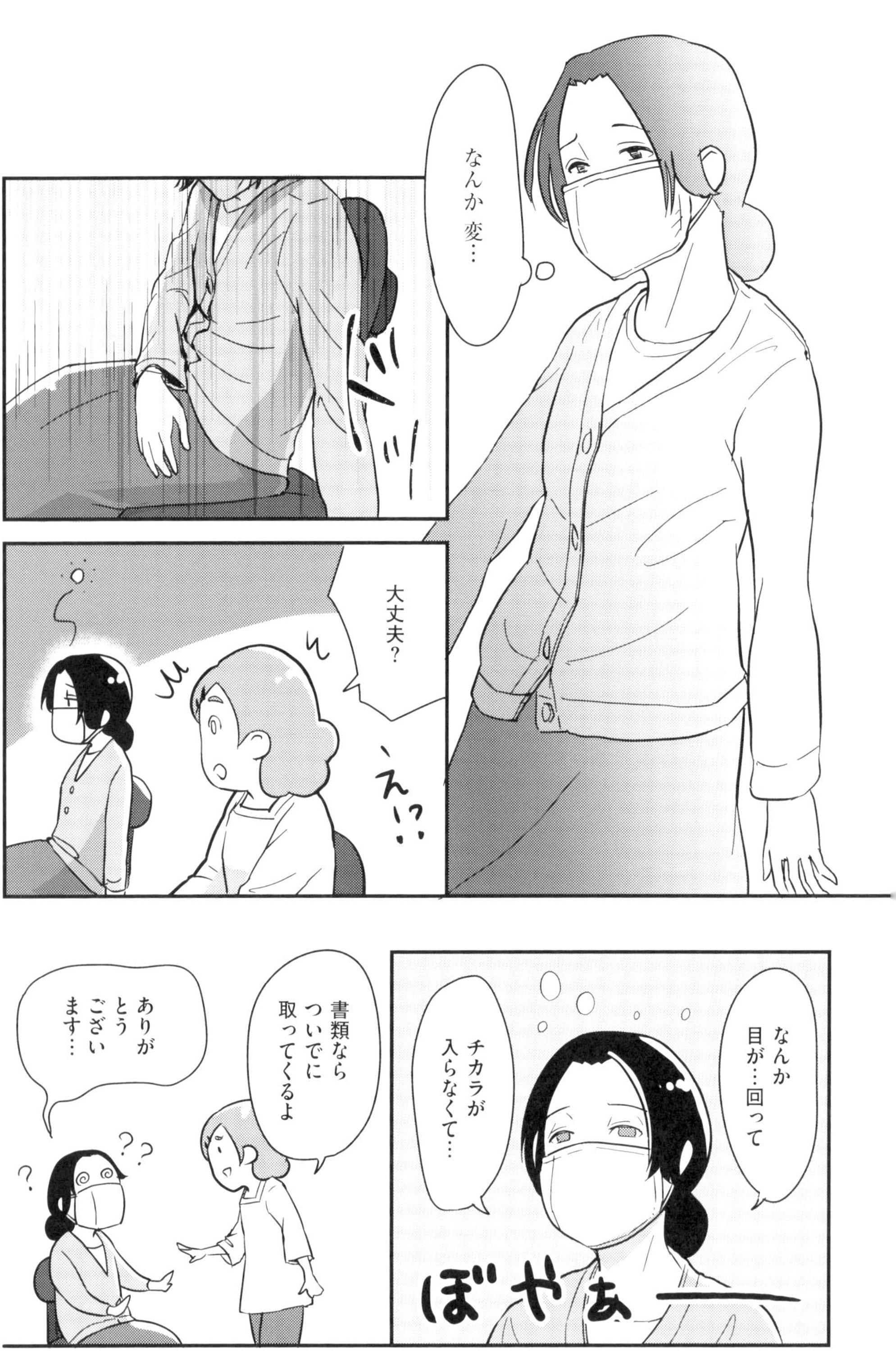
なんか 変…
大丈夫？
ん
え!?
なんか 目が…回って
チカラが 入らなくて…
ぼやぁ一
書類なら ついでに 取ってくるよ
ありがとう ございます…

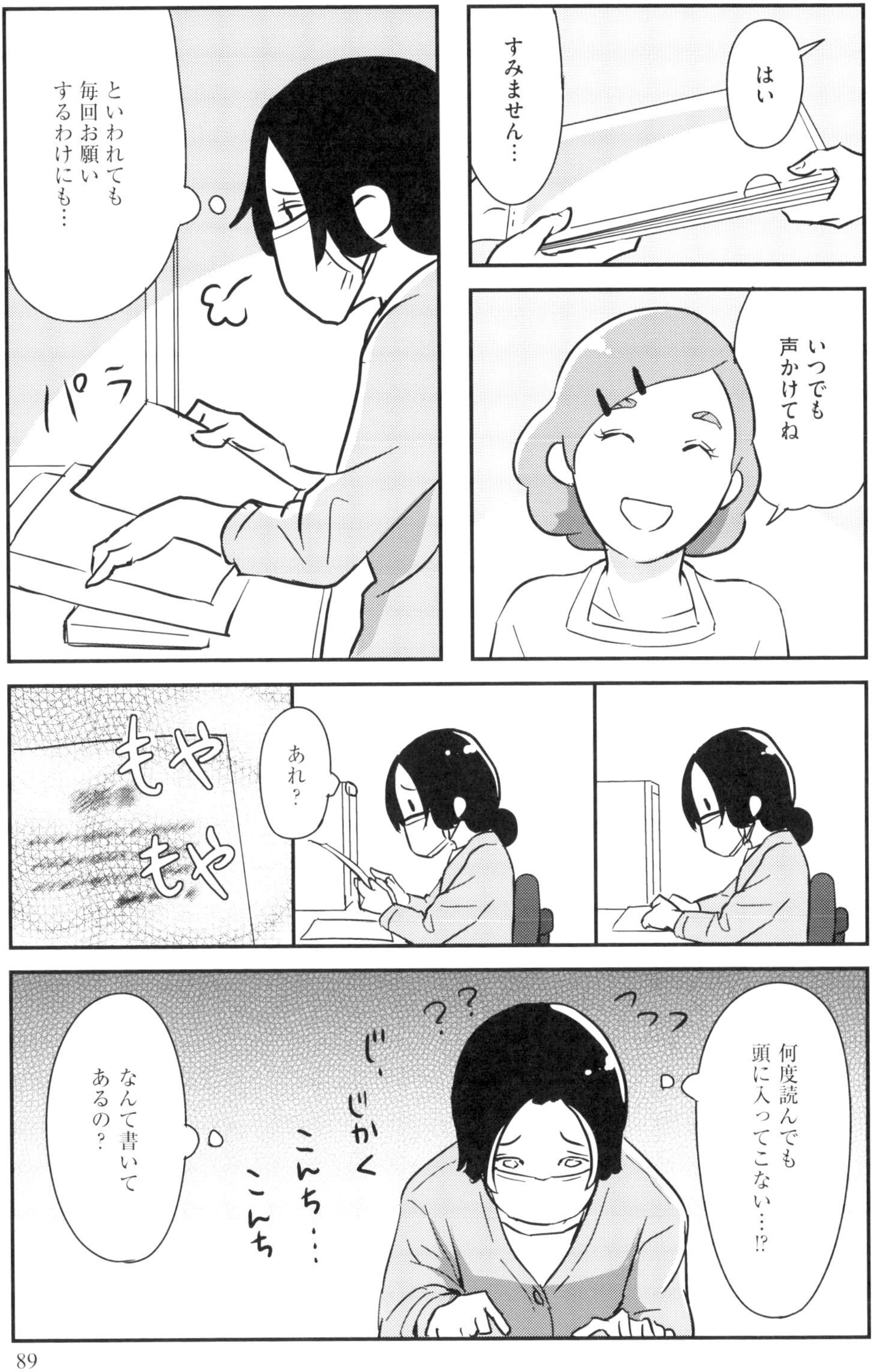
はい
すみません…
いつでも声かけてね
といわれても毎回お願いするわけにも…
パラ
あれ？
もやもや
何度読んでも頭に入ってこない…⁉
じ、じかく
こんち…こんち
なんて書いてあるの？

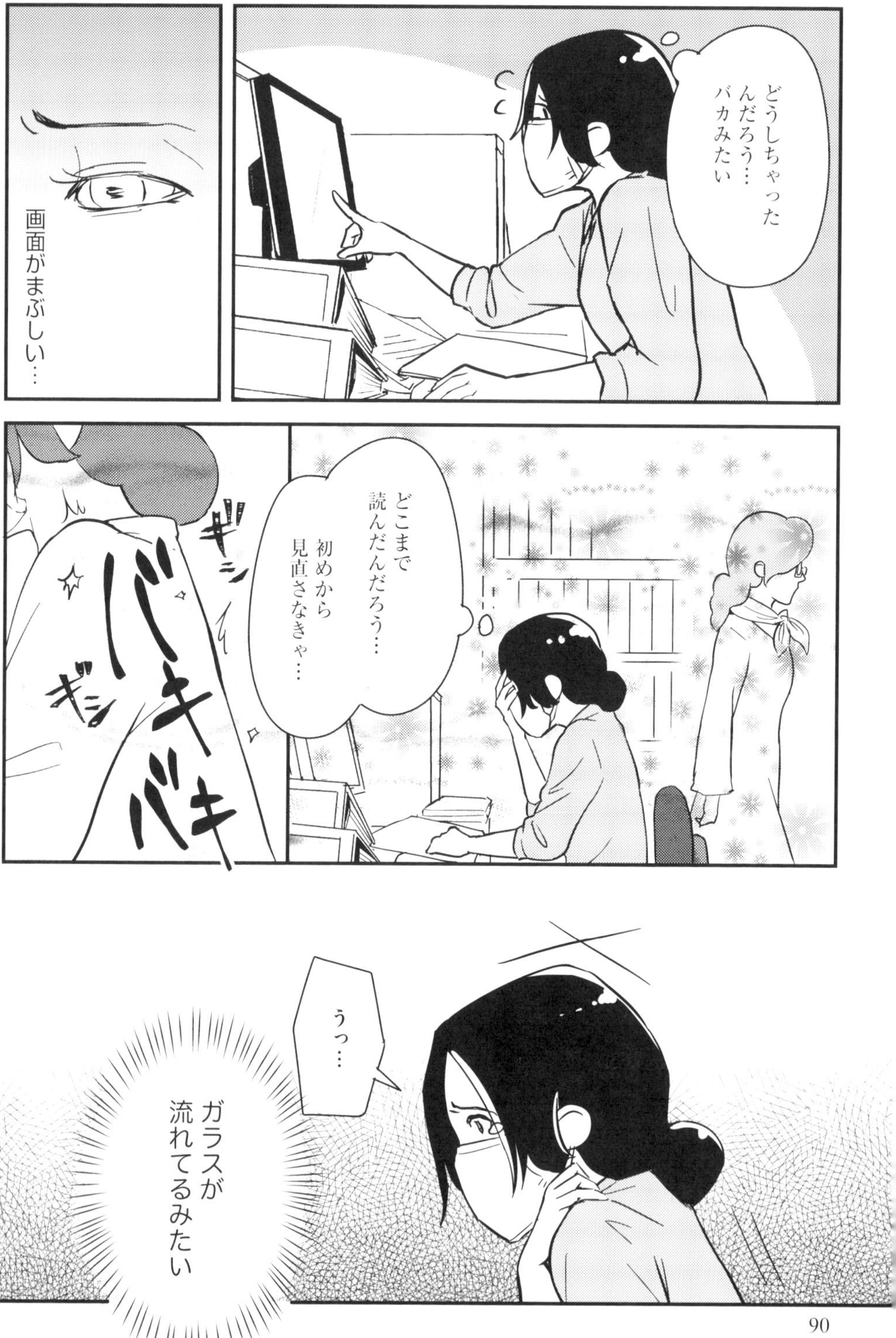
どうしちゃったんだろう…バカみたい
画面がまぶしい…
どこまで読んだんだろう…
初めから見直さなきゃ…
ギシ
バキバキ
ギシ
うっ…
ガラスが流れてるみたい

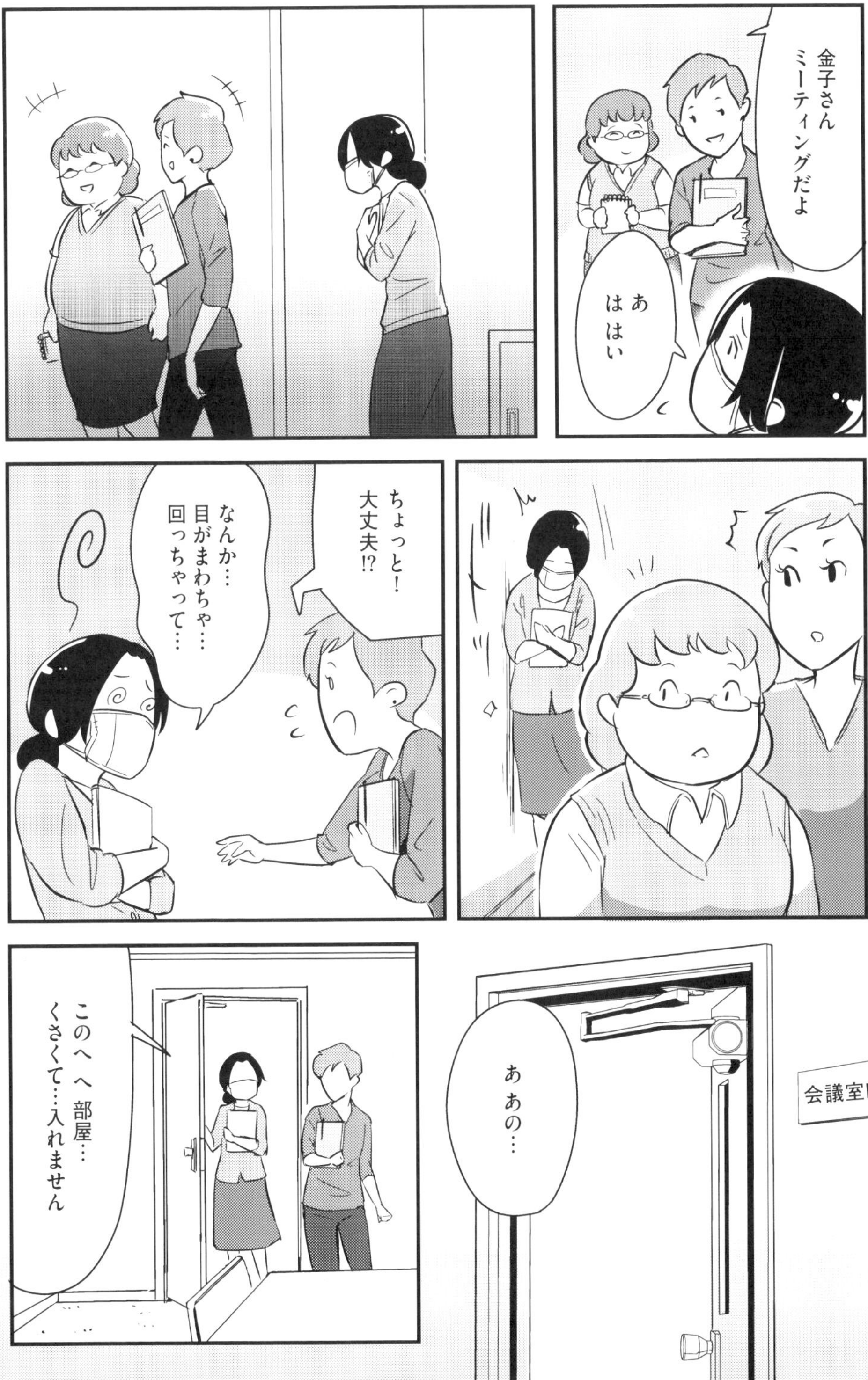

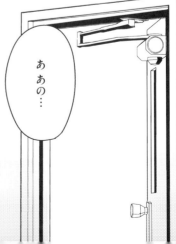

金子さん ミーティングだよ
あ ははい
ちょっと！ 大丈夫!?
なんか… 目がまわちゃ… 回っちゃって…
会議室B
あ あの…
このへ へ 部屋… くさくて…入れません

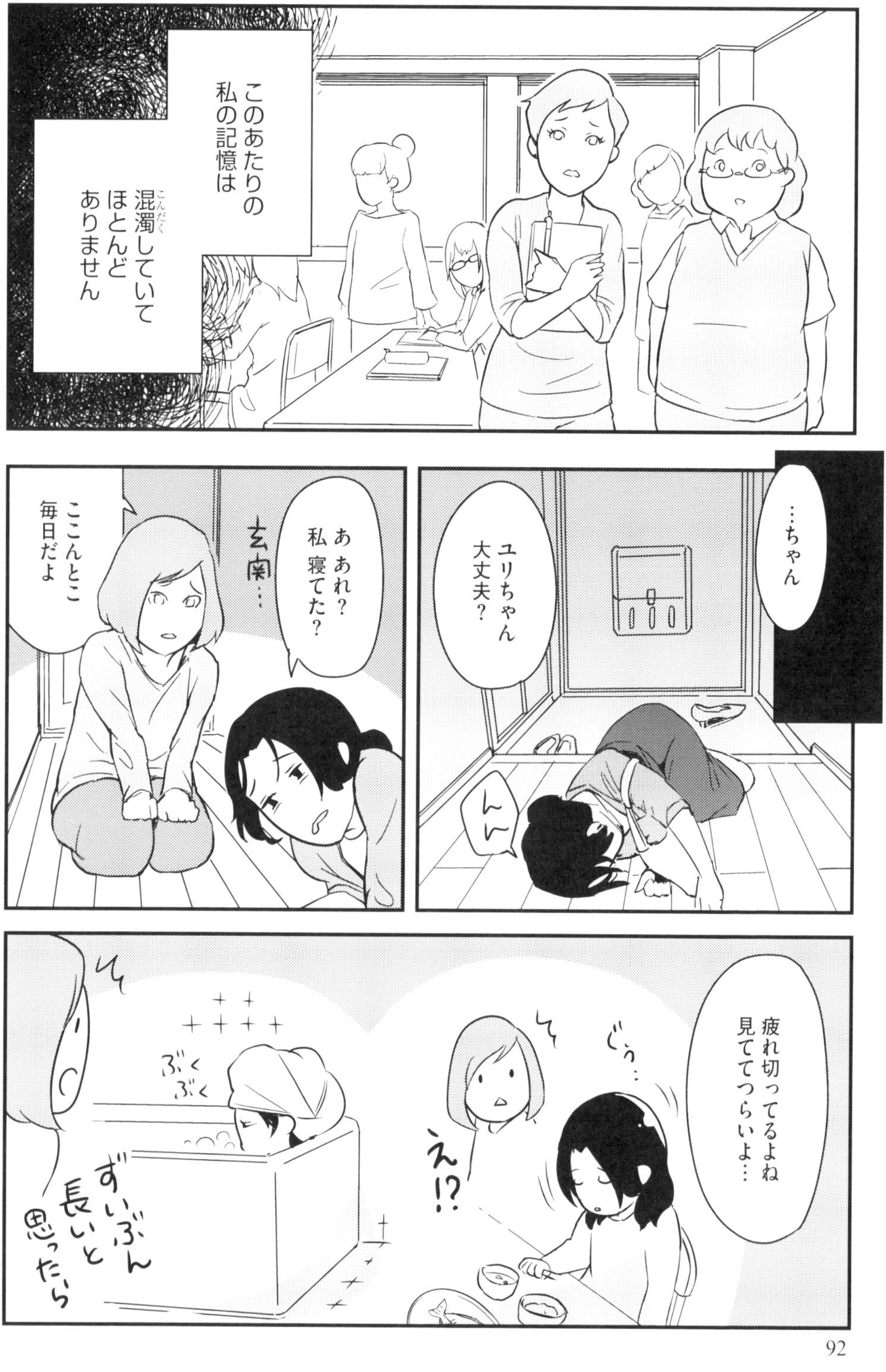
このあたりの
私の記憶は
混濁《こんだく》していて
ほとんど
ありません
…ちゃん
ユリちゃん
大丈夫？
んん
ああれ？
私寝てた？
玄関…
ここんとこ
毎日だよ
疲れ切ってるよね
見ててつらいよ…
ぐぅ…
え!?
ぶくぶく
ずいぶん
長いと
思ったら

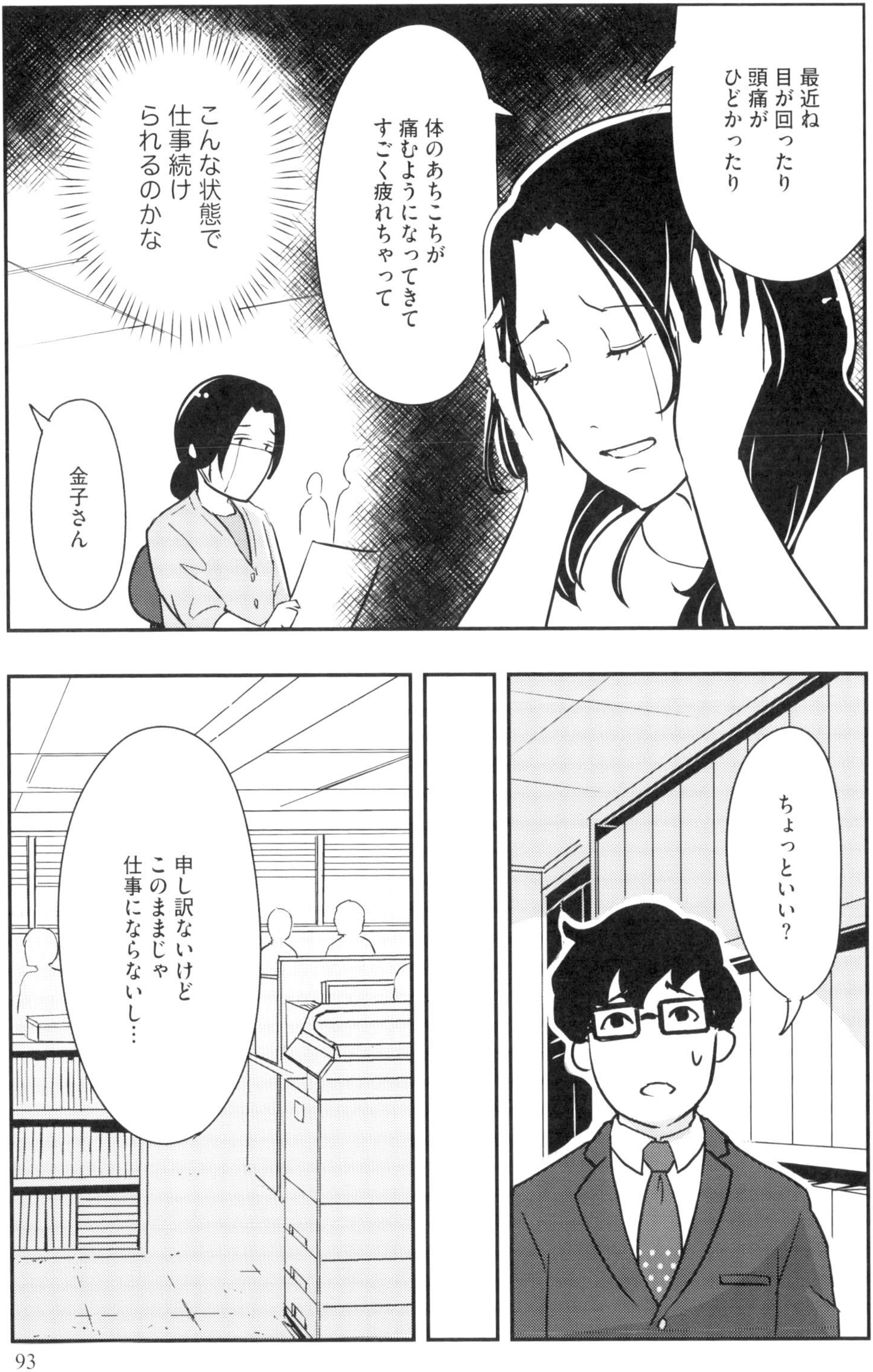
最近ね目が回ったり頭痛がひどかったり
体のあちこちが痛むようになってきてすごく疲れちゃって
こんな状態で仕事続けられるのかな
金子さん
ちょっといい？
申し訳ないけどこのままじゃ仕事にならないし…

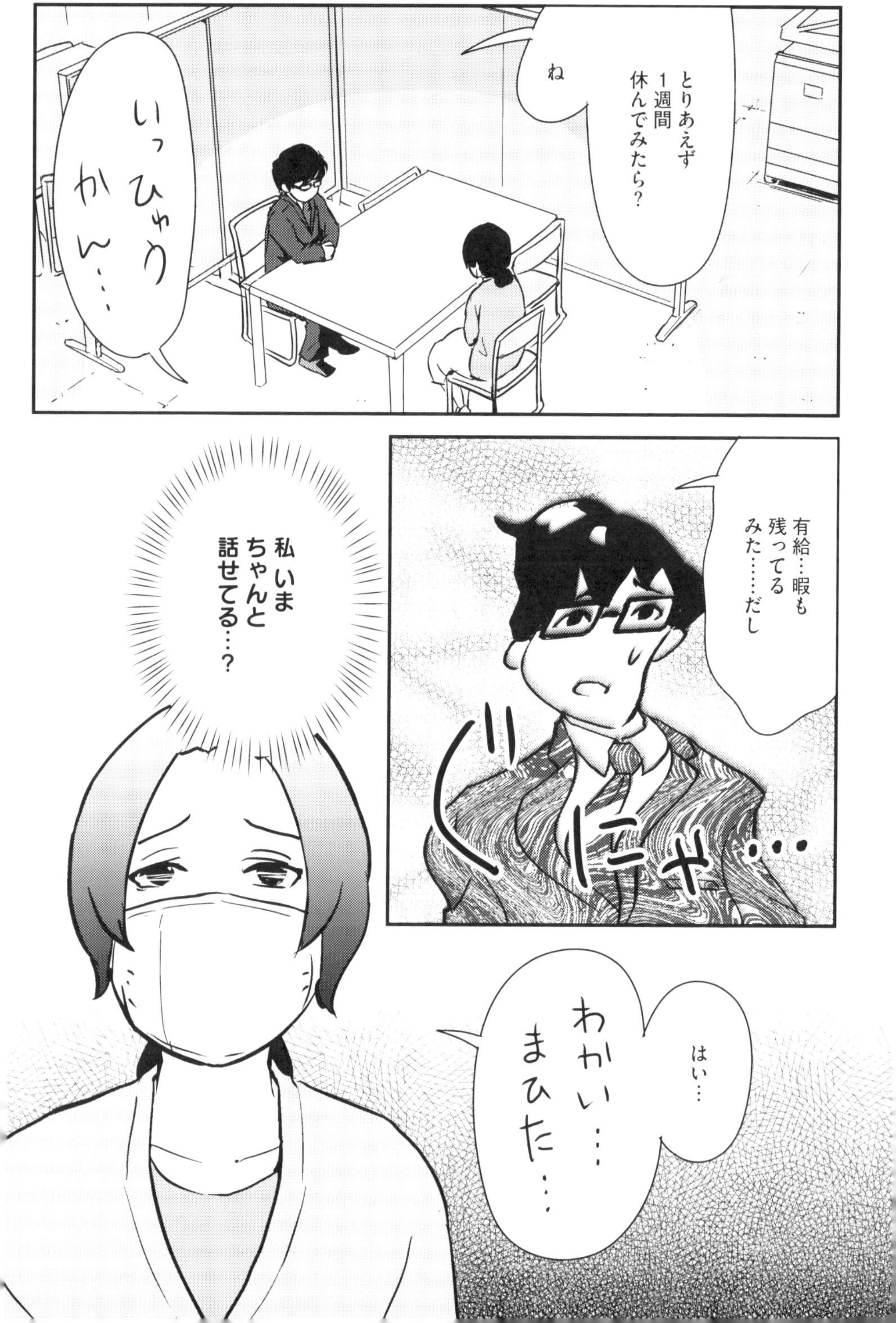
とりあえず1週間休んでみたら？ ね
いっひゅうかん…
有給…暇も残ってるみた……だし
ニヤ…
私いまちゃんと話せてる…？
はい… わかい…まひた…

chapter.12 里山への期待

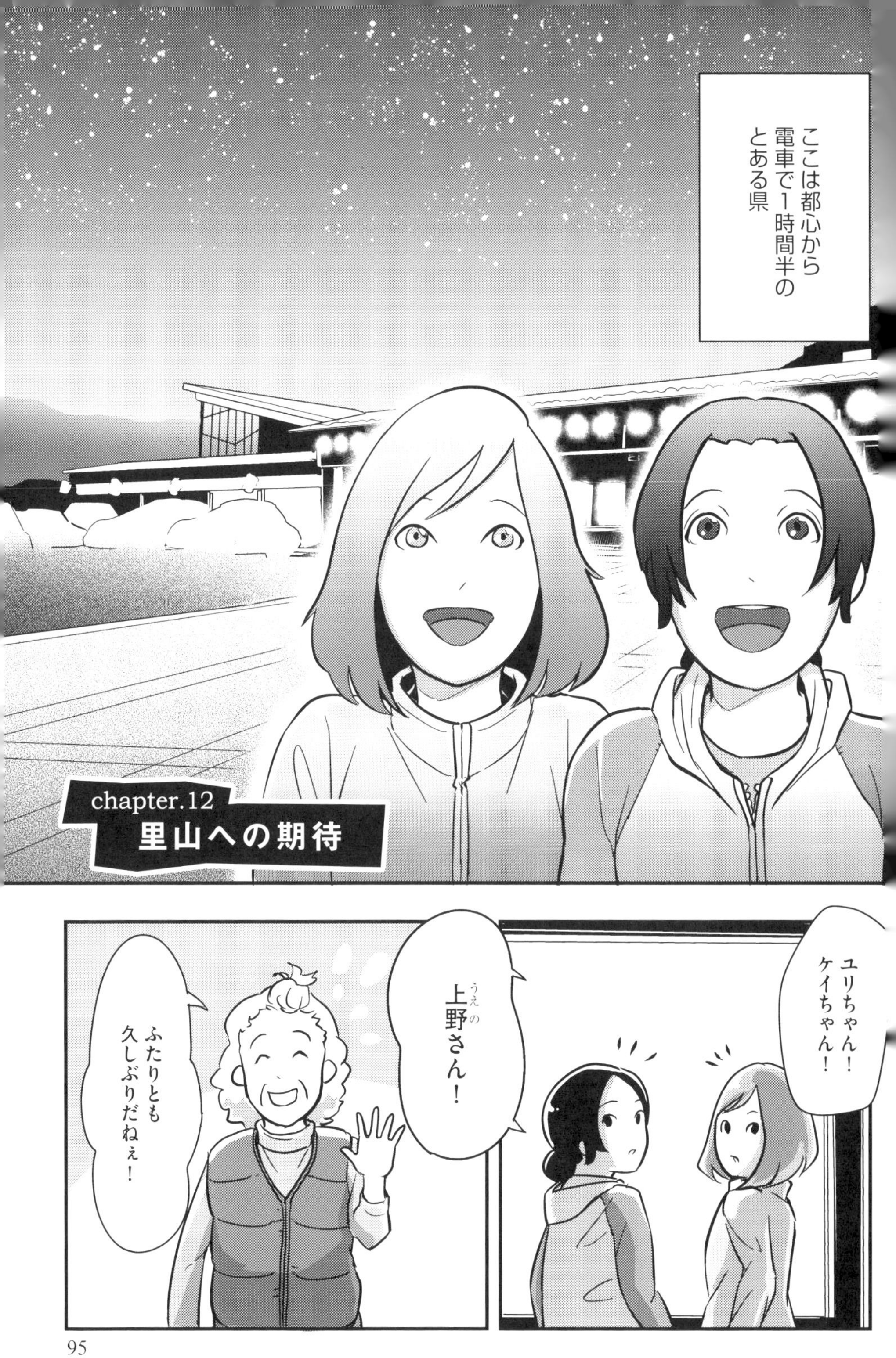
ここは都心から
電車で1時間半の
とある県
ユリちゃん！
ケイちゃん！
上野《うえの》さん！
ふたりとも
久しぶりだねぇ！

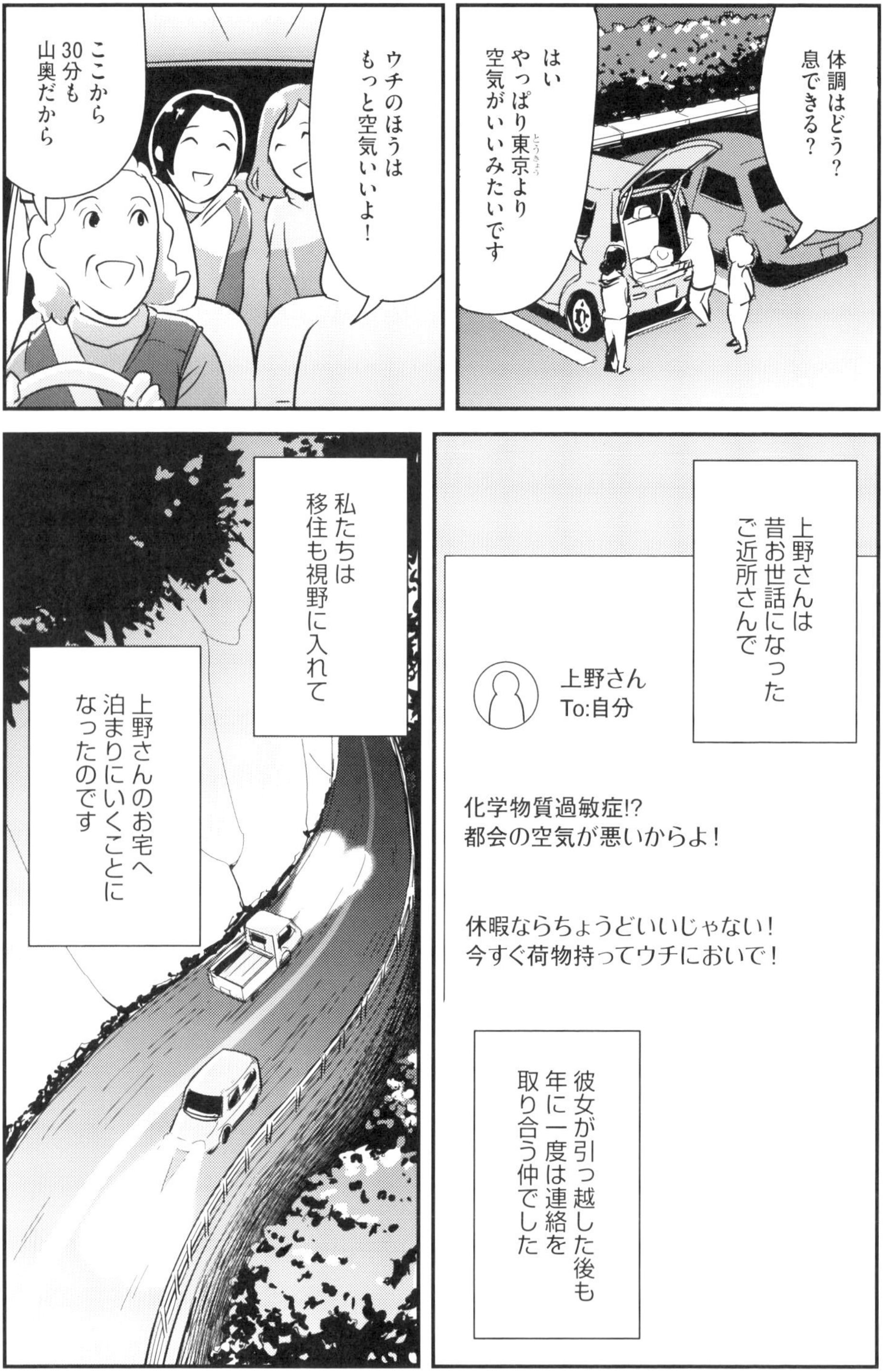
体調はどう？
息できる？
はい
やっぱり東京《とうきょう》より
空気がいいみたいです
ウチのほうは
もっと空気いいよ！
ここから
30分も
山奥だから
上野さんは
昔お世話になった
ご近所さんで
上野さん
To:自分
化学物質過敏症!?
都会の空気が悪いからよ！
休暇ならちょうどいいじゃない！
今すぐ荷物持ってウチにおいで！
彼女が引っ越した後も
年に一度は連絡を
取り合う仲でした
私たちは
移住も視野に入れて
上野さんのお宅へ
泊まりにいくことに
なったのです

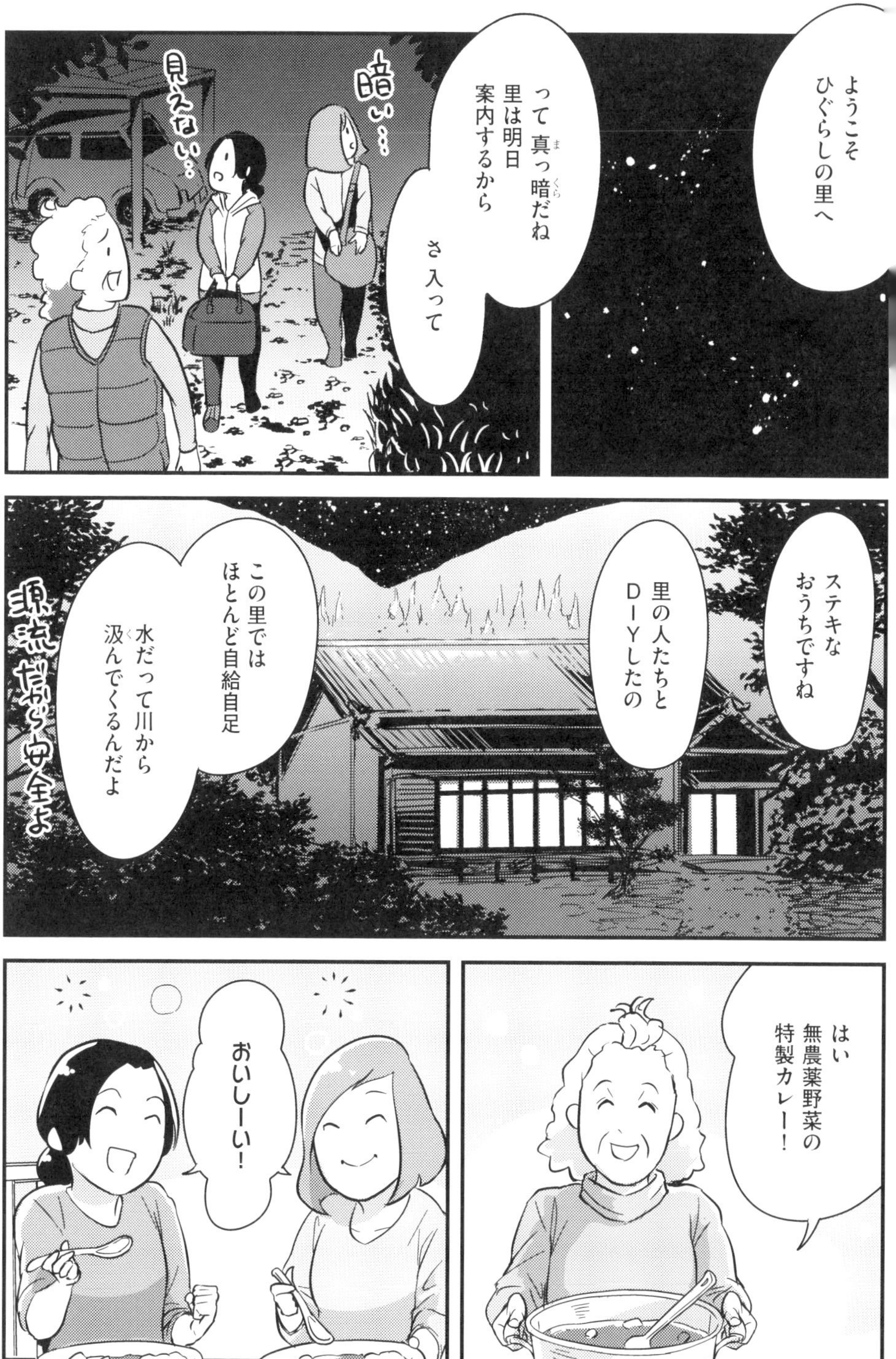

ようこそ
ひぐらしの里へ
って真《ま》っ暗《くら》だね
里は明日
案内するから
さ 入って
暗い…
見えない…
ステキな
おうちですね
里の人たちと
DIYしたの
この里では
ほとんど自給自足
水だって川から
汲《く》んでくるんだよ
源流だから安全よ
はい
無農薬野菜の
特製カレー!
おいしーい!

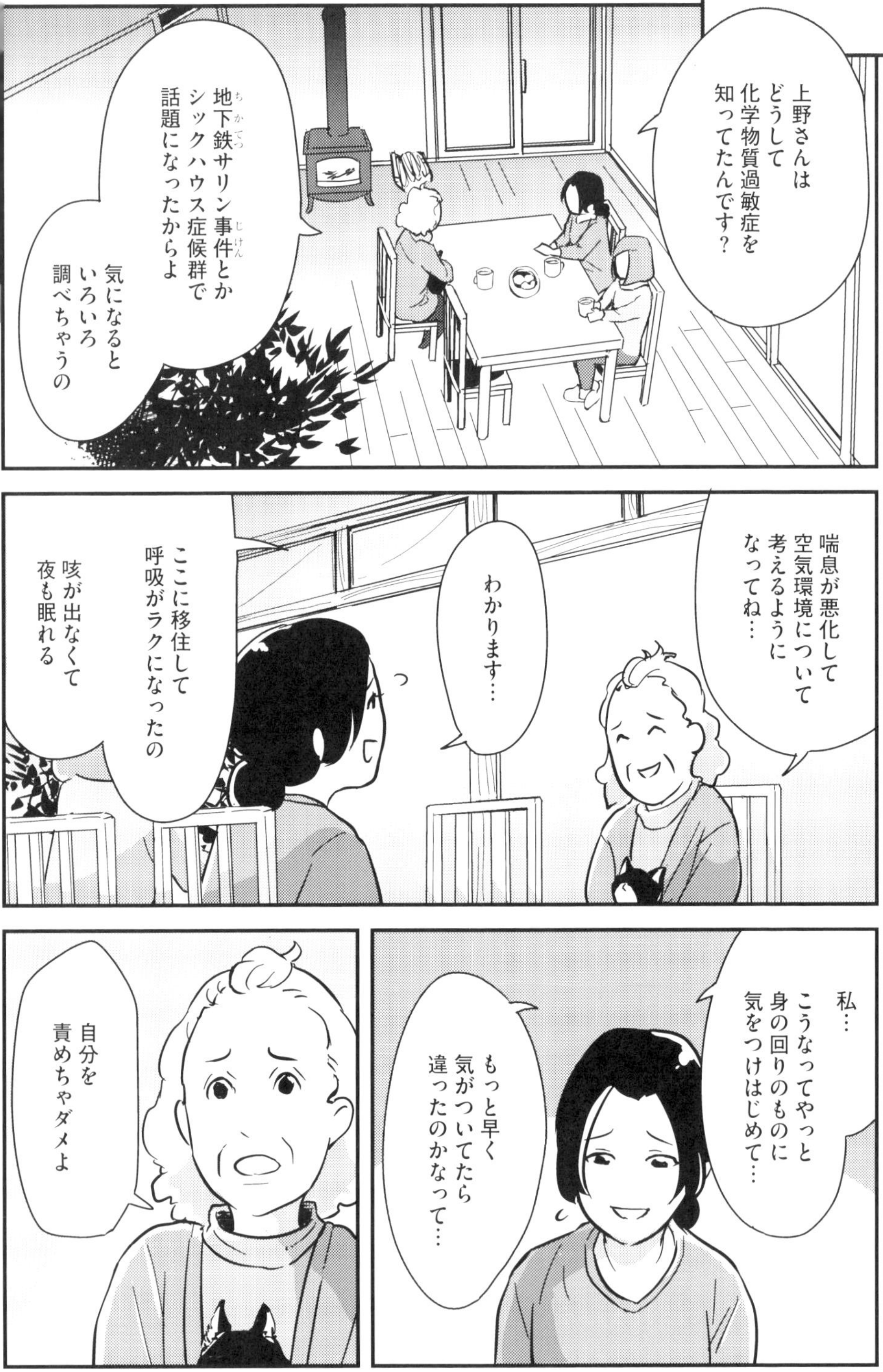
上野さんはどうして化学物質過敏症を知ってたんです？
地下鉄《ちかてつ》サリン事件《じけん》とかシックハウス症候群で話題になったからよ
気になるといろいろ調べちゃうの
喘息が悪化して空気環境について考えるようになってね…
わかります…
ここに移住して呼吸がラクになったの
咳が出なくて夜も眠れる
私…
こうなってやっと身の回りのものに気をつけはじめて…
もっと早く気がついてたら違ったのかなって…
自分を責めちゃダメよ

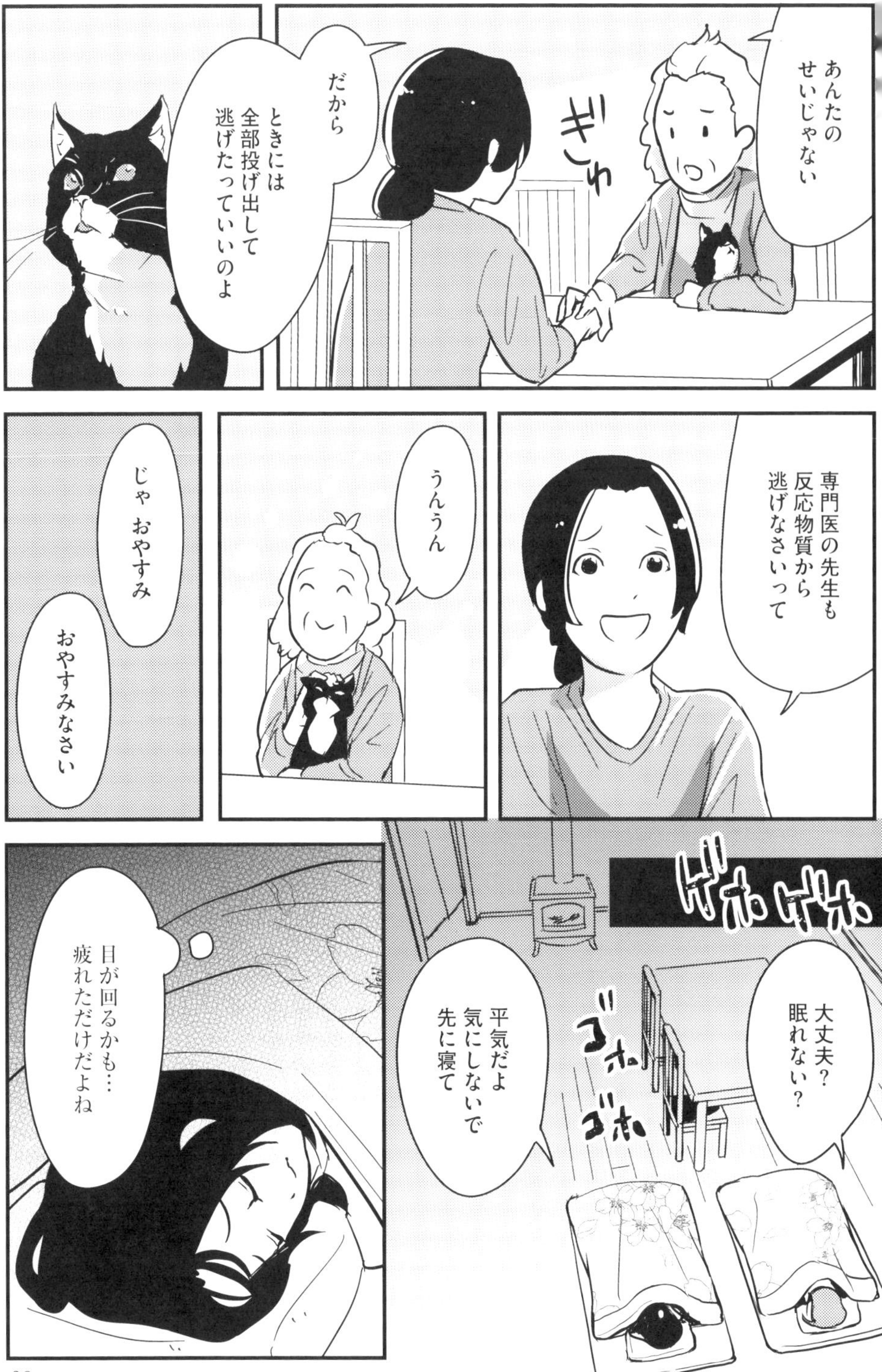
あんたの
せいじゃない
ぎゅ
だから
ときには
全部投げ出して
逃げたっていいのよ
専門医の先生も
反応物質から
逃げなさいって
うんうん
じゃ おやすみ
おやすみなさい
ゲホ ゲホ
大丈夫？
眠れない？
ゴホ
ゴホ
平気だよ
気にしないで
先に寝て
目が回るかも…
疲れただけだよね

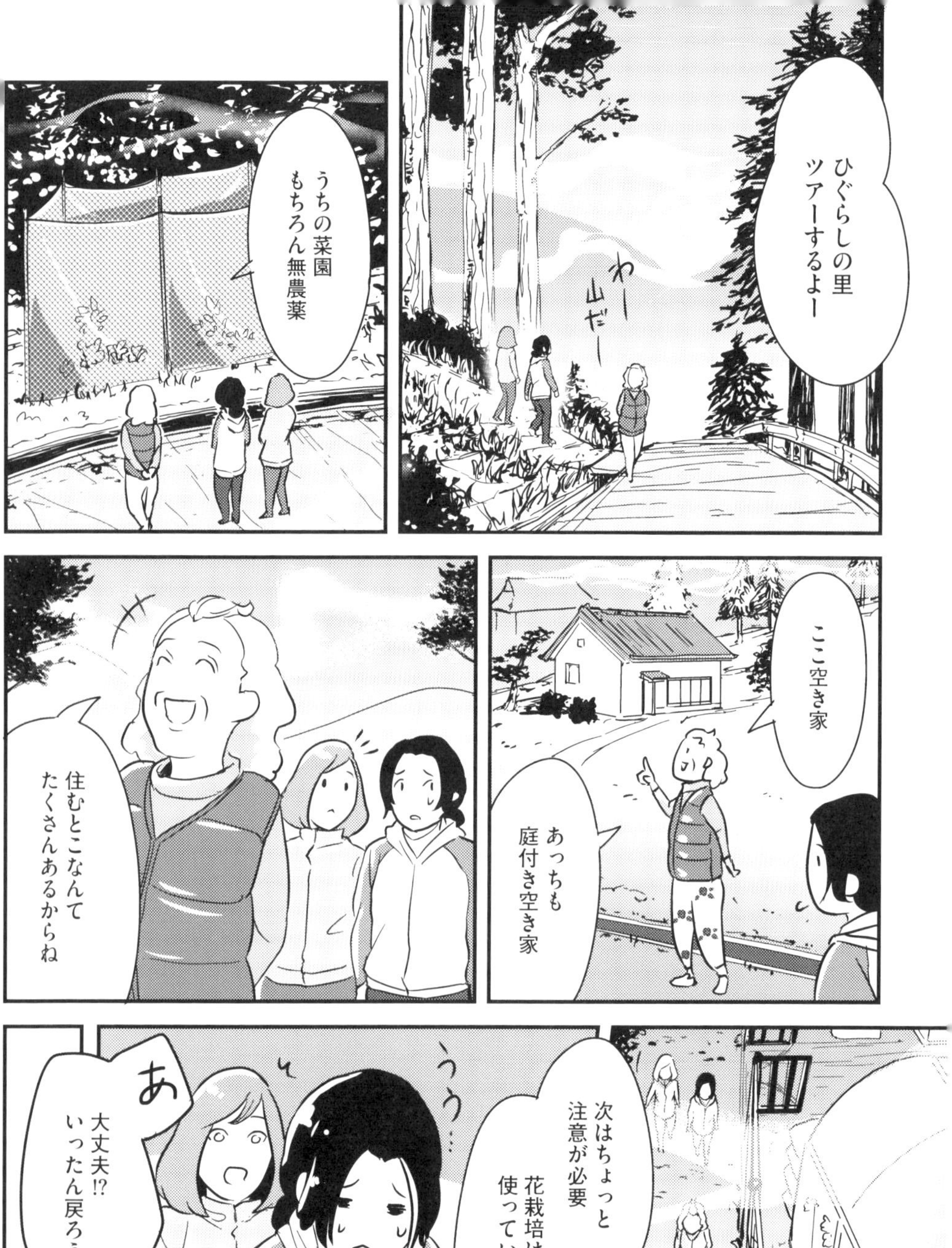
ひぐらしの里 ツアーするよー
わー 山だー
うちの菜園 もちろん無農薬
ここ空き家
あっちも 庭付き空き家
住むとこなんて たくさんあるからね
次はちょっと 注意が必要
花栽培は農薬を 使っているんだ
うう…
あ
大丈夫⁉ いったん戻ろう

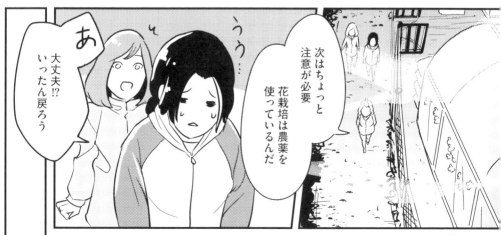

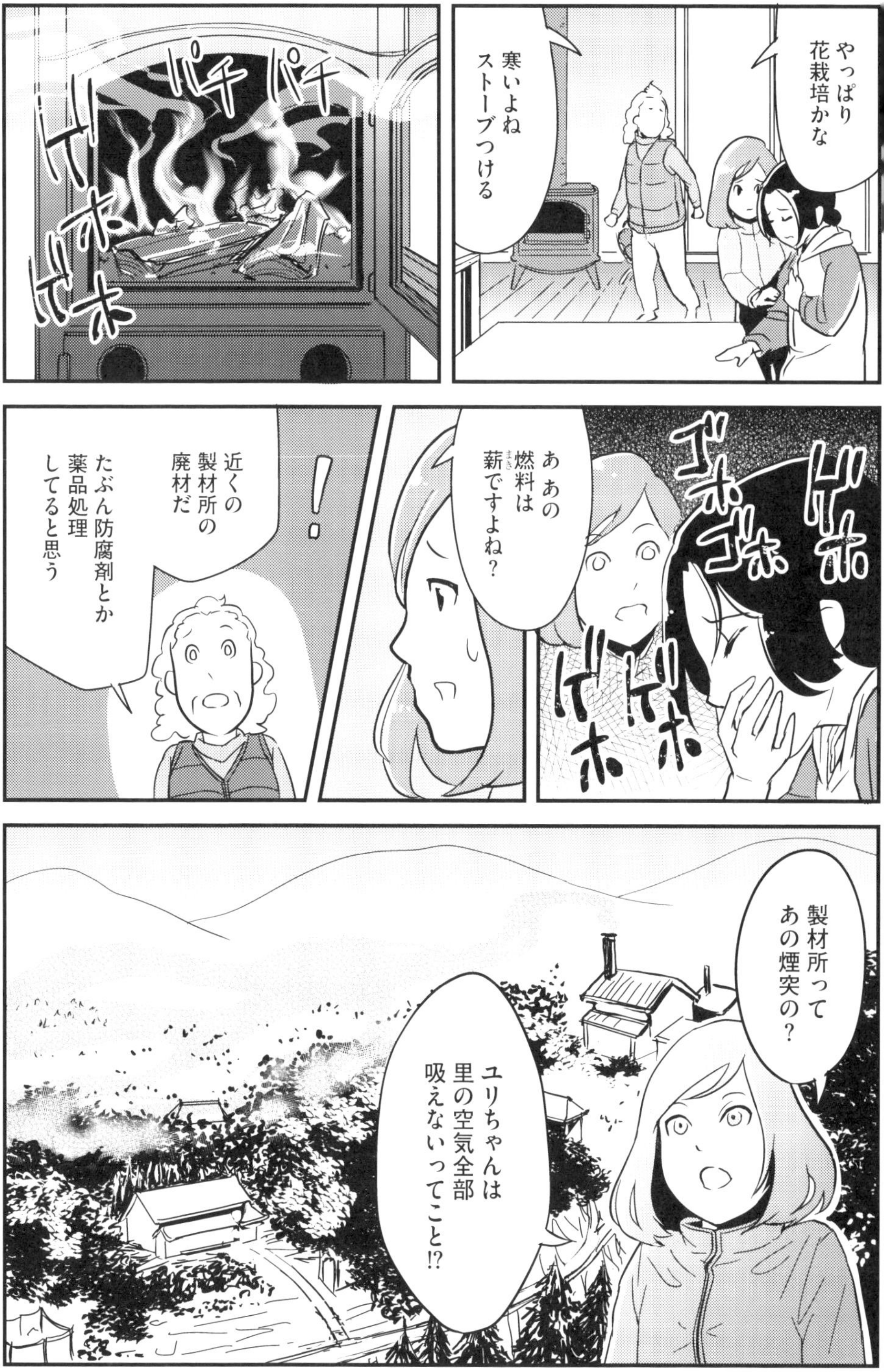

やっぱり
花栽培かな
寒いよね
ストーブつける
パチ パチ
ゲホ
ゲホ
ゲホ
ゴホ
ゴホ
ゲホ
ゲホ
あぁあの
燃料は
薪《まき》ですよね？
!
近くの
製材所の
廃材だ
たぶん防腐剤とか
薬品処理
してると思う
製材所って
あの煙突の？
ユリちゃんは
里の空気全部
吸えないってこと⁉

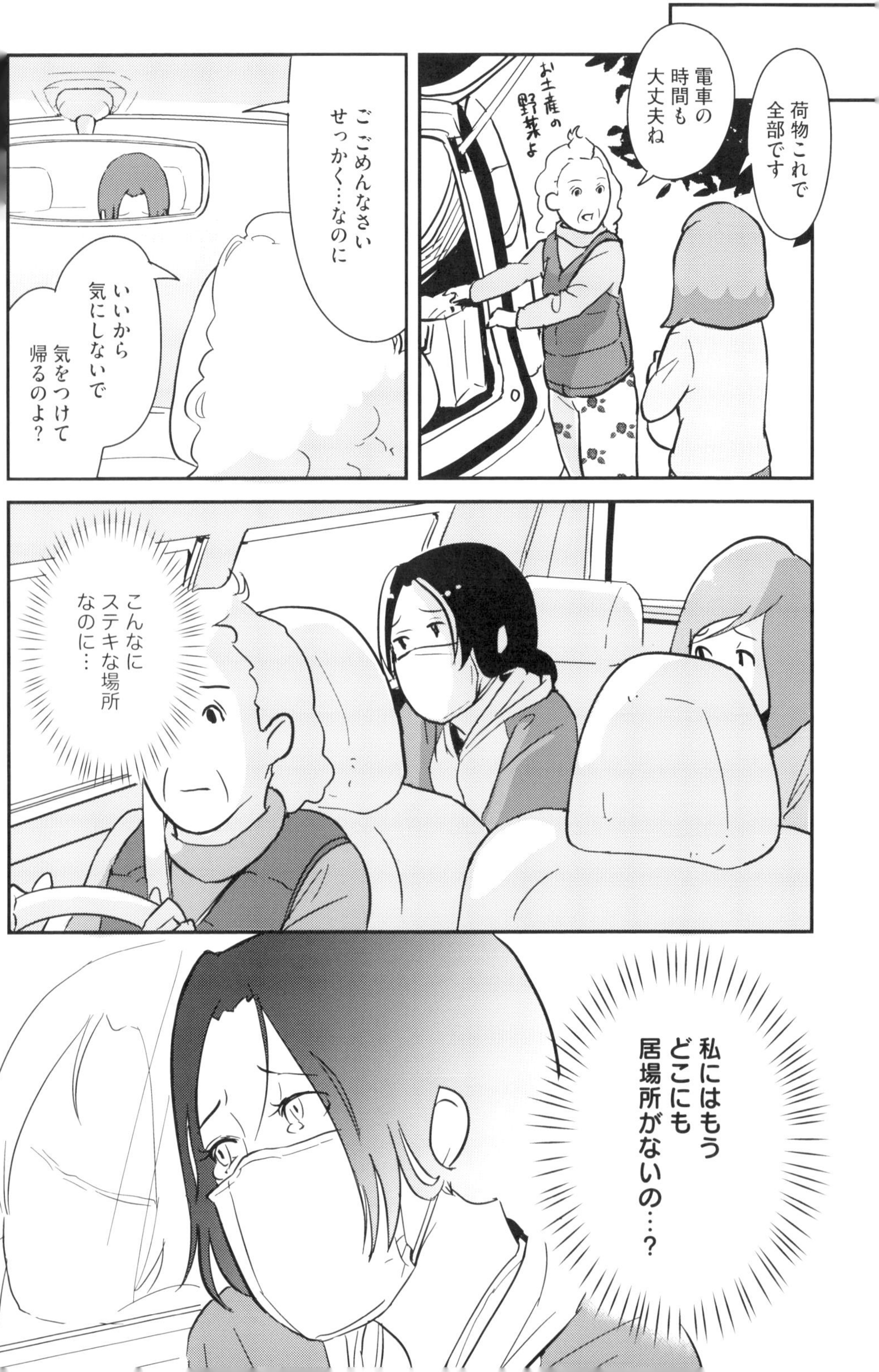
荷物これで全部です
電車の時間も大丈夫ね
お土産の野菜よ
ごごめんなさい せっかく…なのに
いいから気にしないで気をつけて帰るのよ？
こんなにステキな場所なのに…
私にはもうどこにも居場所がないの…？

Column

化学物質過敏症専門医へのQ&A

3 生活について

Q6 今回の本は、発症したユリさんが無職となってしまう話ですが、実際、化学物質過敏症になると会社勤めの人の場合、生活にどういった支障があるのでしょうか?

A 日常の業務上起こり得ることとして、まず、通勤の時点で、人混みで具合が悪くなり、遅刻ということは大いに考えられます。会社にたどり着けたとしても、思考力が著しく低下することや、一時的な視力の低下、ろれつが回らないなど業務に支障が出ることもあり得ます。また、会社の空気の状態次第で、体調を崩し早退、回復を待つために欠勤続きといったケースもあります。

Q7 自分自身で対策する方法はあるのでしょうか?

A 反応するものをとにかく遠ざけることです。たとえば自身の使用する製品を無香料・無添加のものに変えていくなどが望ましいです。会社など外での生活の場合は、反応するものから距離を取る、密閉容器に入れるなどして、安全な場所で休むことをすすめます。

3 生活について

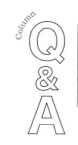

Q8 周りに化学物質過敏症の方がいたら、どうしたらいいのでしょうか?

A 化学物質過敏症の方にとって、周囲の協力は不可欠です。使用している製品によっては患者が近付けないこともあるので、誤解のないように正しく情報を共有しましょう。防毒マスクや、ゴーグル装着の理解も必要となります。

また、同じ空気を吸っていることを意識して、香料の入った製品や、スプレー剤、消臭剤、消毒剤の使用自粛が効果的といえます。ナチュラルクリーニングと呼ばれる、セスキ炭酸ナトリウムや重曹、クエン酸、純石けんを用いた掃除や洗濯法もいいです。

これはあくまでも対応の一例で、すべての患者が回復するともいえません。しかし、無添加・無香料の製品は誰にとっても体や環境に優しいため、試してみるといいかもしれません。

chapter.13 化学物質過敏症

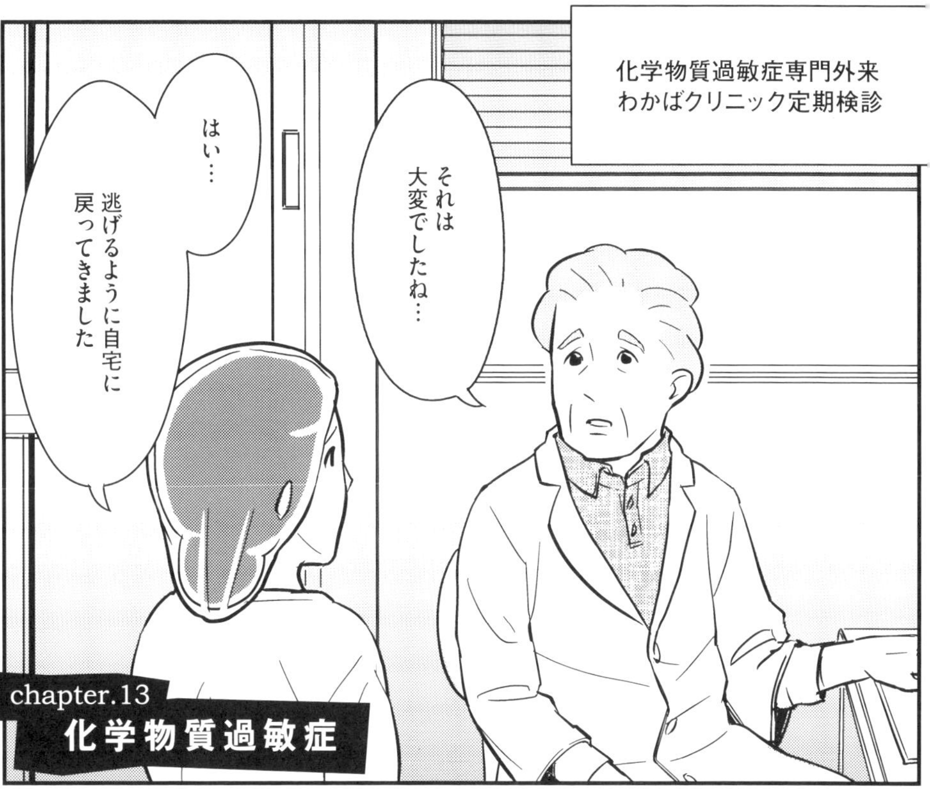
化学物質過敏症専門外来
わかばクリニック定期検診
それは大変でしたね…
はい… 逃げるように自宅に戻ってきました

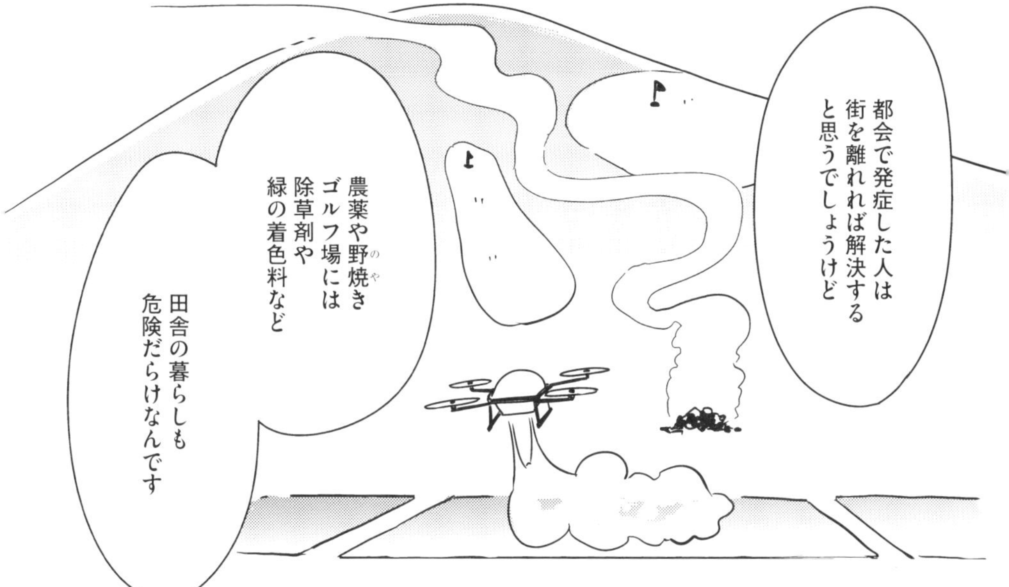
都会で発症した人は街を離れれば解決すると思うでしょうけど
農薬や野焼《のや》き ゴルフ場には 除草剤や 緑の着色料など 田舎の暮らしも 危険だらけなんです

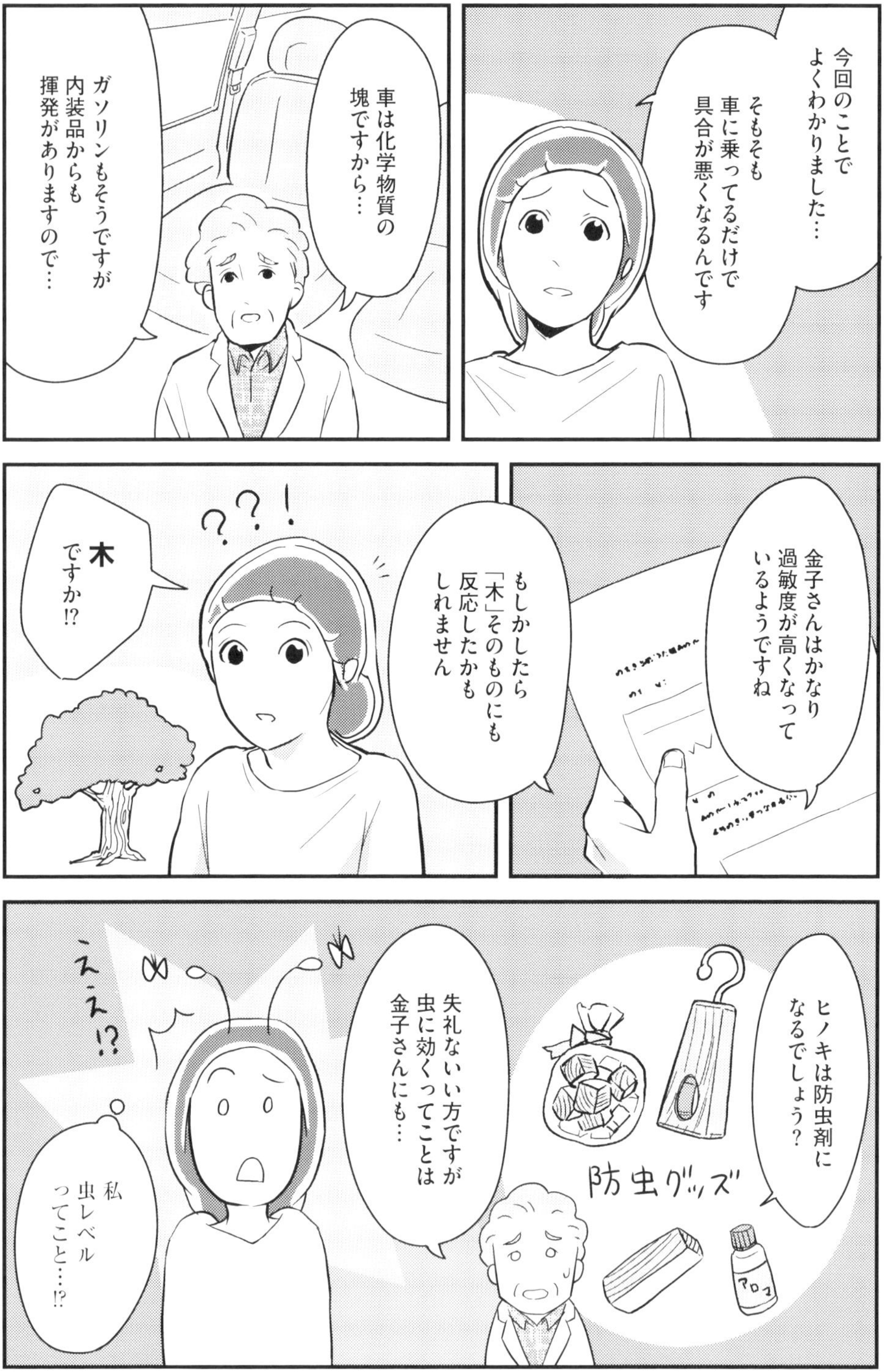
今回のことで
よくわかりました…
そもそも
車に乗ってるだけで
具合が悪くなるんです
車は化学物質の
塊ですから…
ガソリンもそうですが
内装品からも
揮発がありますので…
金子さんはかなり
過敏度が高くなって
いるようですね
もしかしたら
「木」そのものにも
反応したかも
しれません
??!
木
ですか!?
ヒノキは防虫剤に
なるでしょう?
防虫グッズ
アロマ
失礼ないい方ですが
虫に効くってことは
金子さんにも…
ええ!?
私
虫レベル
ってこと…!?

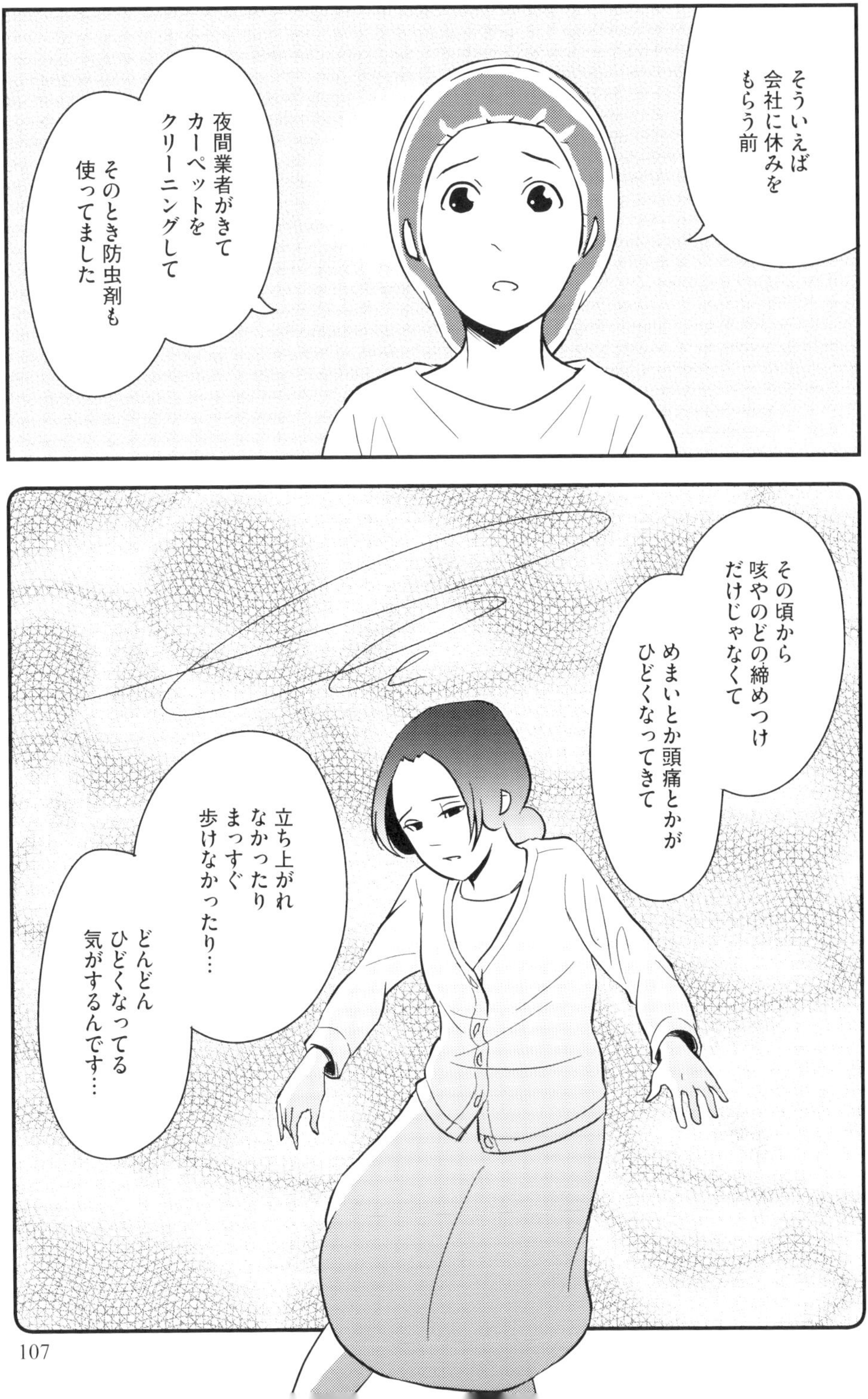

そういえば会社に休みをもらう前
夜間業者がきてカーペットをクリーニングして
そのとき防虫剤も使ってました
その頃から咳やのどの締めつけだけじゃなくて
めまいとか頭痛とかがひどくなってきて
立ち上がれなかったりまっすぐ歩けなかったり…
どんどんひどくなってる気がするんです…

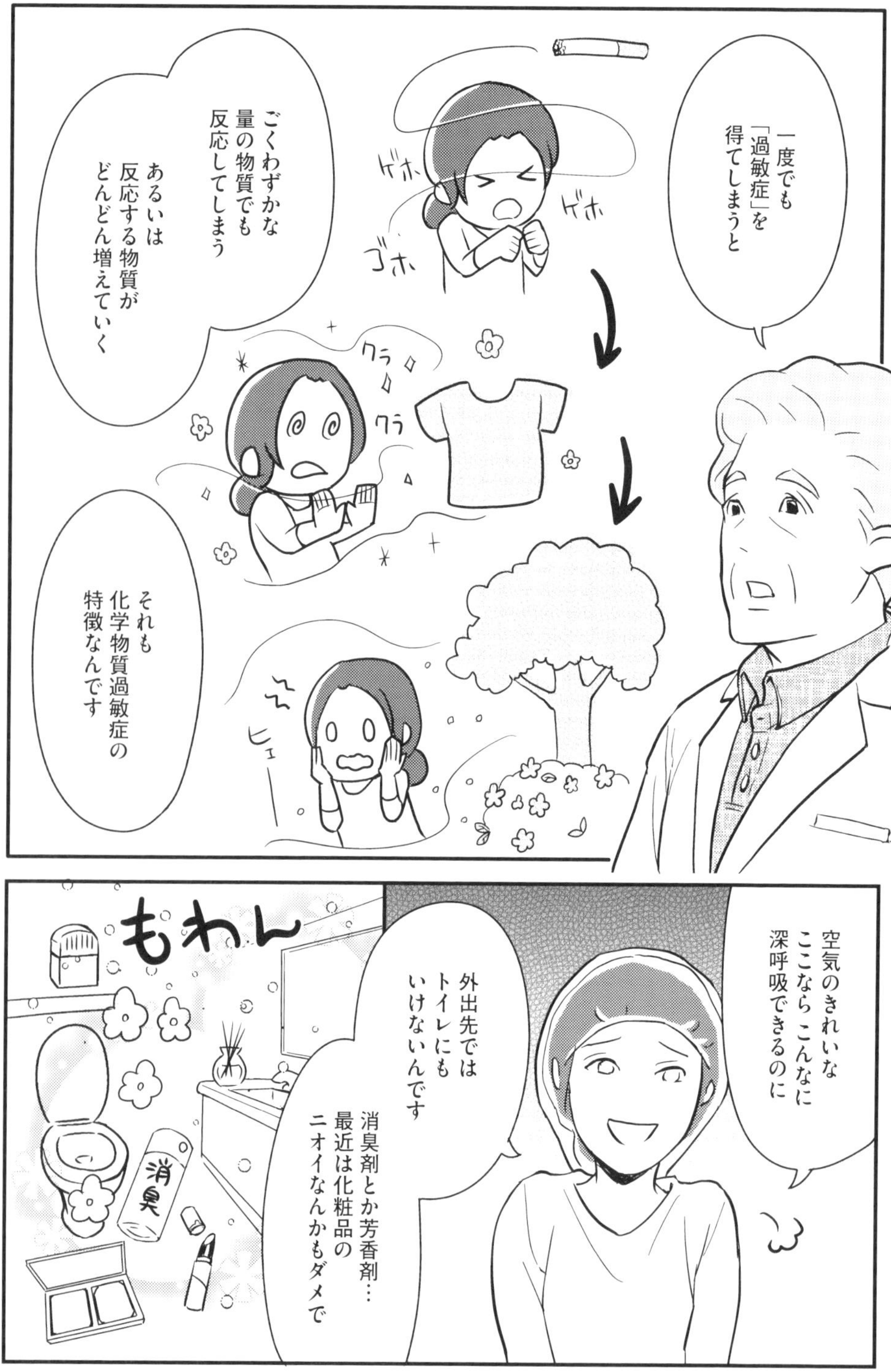
一度でも
「過敏症」を
得てしまうと
ゲホ
ゲホ
ゴホ
ごくわずかな
量の物質でも
反応してしまう
あるいは
反応する物質が
どんどん増えていく
クラ
クラ
それも
化学物質過敏症の
特徴なんです
ヒェ
空気のきれいな
ここなら こんなに
深呼吸できるのに
外出先では
トイレにも
いけないんです
消臭剤とか芳香剤…
最近は化粧品の
ニオイなんかもダメで
もわん
消臭

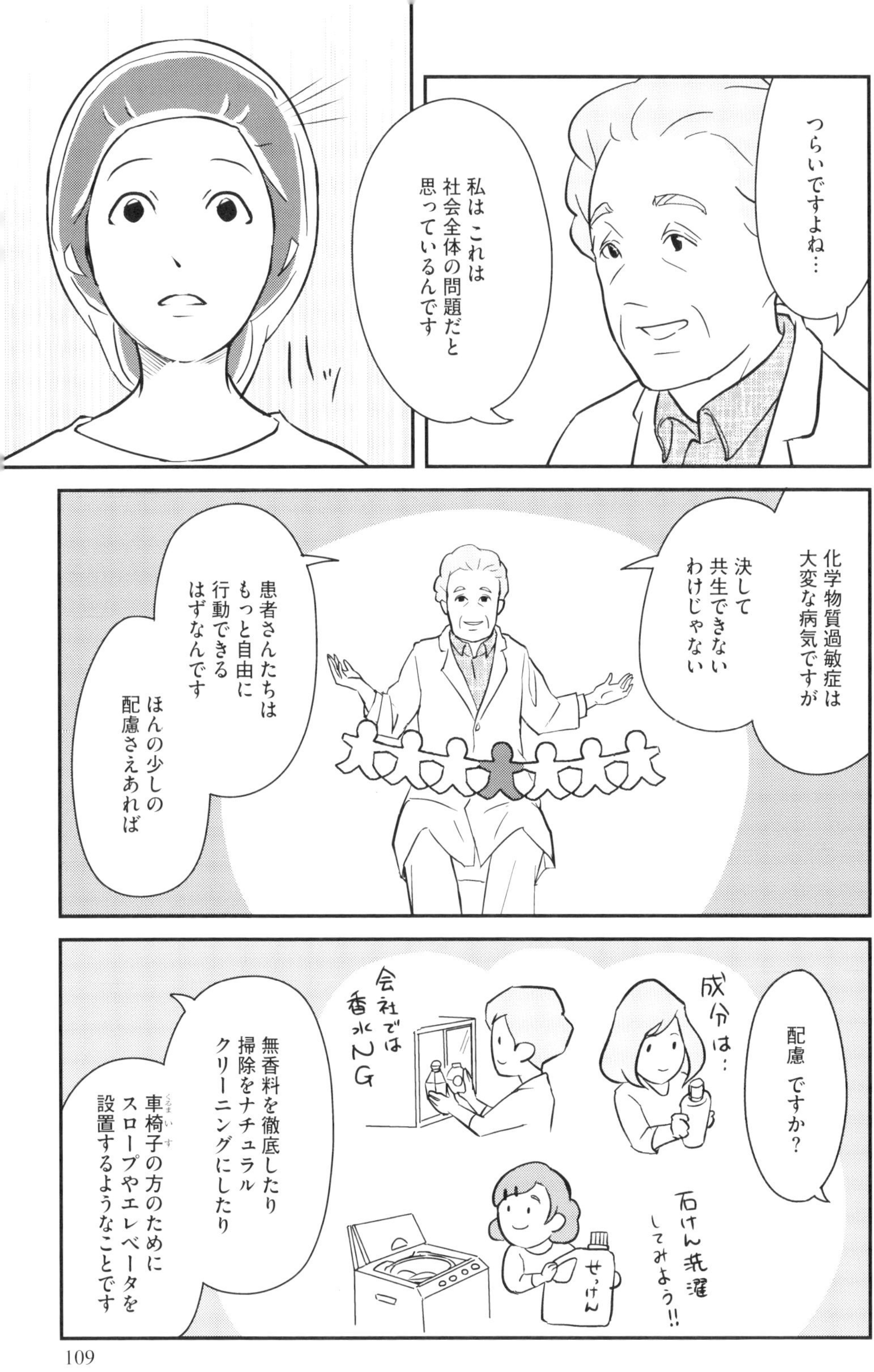
つらいですよね…
私は これは
社会全体の問題だと
思っているんです
ハッ
化学物質過敏症は
大変な病気ですが
決して
共生できない
わけじゃない
患者さんたちは
もっと自由に
行動できる
はずなんです
ほんの少しの
配慮さえあれば
配慮 ですか?
成分は…
会社では
香水NG
石けん洗濯
してみよう!!
せっけん
無香料を徹底したり
掃除をナチュラル
クリーニングにしたり
車《くるま》椅《い》子《す》の方のために
スロープやエレベータを
設置するようなことです

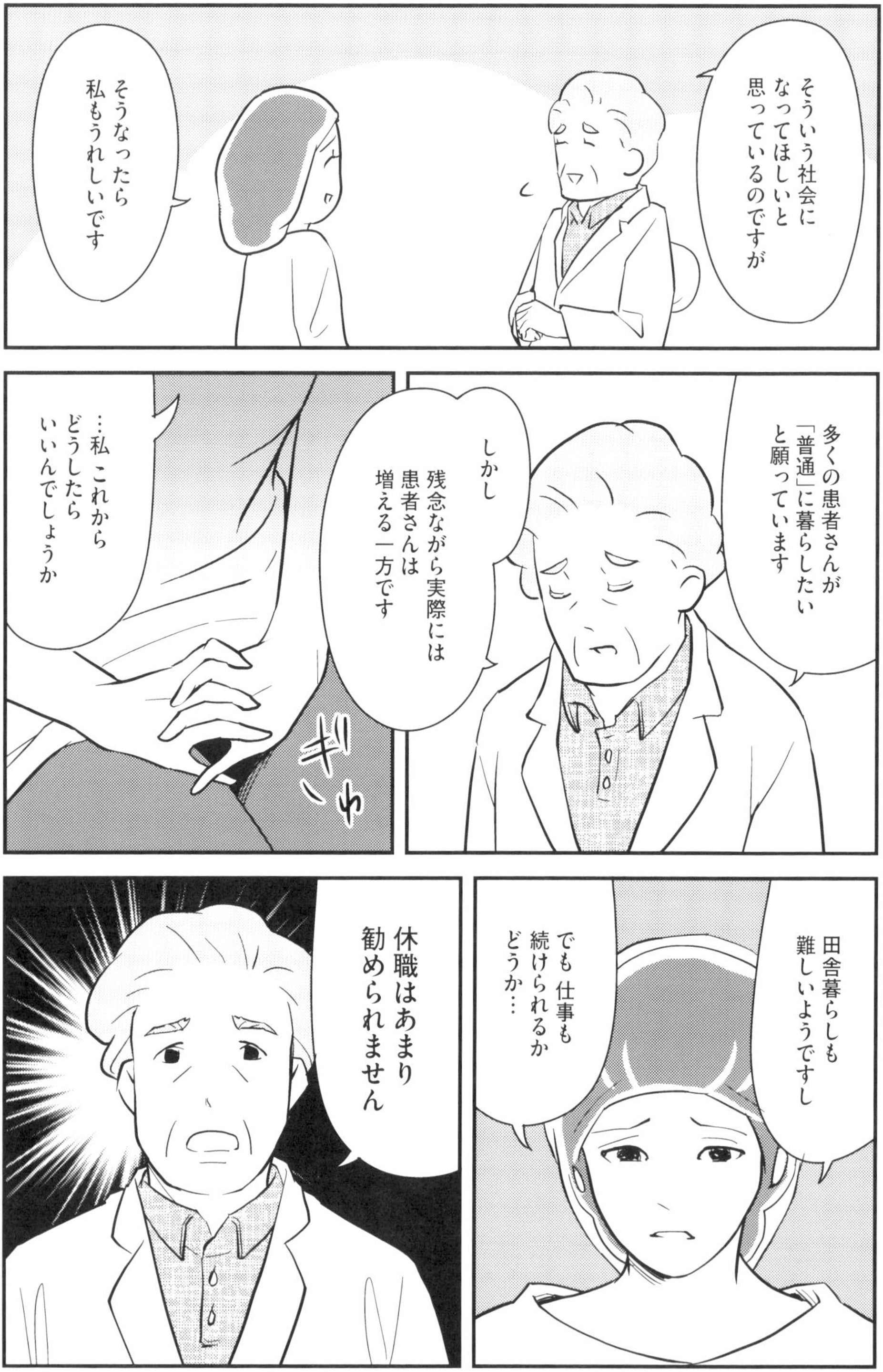
そういう社会に なってほしいと 思っているのですが
そうなったら 私もうれしいです
多くの患者さんが 「普通」に暮らしたい と願っています
しかし 残念ながら実際には 患者さんは 増える一方です
ぎゅ
…私 これから どうしたら いいんでしょうか
田舎暮らしも 難しいようですし
でも 仕事も 続けられるか どうか…
休職はあまり 勧められません

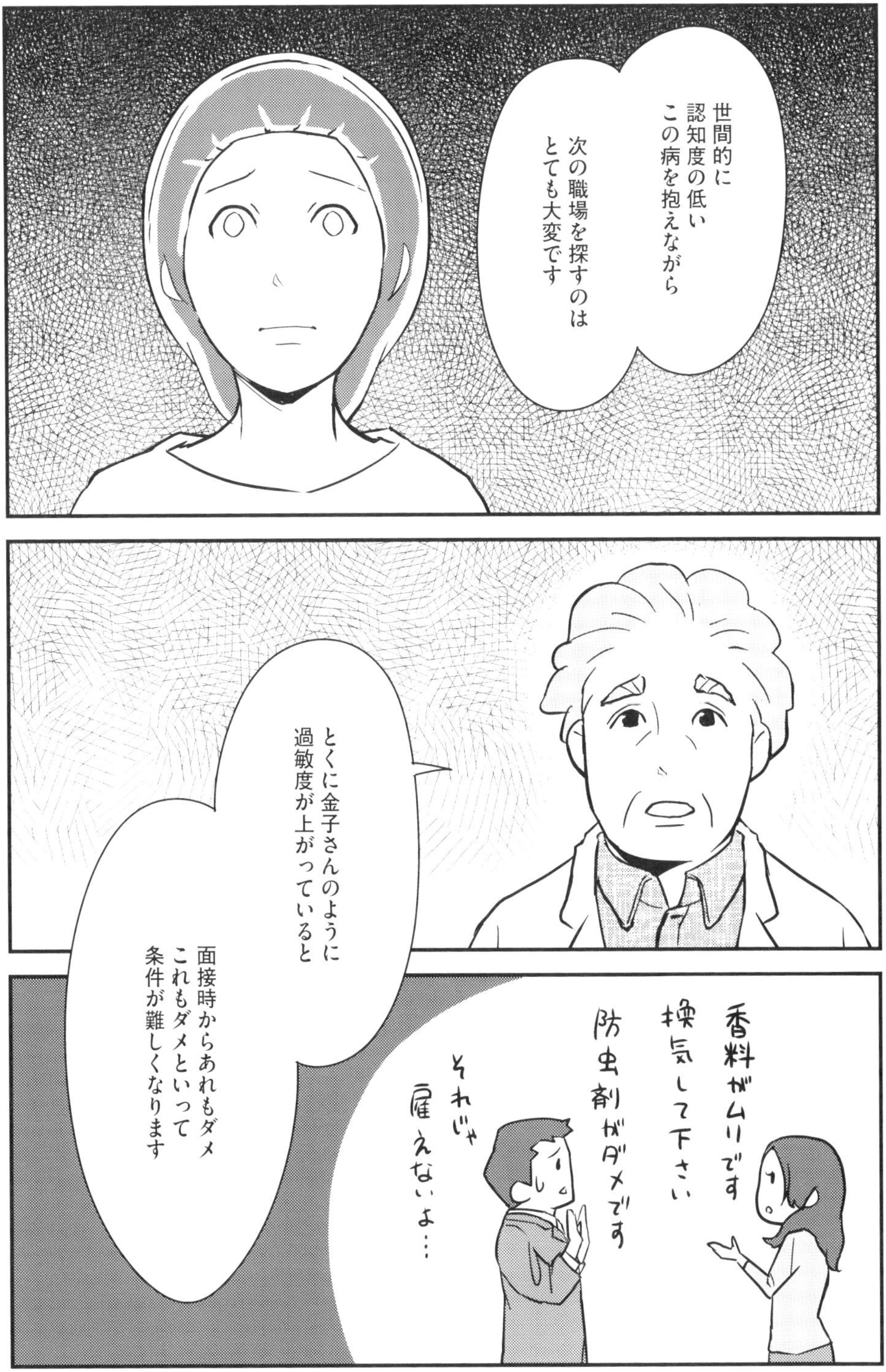
世間的に
認知度の低い
この病を抱えながら
次の職場を探すのは
とても大変です
とくに金子さんのように
過敏度が上がっていると
面接時からあれもダメ
これもダメといって
条件が難しくなります
香料がムリです
換気して下さい
防虫剤がダメです
それじゃ
雇えないよ…

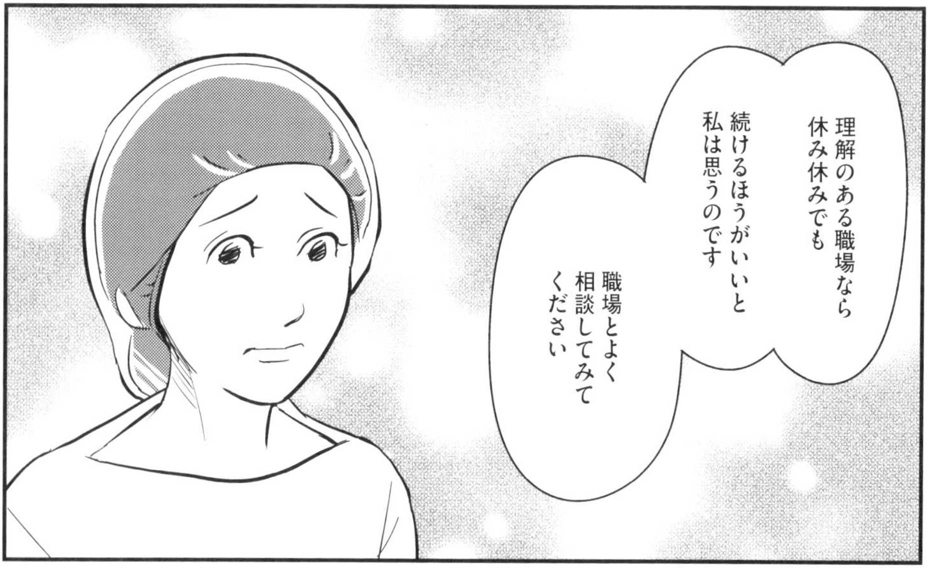
理解のある職場なら休み休みでも続けるほうがいいと私は思うのです
職場とよく相談してみてください

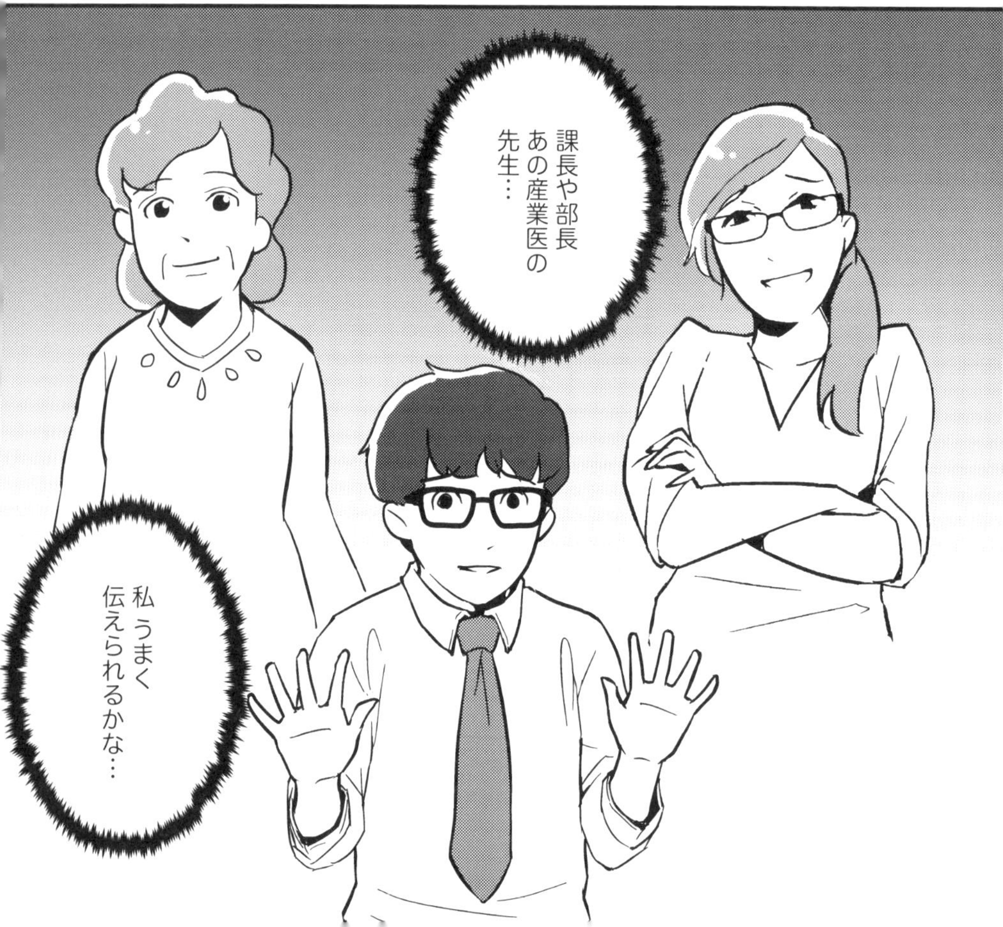
課長や部長あの産業医の先生…
私 うまく伝えられるかな…

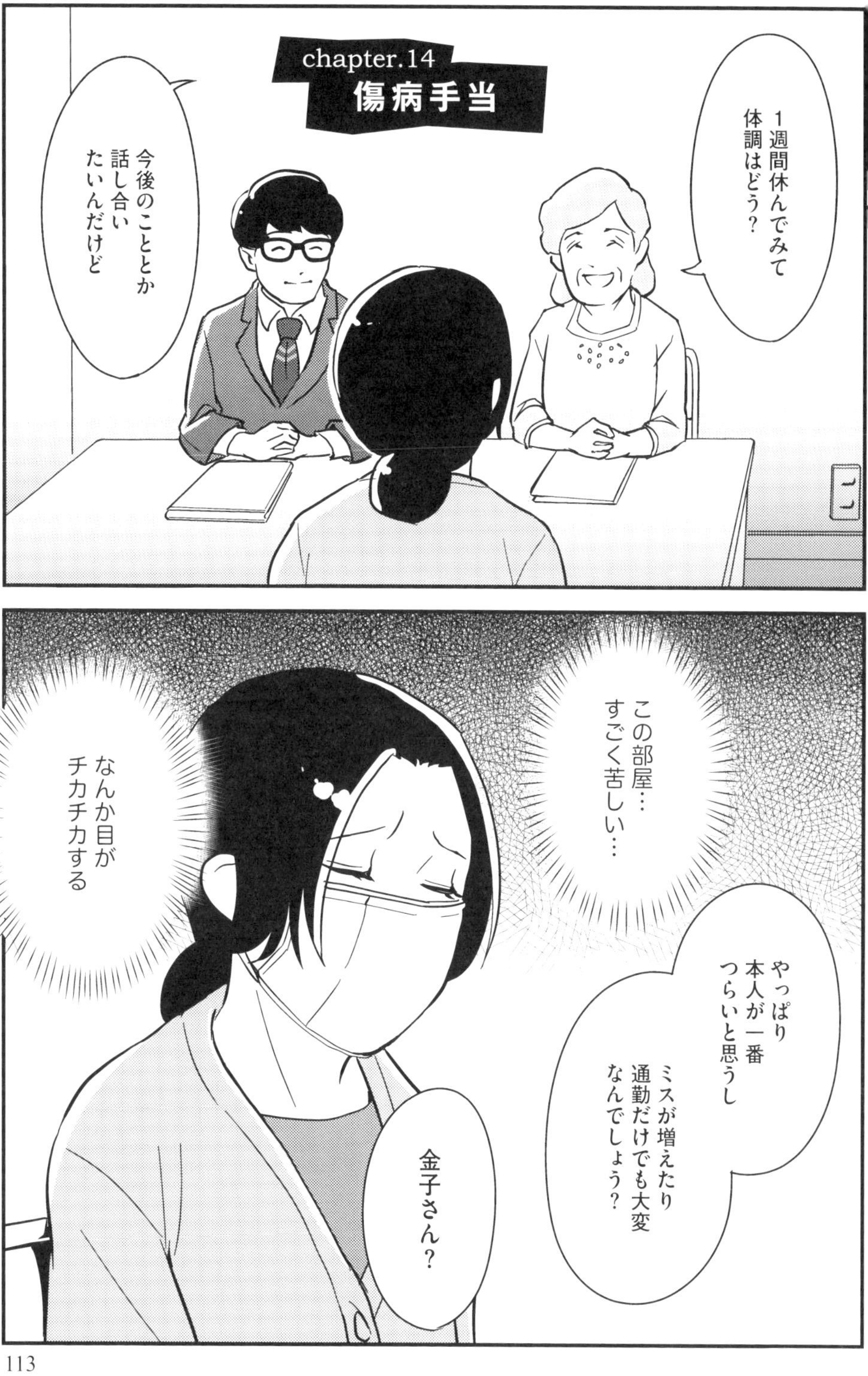
chapter.14
傷病手当
1週間休んでみて体調はどう?
今後のこととか話し合いたいんだけど
この部屋…すごく苦しい…
なんか目がチカチカする
やっぱり本人が一番つらいと思うし
ミスが増えたり通勤だけでも大変なんでしょう?
金子さん?

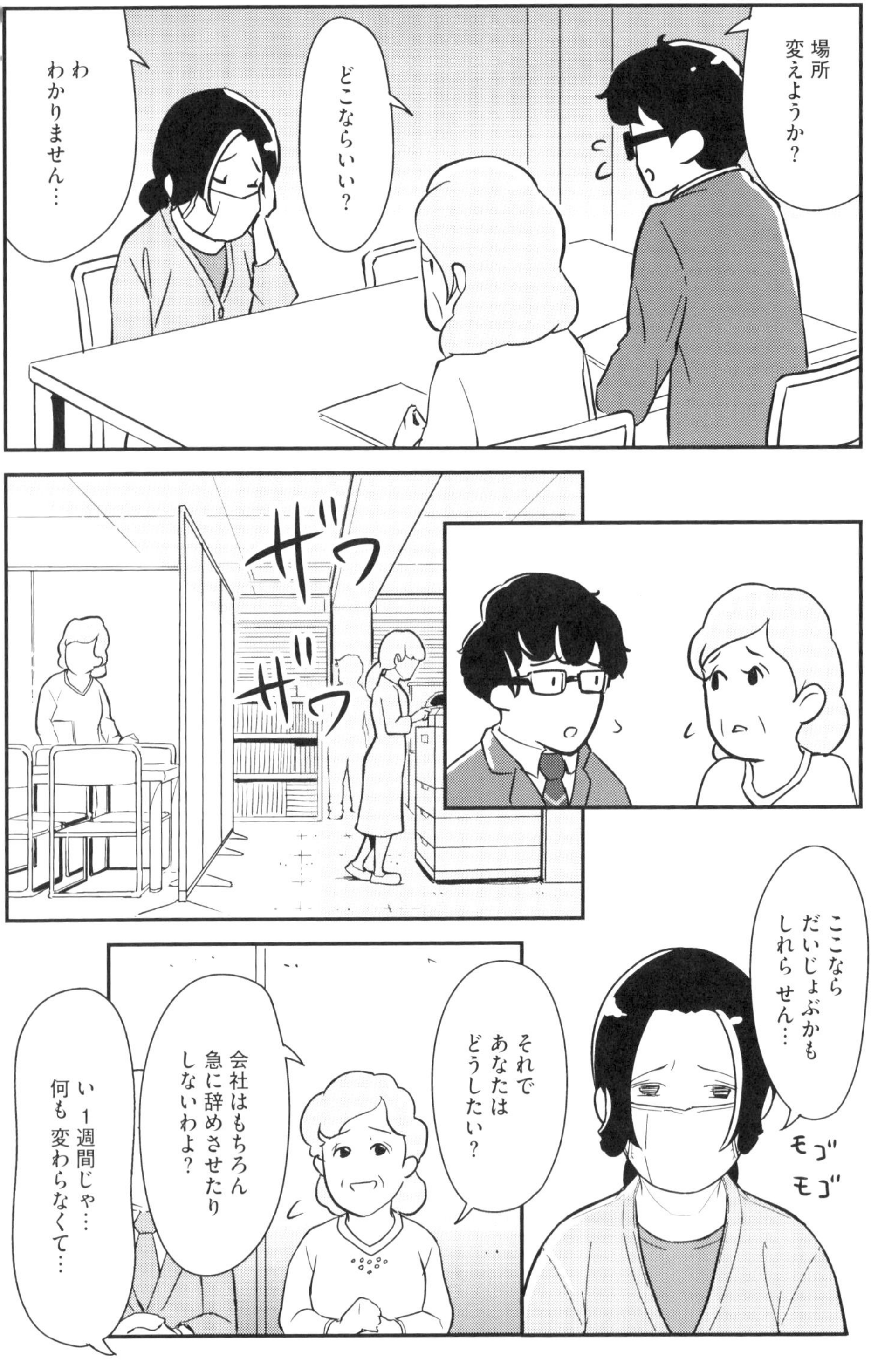
場所 変えようか？
どこならいい？
わ わかりません…
ザワ ザワ
ここなら だいじょぶかも しれら せん…
モゴ モゴ
それで あなたは どうしたい？
会社は もちろん 急に辞めさせたり しないわよ？
い 1週間じゃ… 何も 変わらなくて…

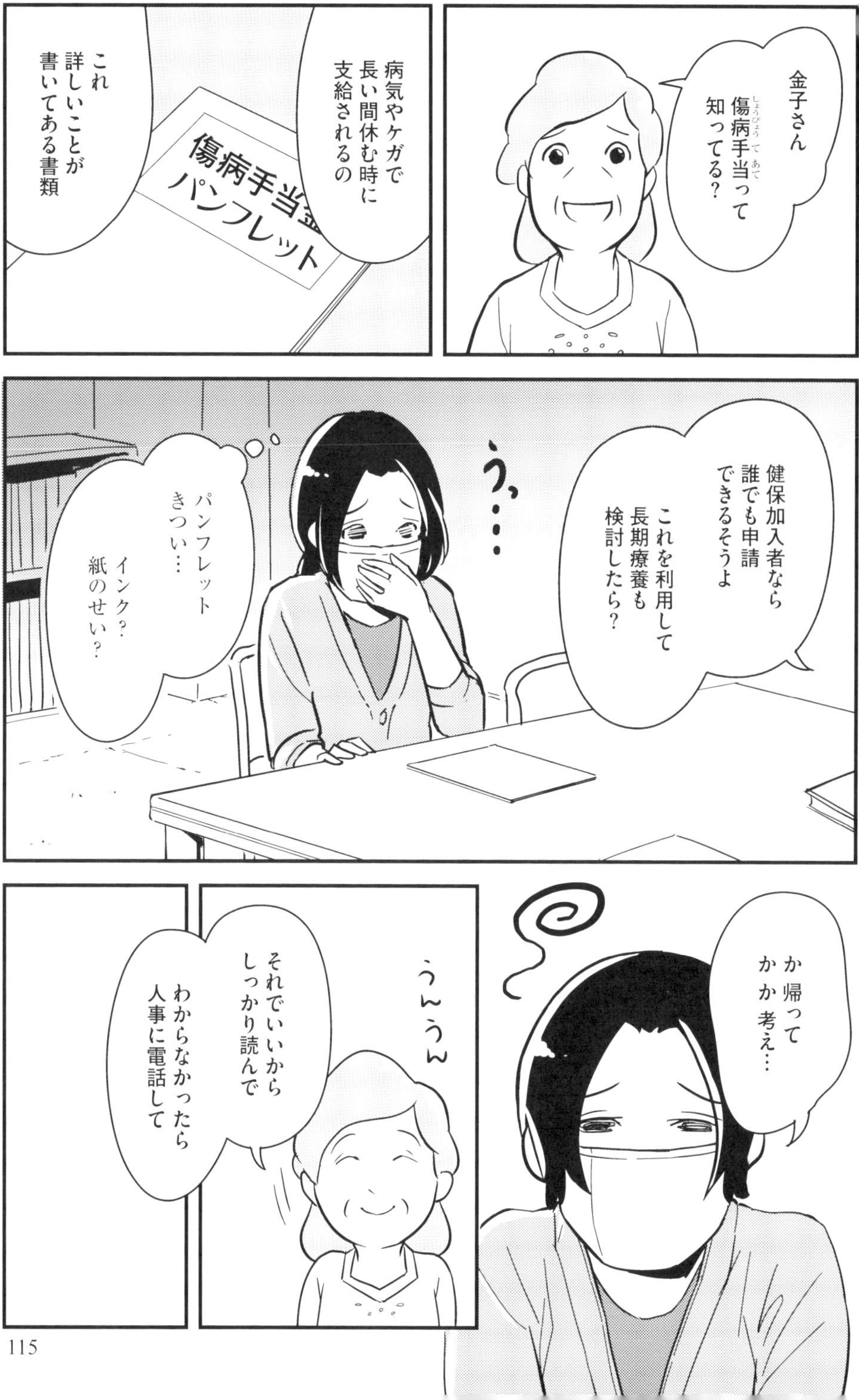
金子さん
傷病《しょうびょう》手《て》当《あて》って知ってる?
病気やケガで長い間休む時に支給されるの
これ詳しいことが書いてある書類
傷病手当
パンフレット
健保加入者なら誰でも申請できるそうよ
これを利用して長期療養も検討したら?
う…
パンフレットきつい…
インク? 紙のせい?
か帰って
かか考え…
うんうん
それでいいからしっかり読んで
わからなかったら人事に電話して

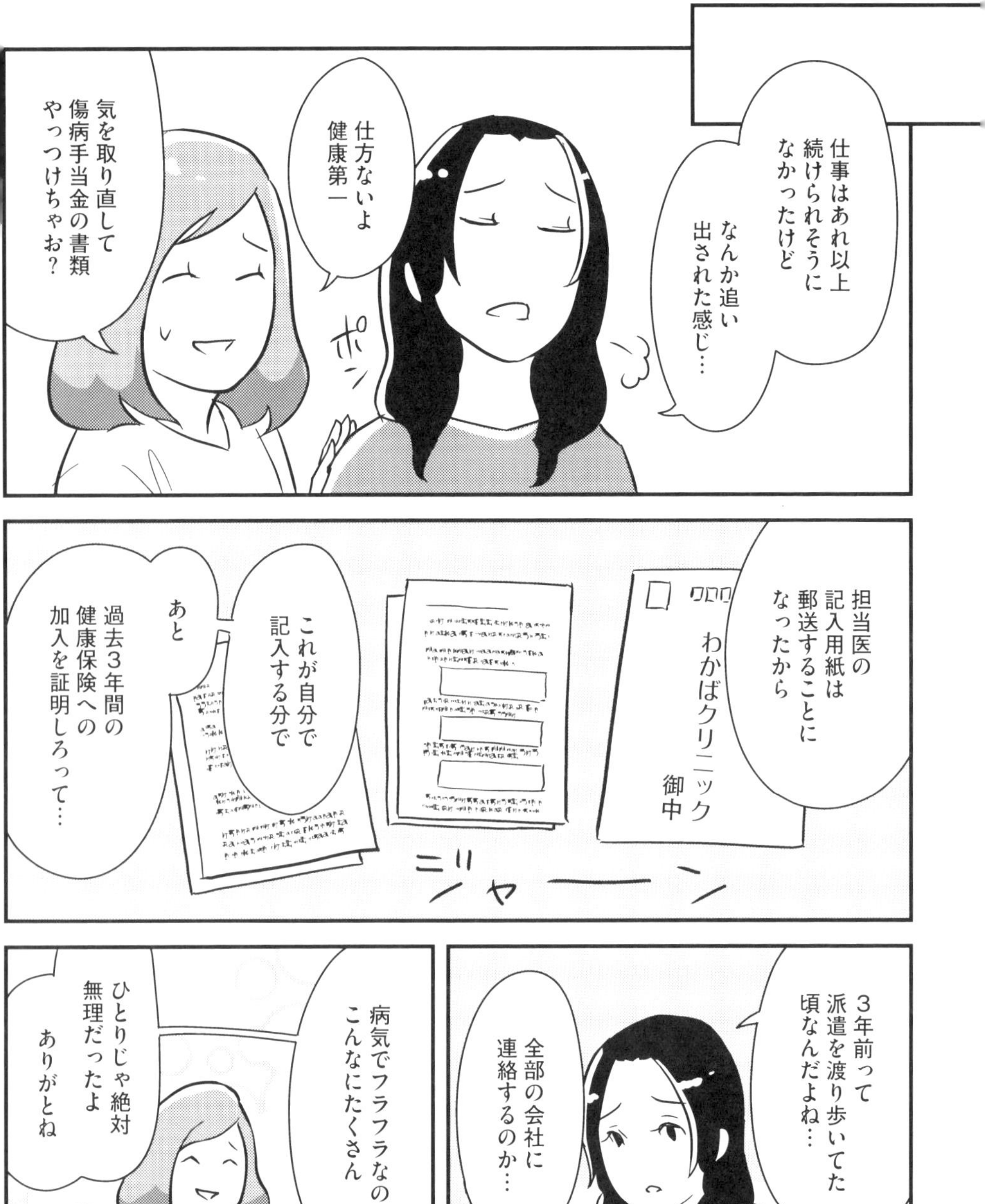

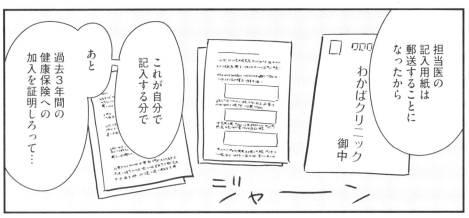

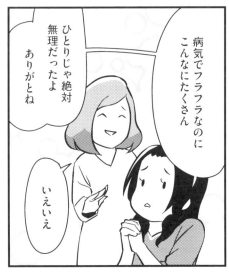

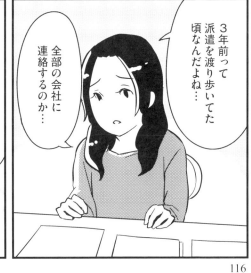

仕事はあれ以上続けられそうになかったけど
なんか追い出された感じ…
仕方ないよ健康第一
ポン
気を取り直して傷病手当金の書類やっつけちゃお？
担当医の記入用紙は郵送することになったから
わかばクリニック御中
これが自分で記入する分で
あと
過去3年間の健康保険への加入を証明しろって…
ジャーーーン
3年前って派遣を渡り歩いてた頃なんだよね…
全部の会社に連絡するのか…
病気でフラフラなのにこんなにたくさん
ひとりじゃ絶対無理だったよ
ありがとね
いえいえ

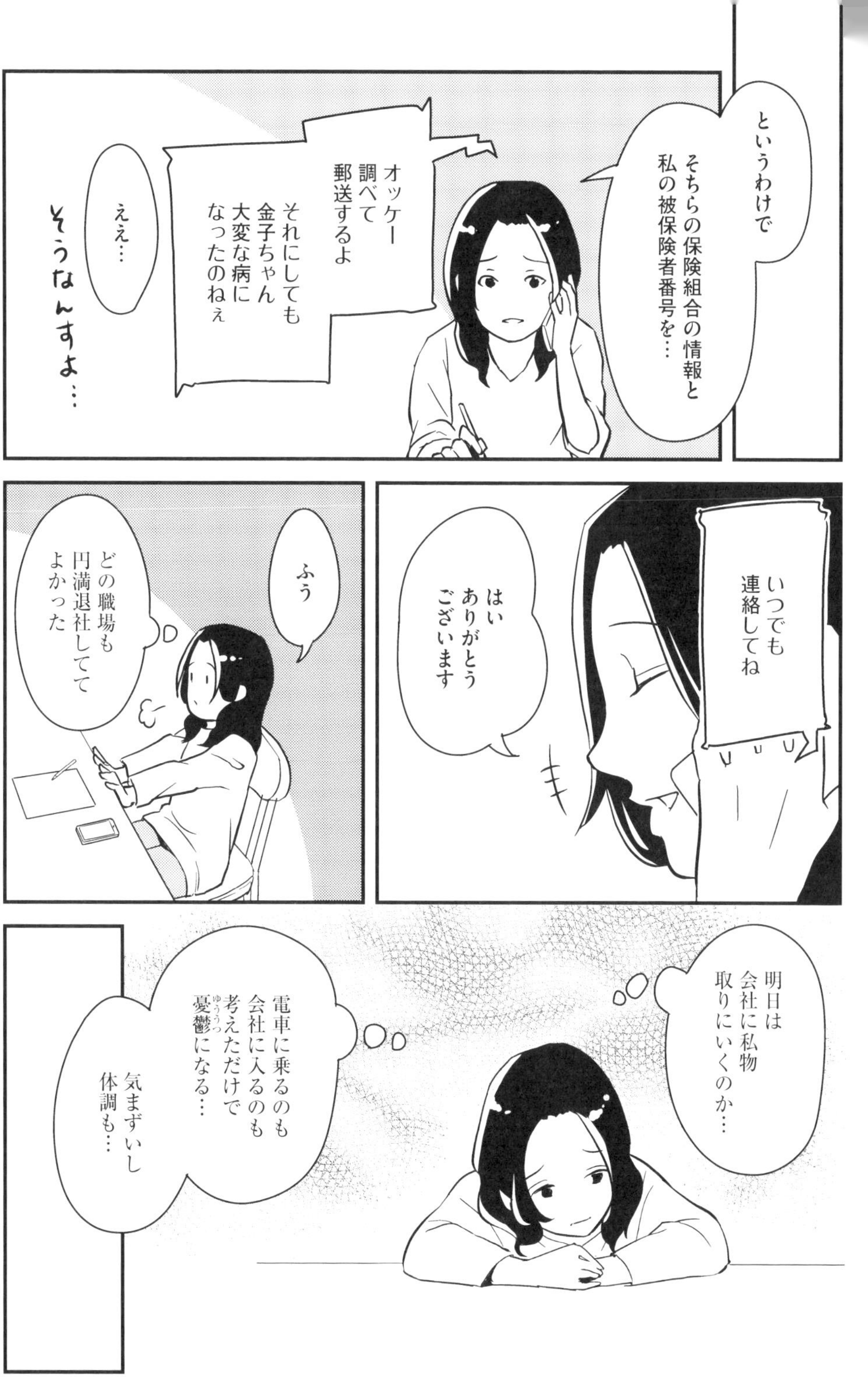

というわけで
そちらの保険組合の情報と私の被保険者番号を…
オッケー調べて郵送するよ
それにしても金子ちゃん大変な病になったのねぇ
ええ…
そうなんすよ…
いつでも連絡してね
はい ありがとうございます
ふう
どの職場も円満退社しててよかった
明日は会社に私物取りにいくのか…
電車に乗るのも会社に入るのも考えただけで憂鬱《ゆううつ》になる…
気まずいし体調も…

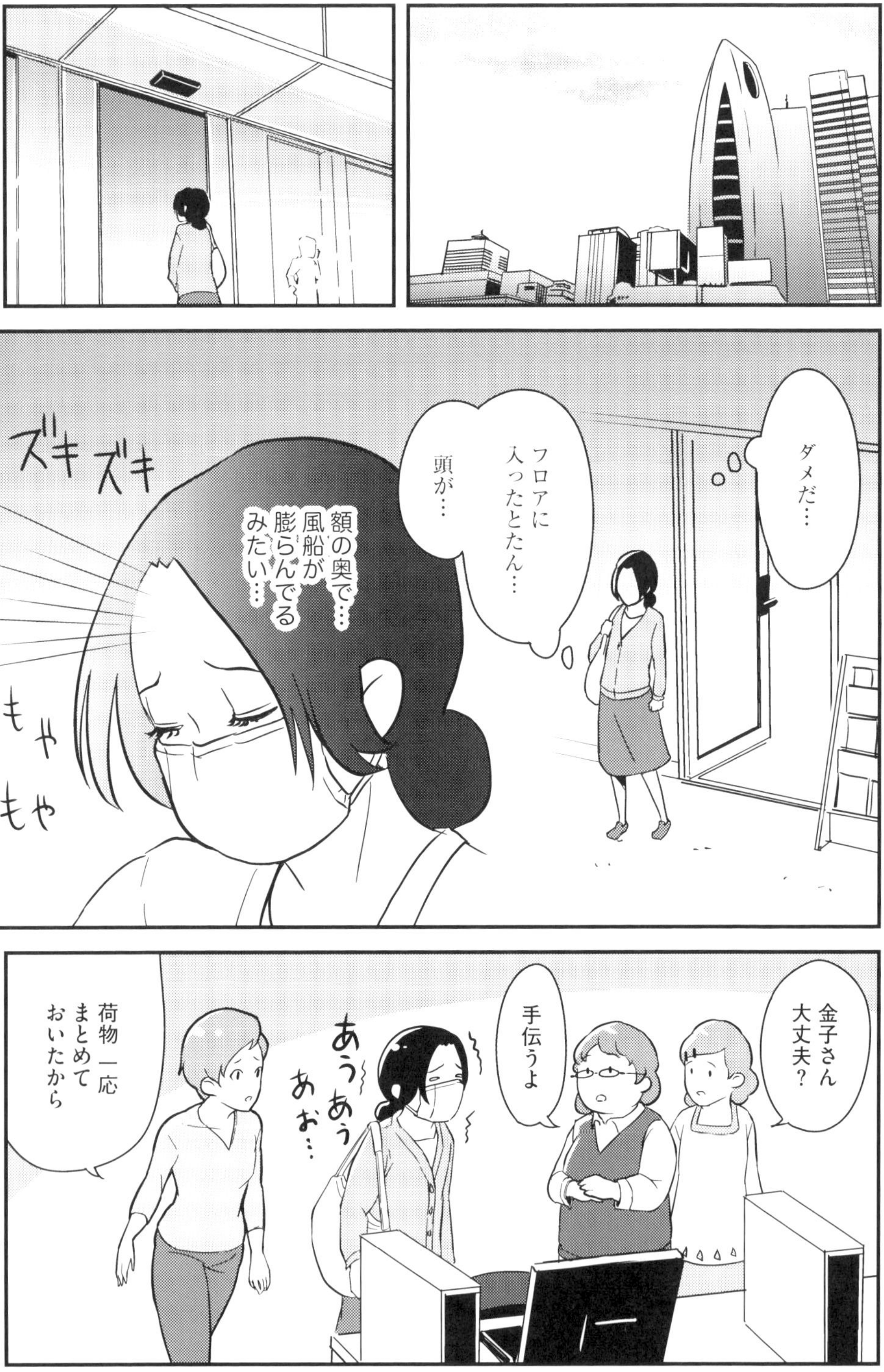
ダメだ…
フロアに入ったとたん…
頭が…
額の奥で…風船が膨らんでるみたい…
ズキズキ
もやもや
金子さん大丈夫?
手伝うよ
あうあうあぉ…
荷物一応まとめておいたから

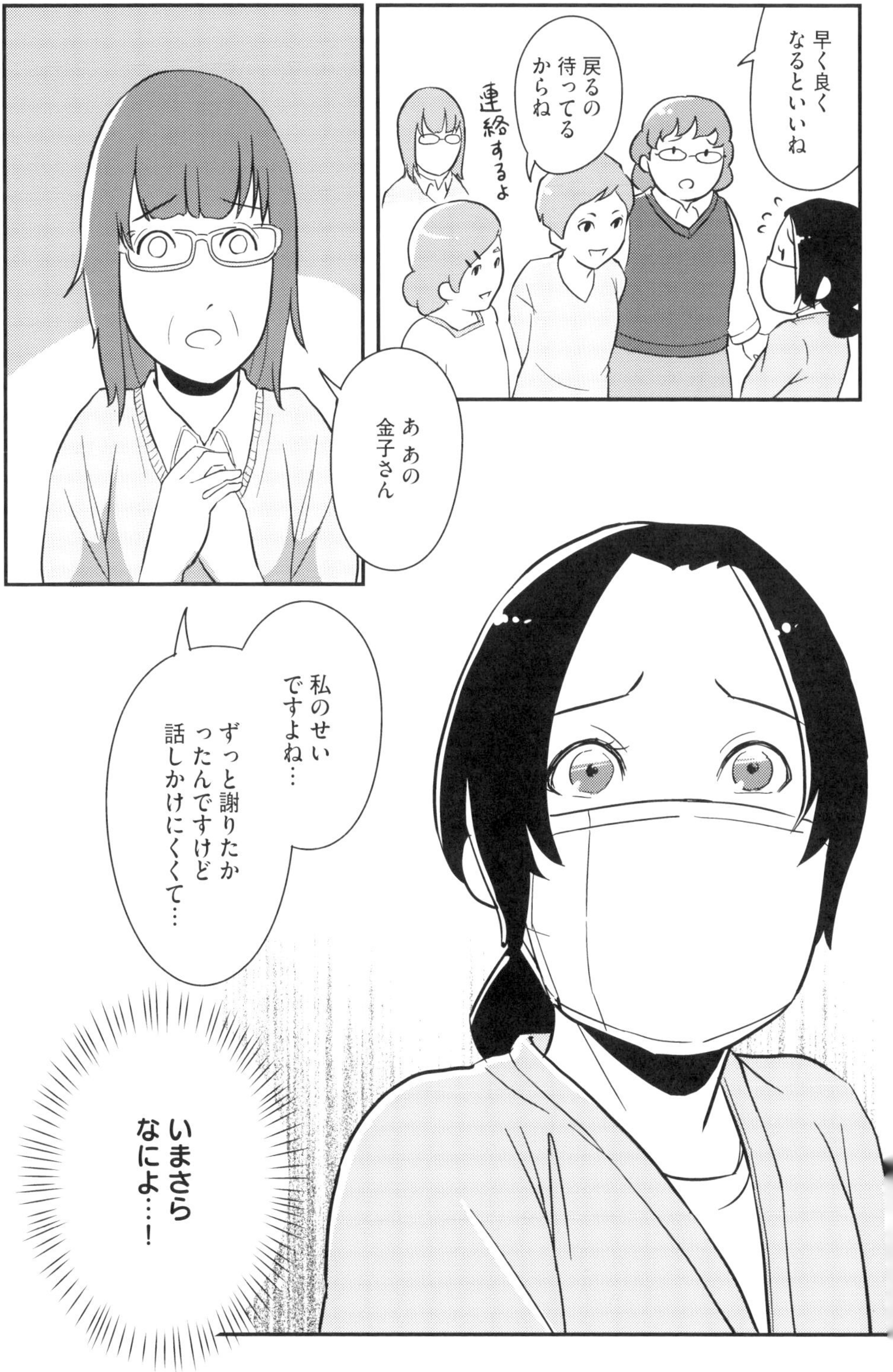
早く良くなるといいね
戻るの待ってるからね
連絡するよ
あぁあの金子さん
私のせいですよね…
ずっと謝りたかったんですけど話しかけにくくて…
いまさらなによ…！

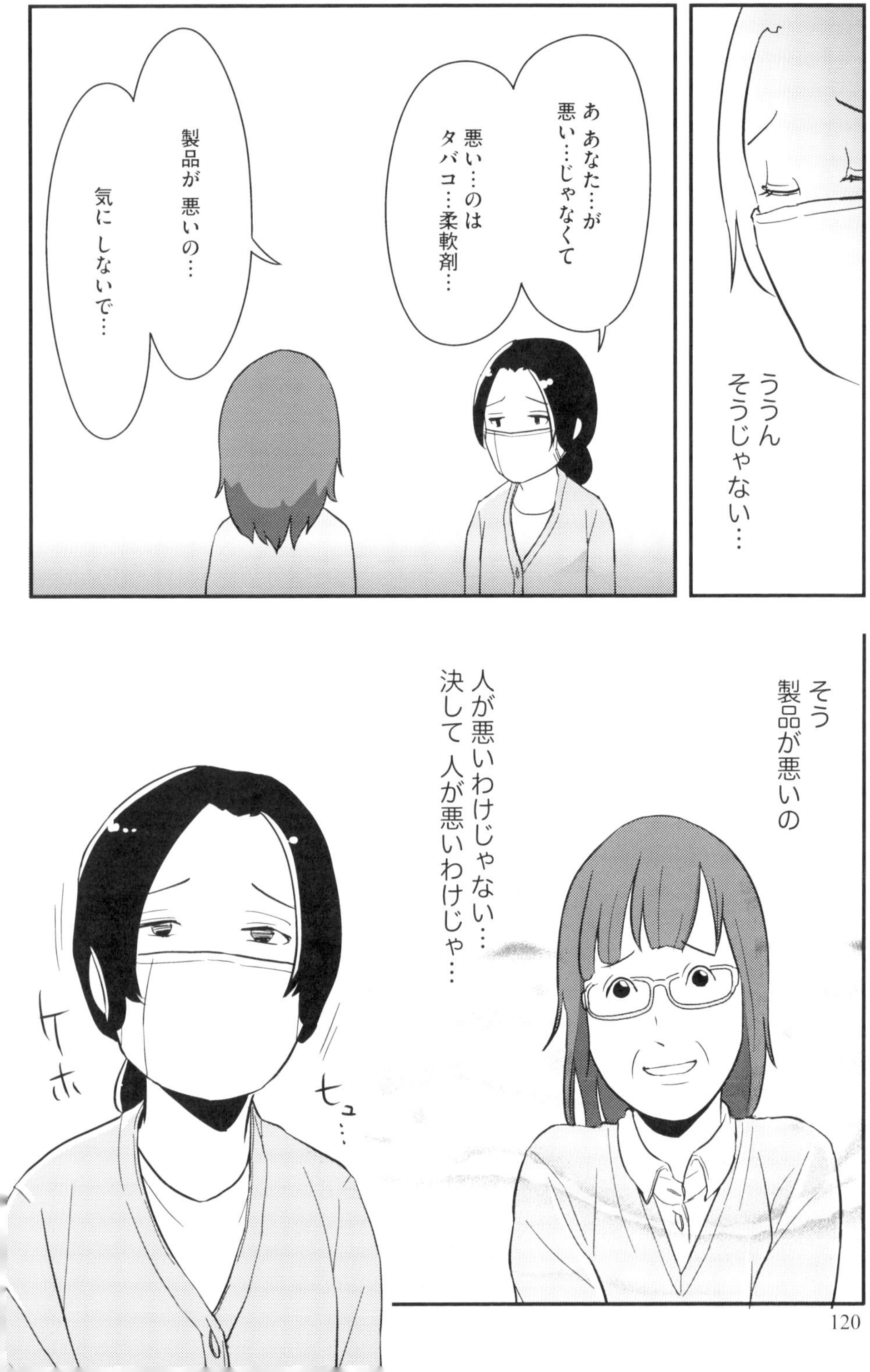
ううん
そうじゃない…
ああなた…が
悪い…じゃなくて
悪い…のは
タバコ…柔軟剤…
製品が 悪いの…
気に しないで…
そう
製品が悪いの
人が悪いわけじゃない…
決して 人が悪いわけじゃ…
ヒュ…
ケホ

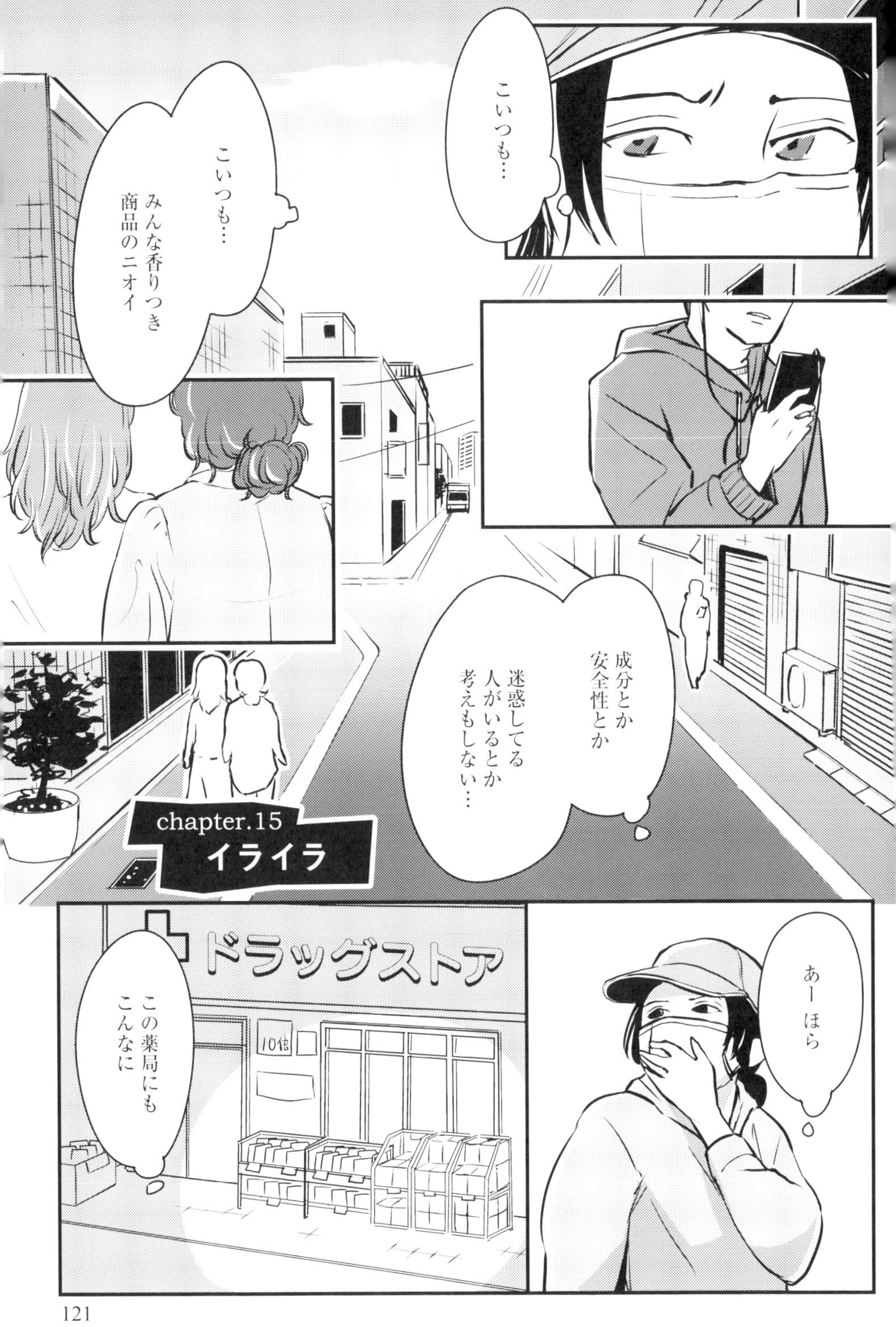
こいつも…
こいつも…　みんな香りつき商品のニオイ
成分とか安全性とか　迷惑してる人がいるとか考えもしない…
chapter.15
イライラ
あー　ほら
ドラッグストア
10倍
この薬局にもこんなに

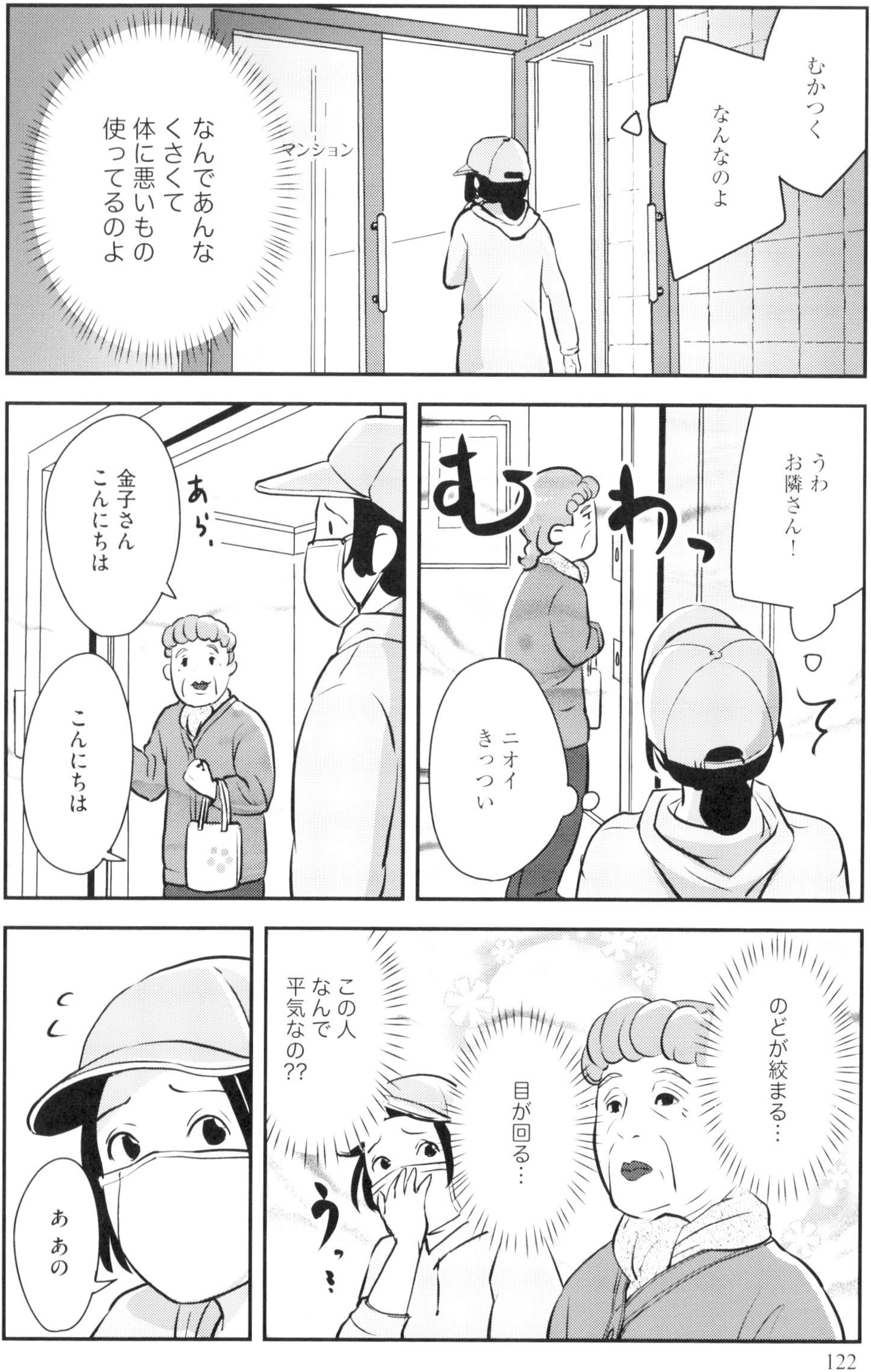
むかつく
なんなのよ
マンション
なんであんなくさくて体に悪いもの使ってるのよ
うわ お隣さん！
むわっ
ニオイきっつい
あら、
金子さんこんにちは
こんにちは
のどが絞まる…
目が回る…
この人なんで平気なの??
うっ
ぁあの

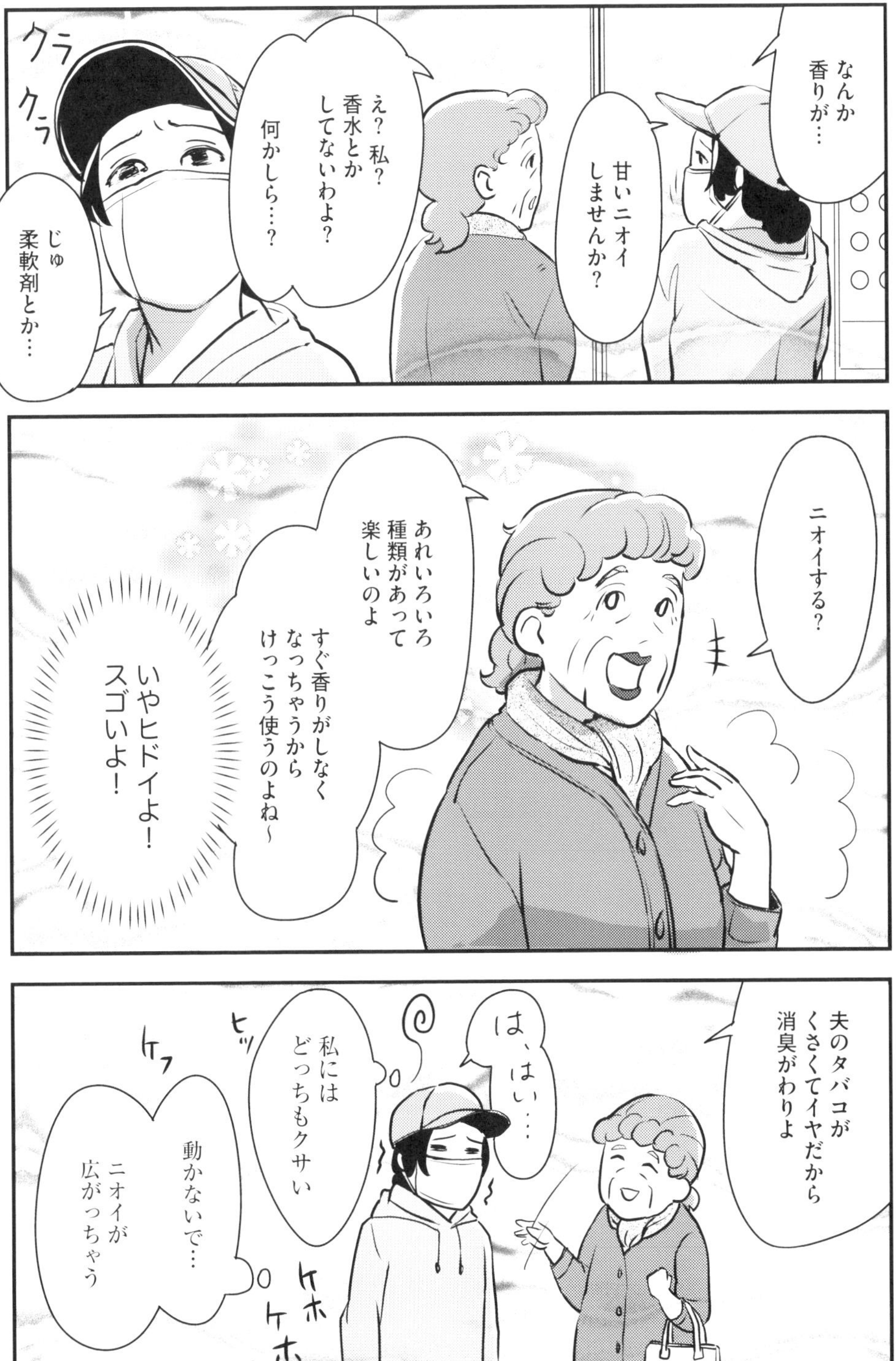
なんか香りが…
甘いニオイしませんか?
え?私?香水とかしてないわよ?
何かしら…?
じゅ
柔軟剤とか…
クラクラ
ニオイする?
あれいろいろ種類があって楽しいのよ
すぐ香りがしなくなっちゃうからけっこう使うのよね~
いやヒドイよ!スゴいよ!
夫のタバコがくさくてイヤだから消臭がわりよ
は、はい…
私にはどっちもクサイ
ヒッ
動かないで…
ニオイが広がっちゃう
ケフ
ケホ
ケホ

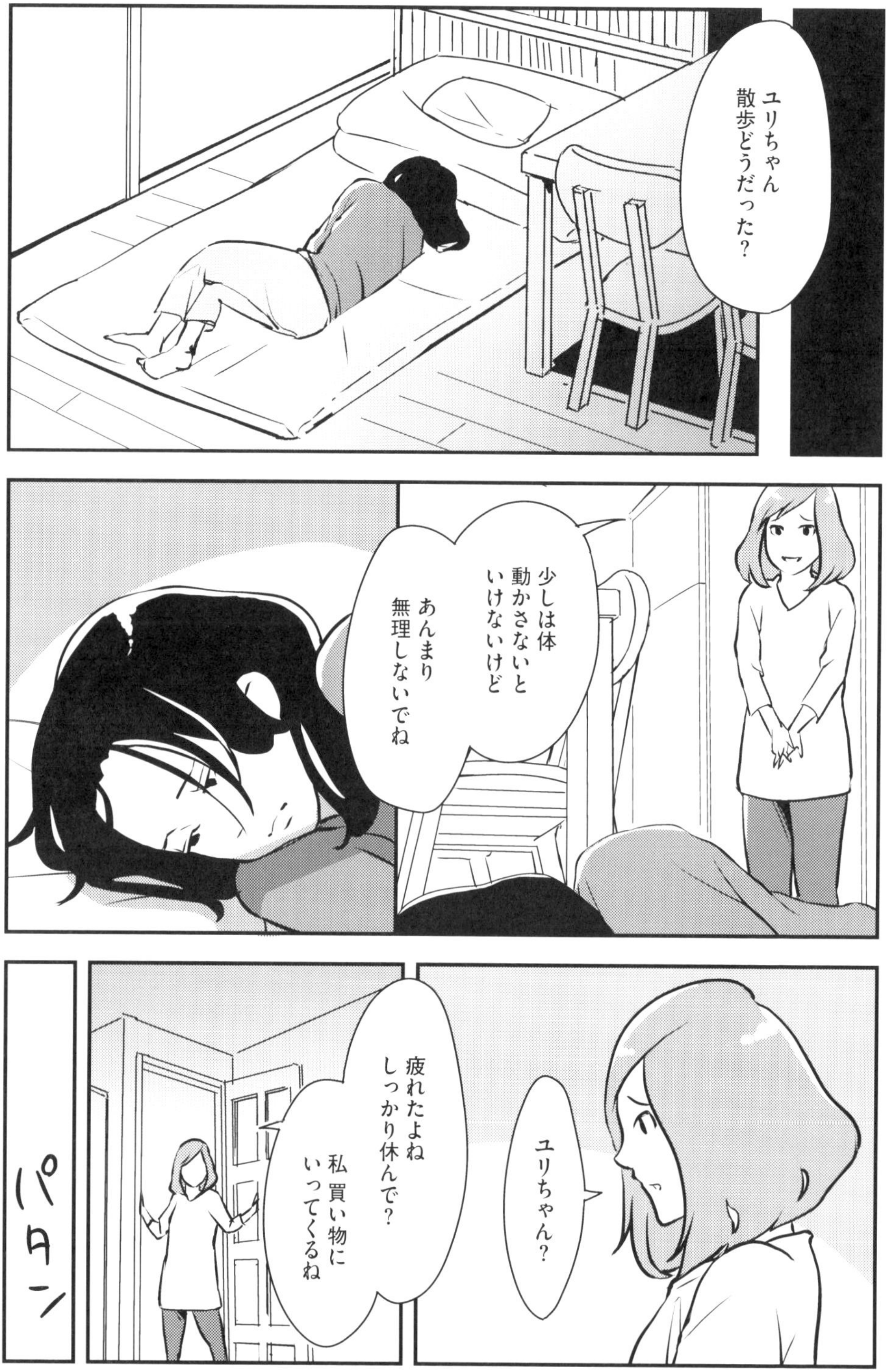

ユリちゃん散歩どうだった？
少しは体動かさないといけないけどあんまり無理しないでね
ユリちゃん？
疲れたよねしっかり休んで？私買い物にいってくるね
パタン

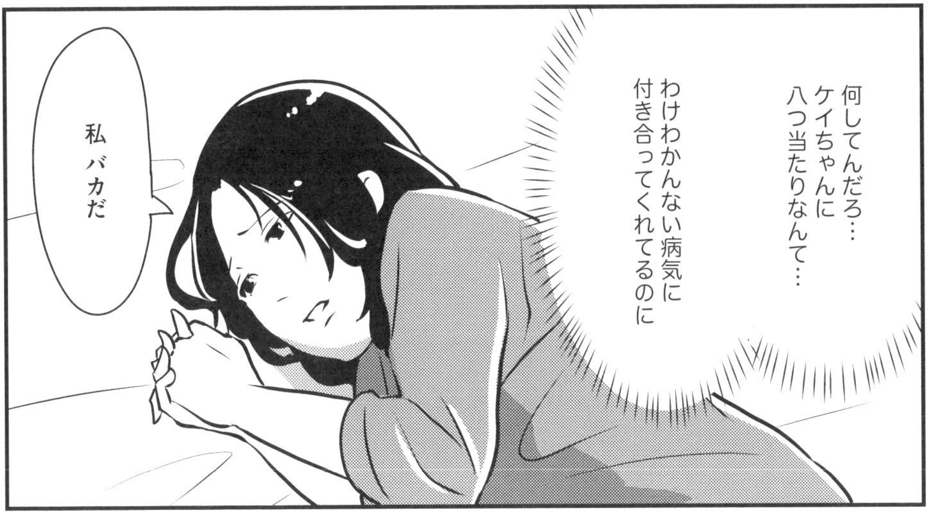
何してんだろ…ケイちゃんに八つ当たりなんて…
わけわかんない病気に付き合ってくれてるのに
私 バカだ

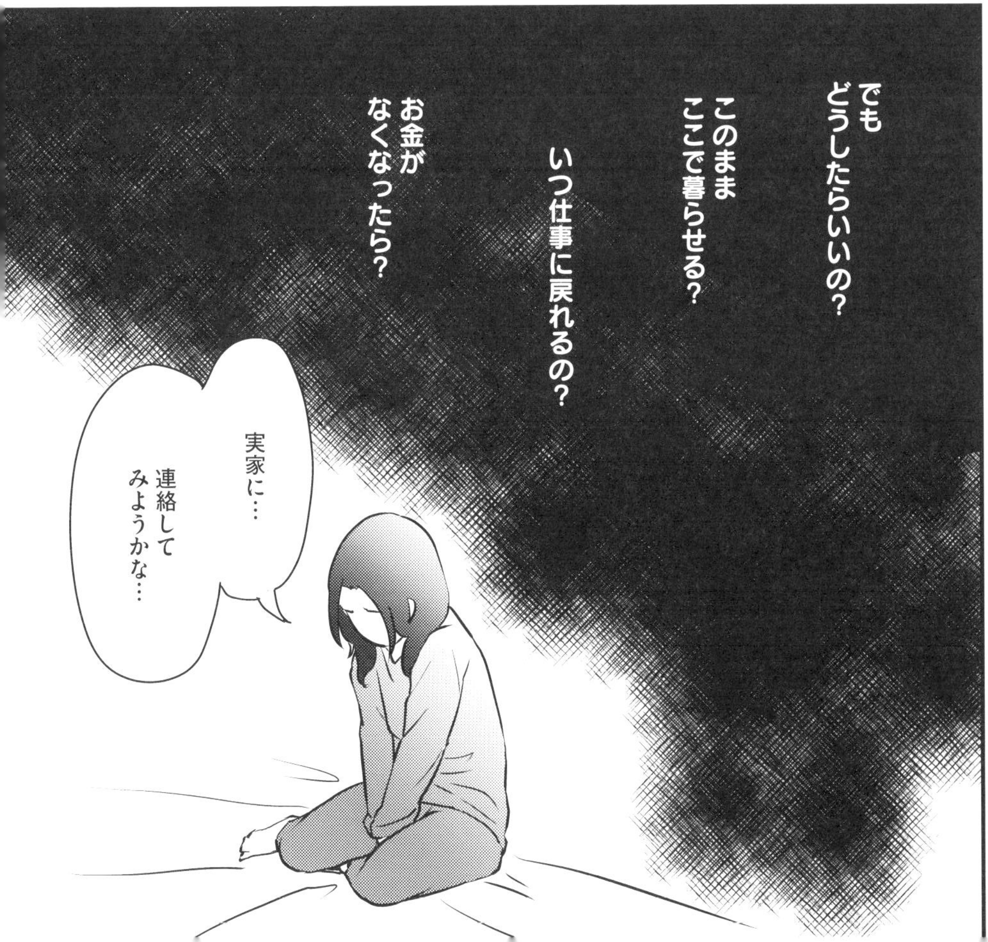
でもどうしたらいいの？
このままここで暮らせる？
いつ仕事に戻れるの？
お金がなくなったら？
実家に…連絡してみようかな…

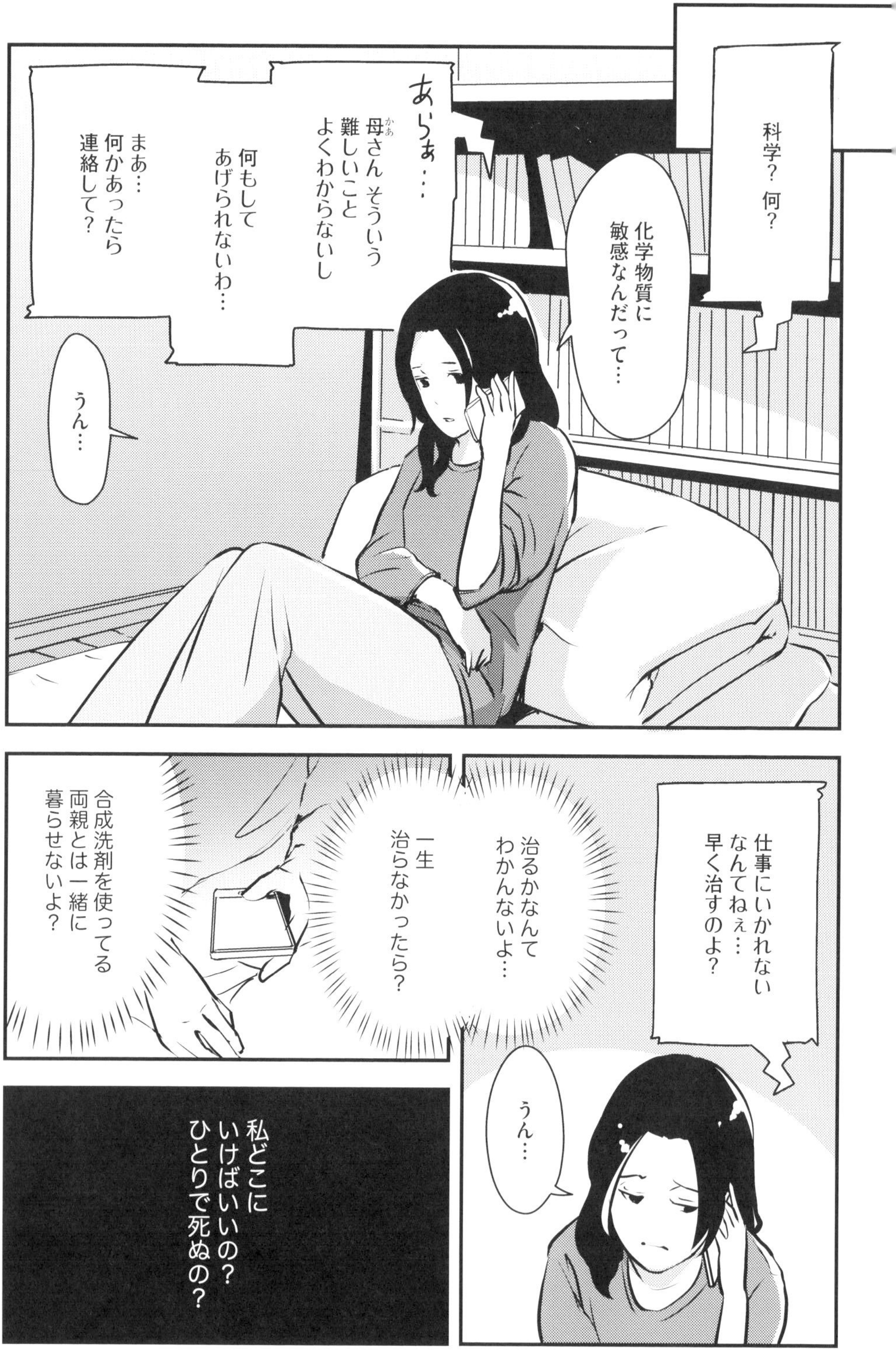
科学？ 何？
化学物質に敏感なんだって…
あらぁ…
母《かあ》さん そういう 難しいこと よくわからないし
何もして あげられないわ…
まあ… 何かあったら 連絡して？
うん…
仕事にいかれない なんてねぇ… 早く治すのよ？
治るかなんて わかんないよ…
一生 治らなかったら？
合成洗剤を使ってる 両親とは一緒に 暮らせないよ？
うん…
私どこに いけばいいの？ ひとりで死ぬの？

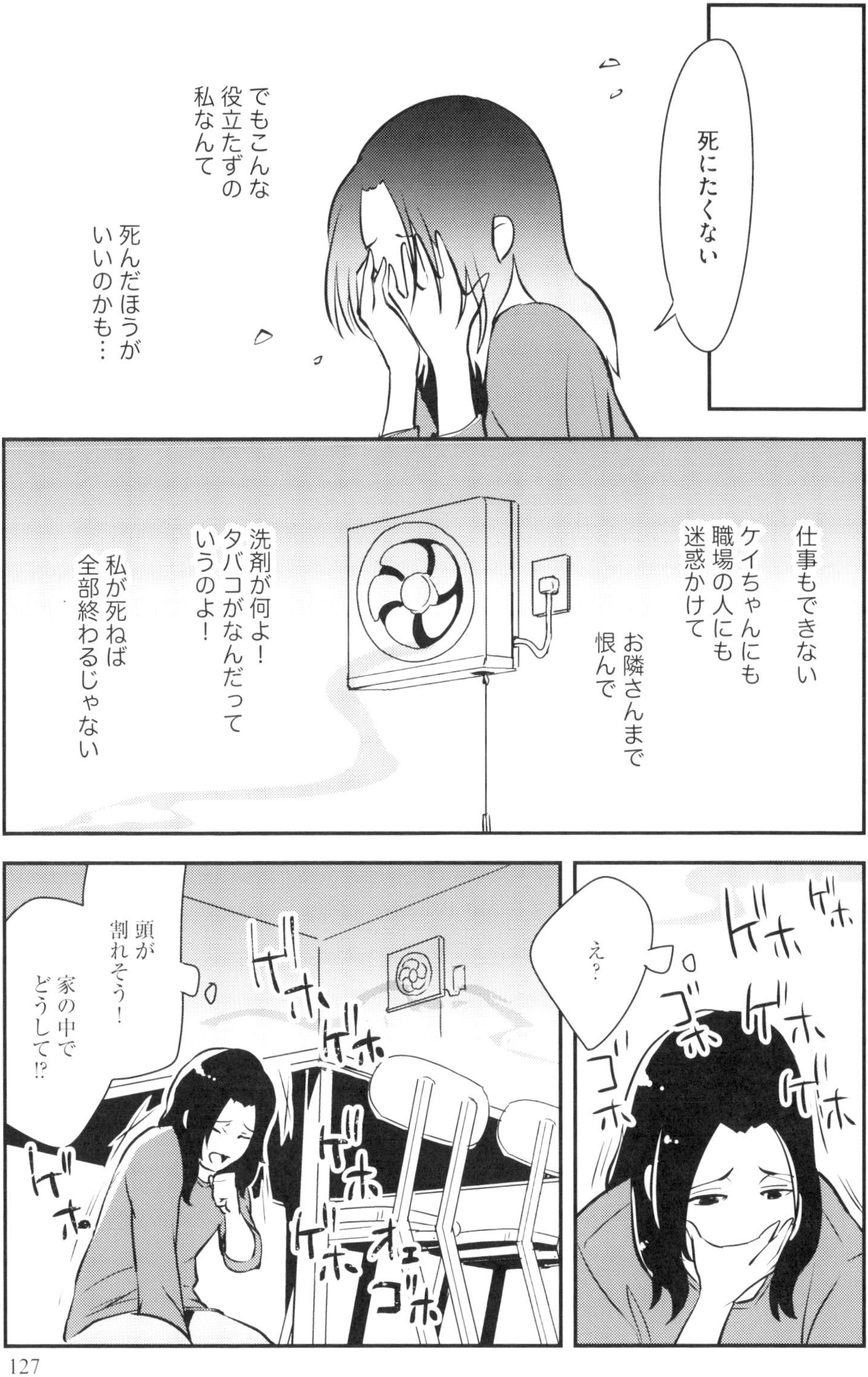
死にたくない
でもこんな役立たずの私なんて
死んだほうがいいのかも…
仕事もできない
ケイちゃんにも職場の人にも迷惑かけて
お隣さんまで恨んで
洗剤が何よ！タバコがなんだっていうのよ！
私が死ねば全部終わるじゃない
ゲホ
ゲホ
ゴホ
ゲホ
ゲホ
ゴホ
え？
ゲホ
ゲホ
ゲホ
ゲホ
オェ
ゴホ
ゲホ
頭が割れそう！
家の中でどうして!?

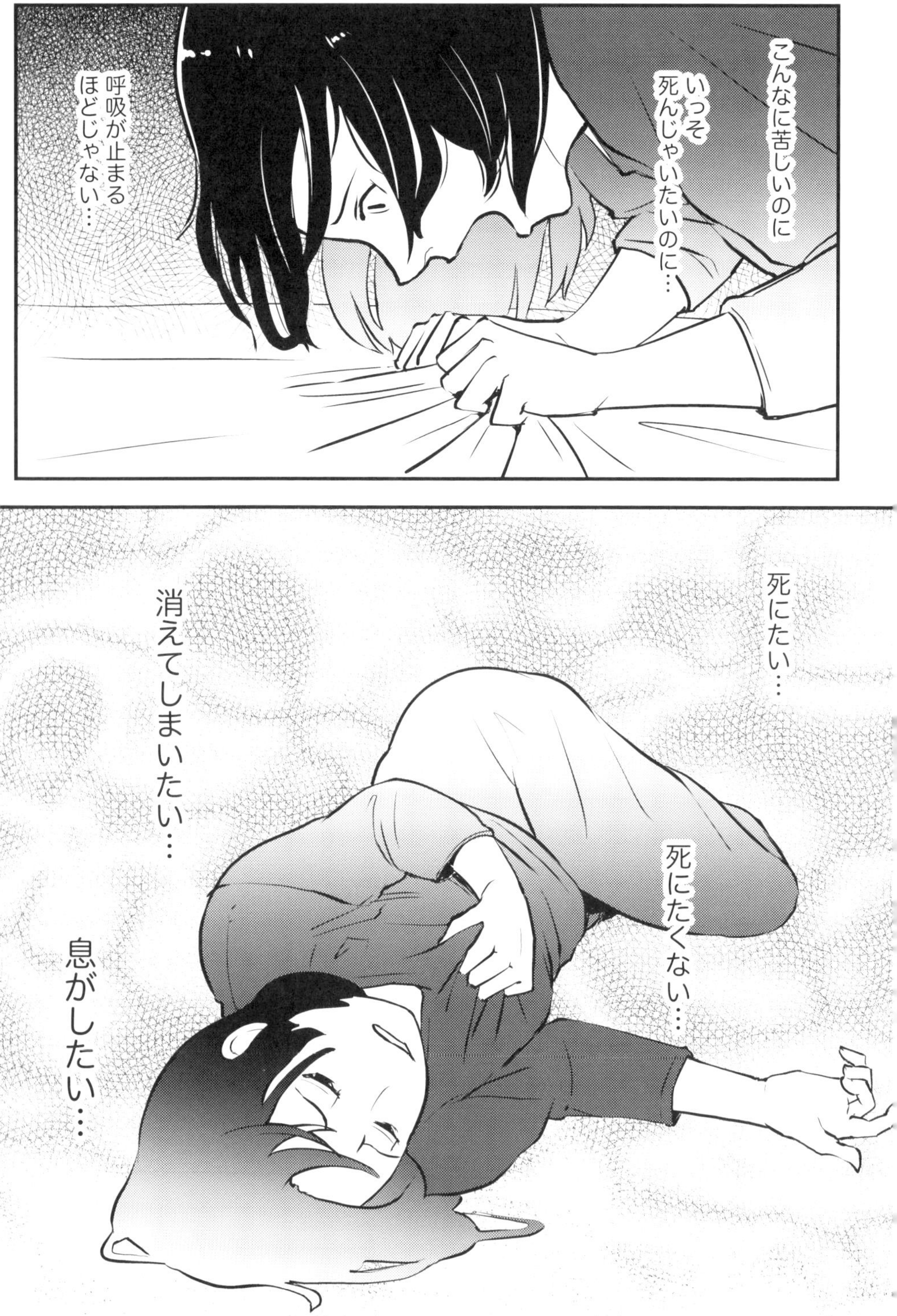
こんなに苦しいのに
いっそ死んじゃいたいのに…
呼吸が止まるほどじゃない…
死にたい…
死にたくない…
消えてしまいたい…
息がしたい…

chapter.16 対策

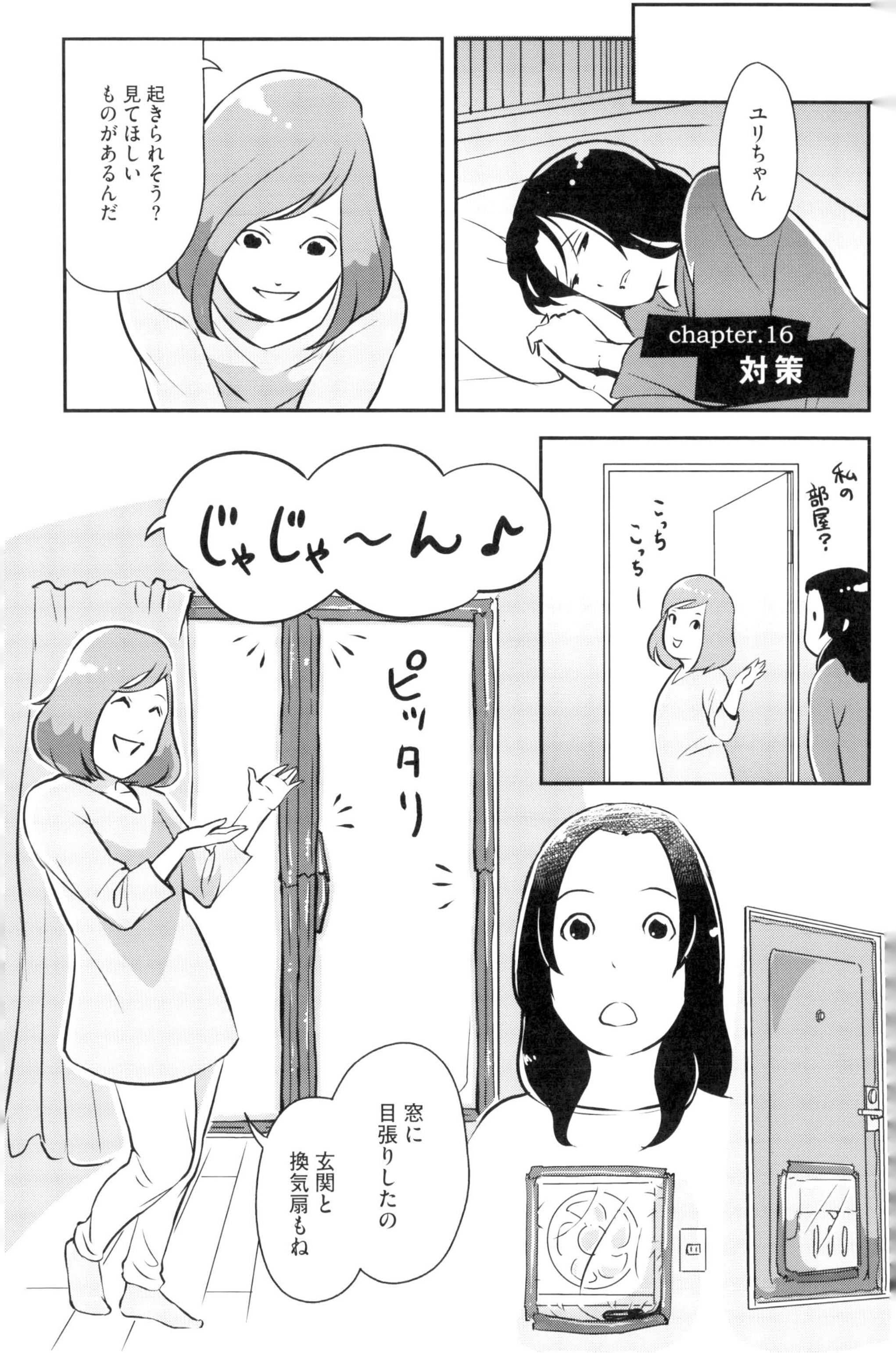
ユリちゃん
起きられそう？
見てほしい
ものがあるんだ
私の部屋？
こっちこっちー
じゃじゃ〜ん♪
ピッタリ
窓に
目張りしたの
玄関と
換気扇もね

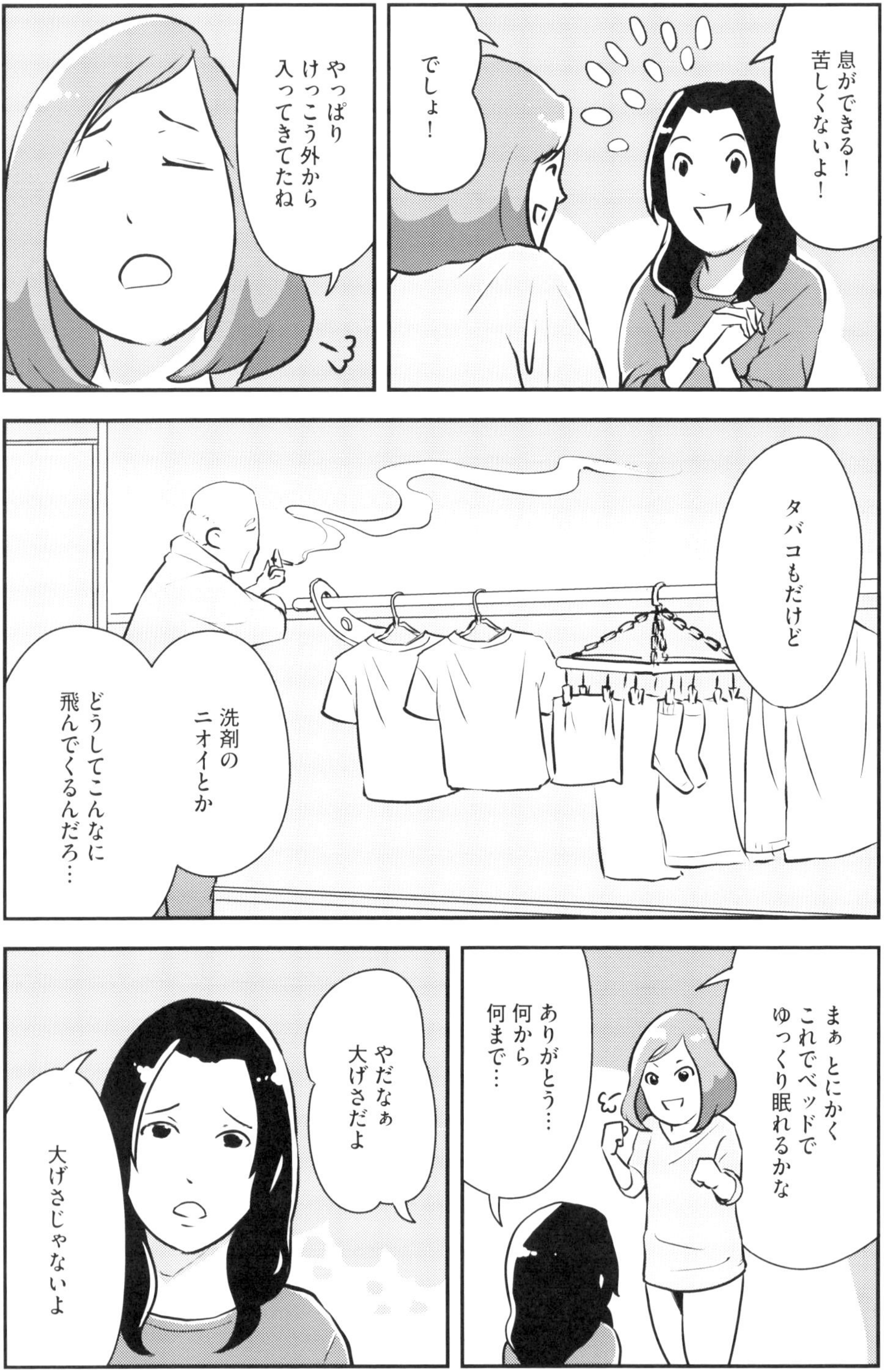
息ができる！
苦しくないよ！
でしょ！
やっぱり
けっこう外から
入ってきてたね
タバコもだけど
洗剤の
ニオイとか
どうしてこんなに
飛んでくるんだろ…
まぁ とにかく
これでベッドで
ゆっくり眠れるかな
ありがとう…
何から
何まで…
やだなぁ
大げさだよ
大げさじゃないよ

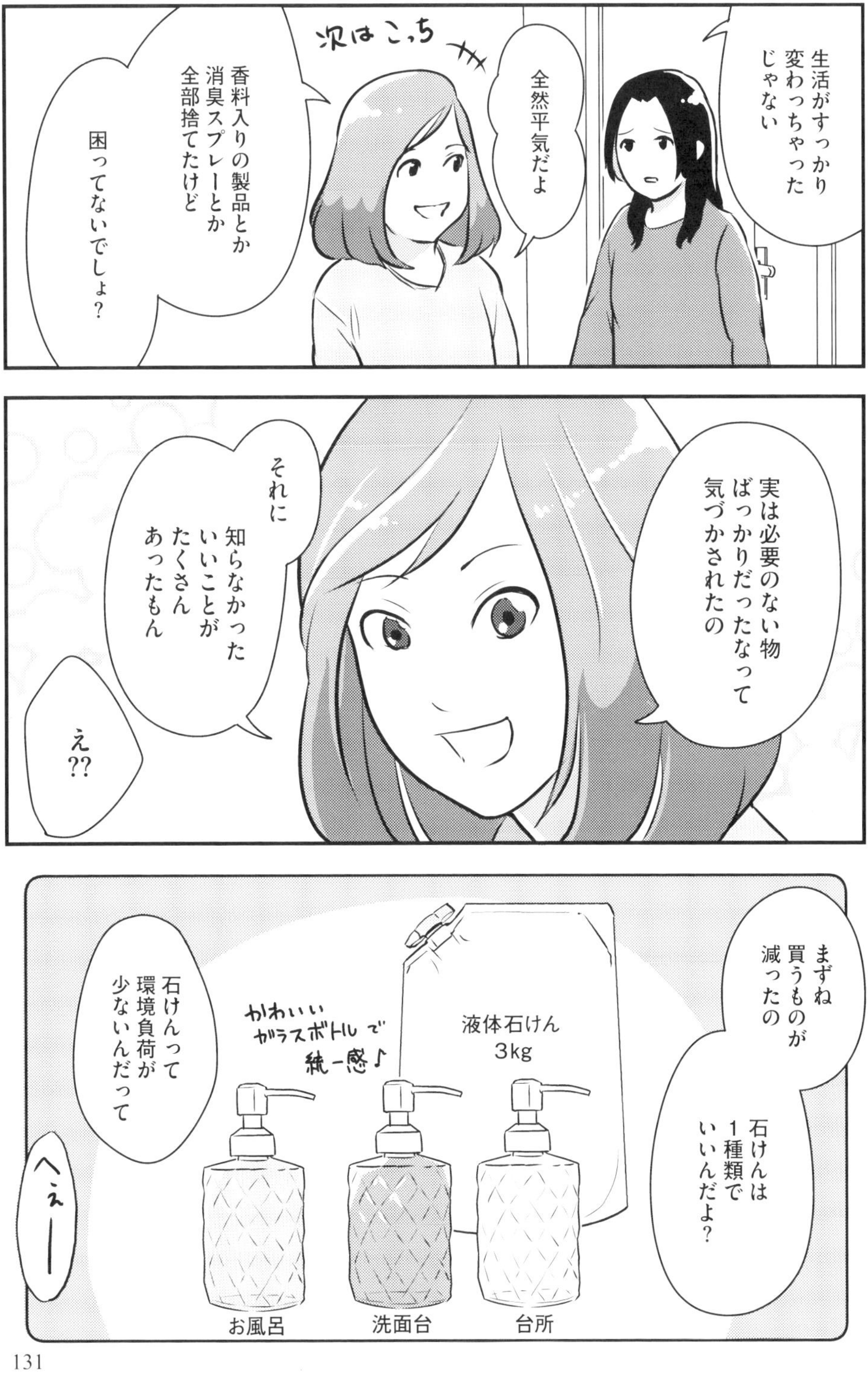
生活がすっかり変わっちゃったじゃない
全然平気だよ
次はこっち
香料入りの製品とか消臭スプレーとか全部捨てたけど
困ってないでしょ?
実は必要のない物ばっかりだったなって気づかされたの
それに
知らなかったいいことがたくさんあったもん
え??
まずね買うものが減ったの
石けんは1種類でいいんだよ?
液体石けん
3kg
かわいいガラスボトルで統一感♪
石けんって環境負荷が少ないんだって
へぇー
お風呂
洗面台
台所

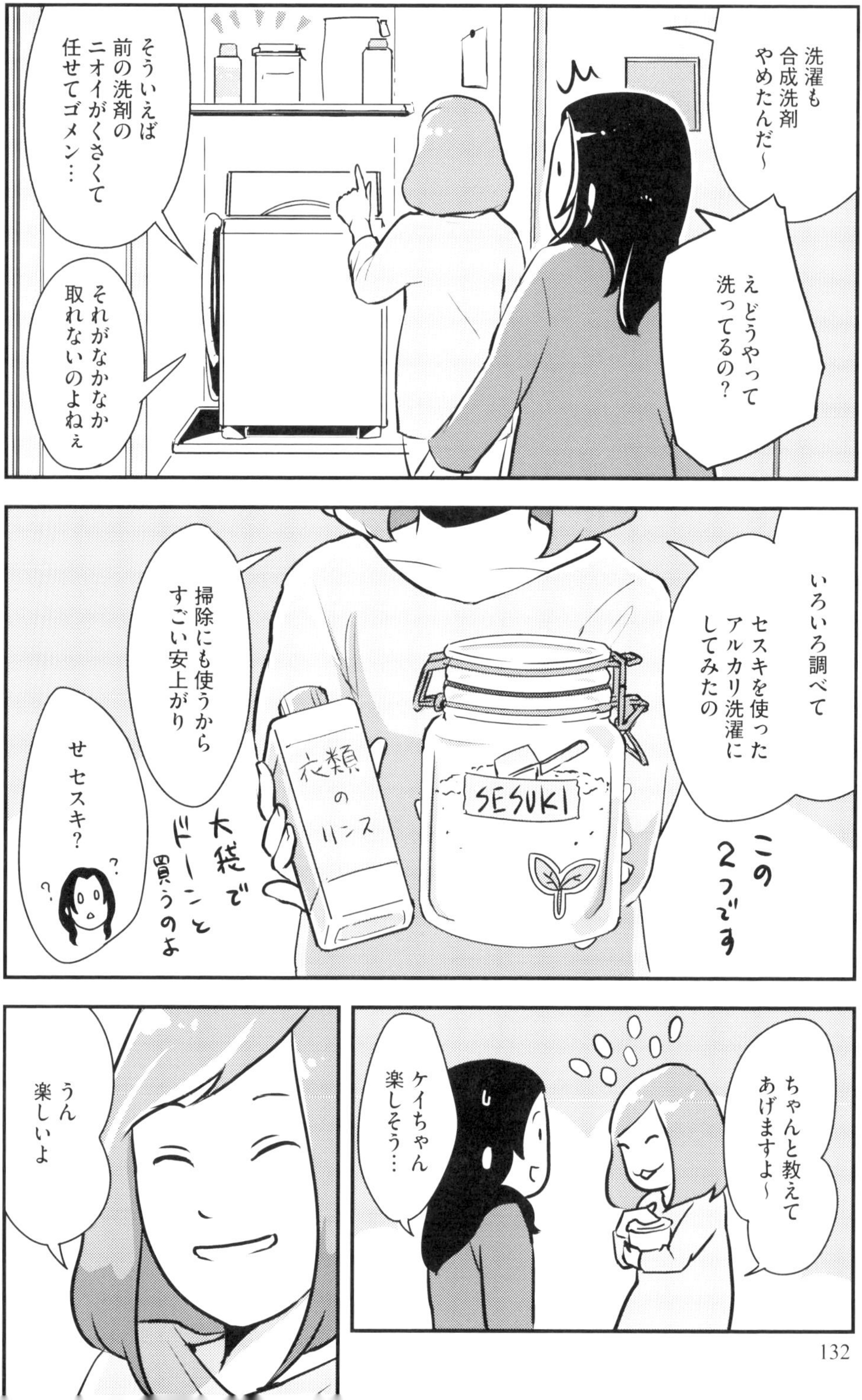
洗濯も合成洗剤やめたんだ～
えどうやって洗ってるの？
そういえば前の洗剤のニオイがくさくて任せてゴメン…
それがなかなか取れないのよねぇ
いろいろ調べて
セスキを使ったアルカリ洗濯にしてみたの
この2つです
SESUKI
衣類のリンス
掃除にも使うからすごい安上がり
大袋でドーンと買うのよ
せセスキ？
ちゃんと教えてあげますよ～
ケイちゃん楽しそう…
うん楽しいよ

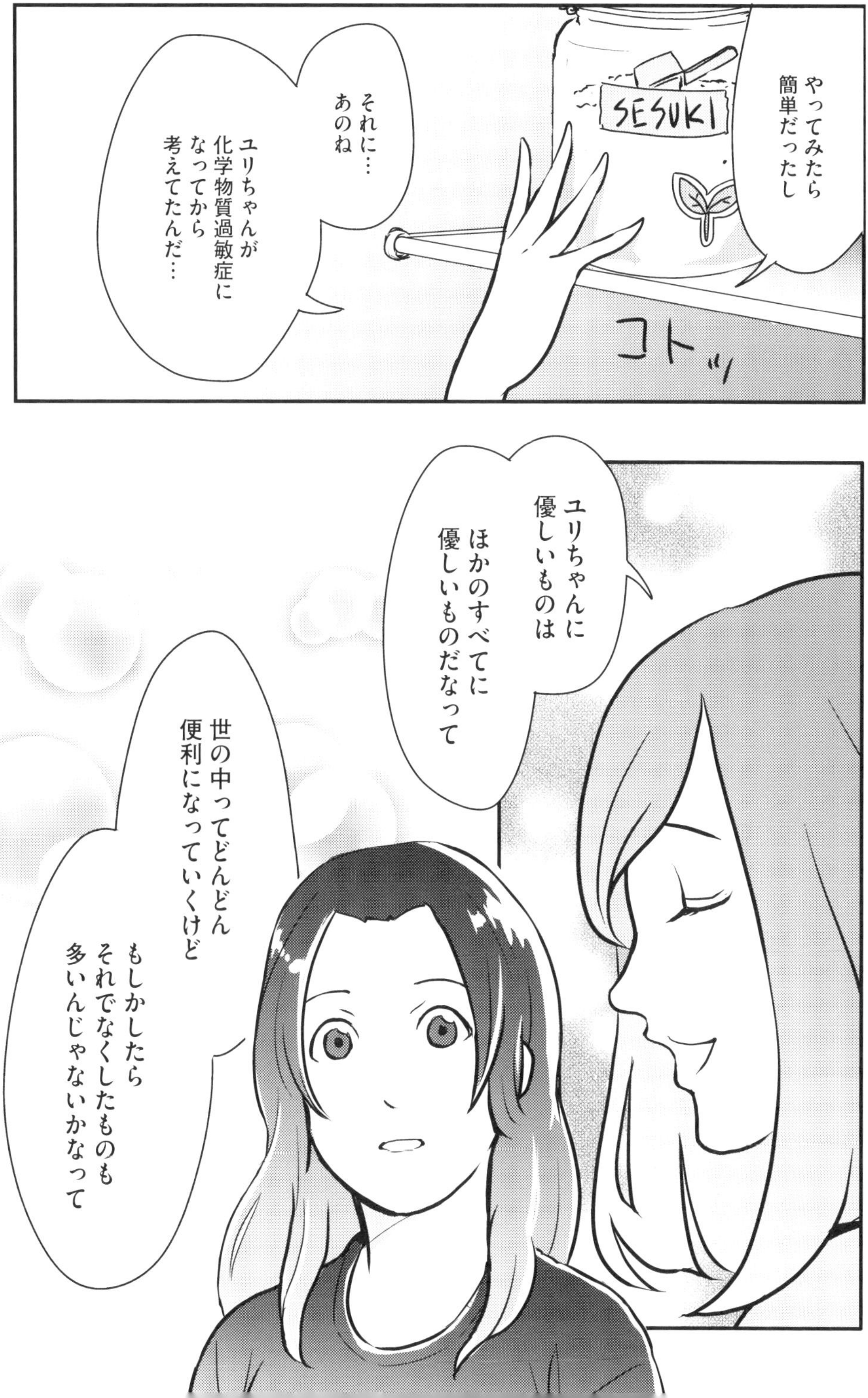
やってみたら簡単だったし
SESUKI
コトッ
それに… あのね
ユリちゃんが化学物質過敏症になってから考えてたんだ…
ユリちゃんに優しいものは
ほかのすべてに優しいものだなって
世の中ってどんどん便利になっていくけど
もしかしたらそれでなくしたものも多いんじゃないかなって

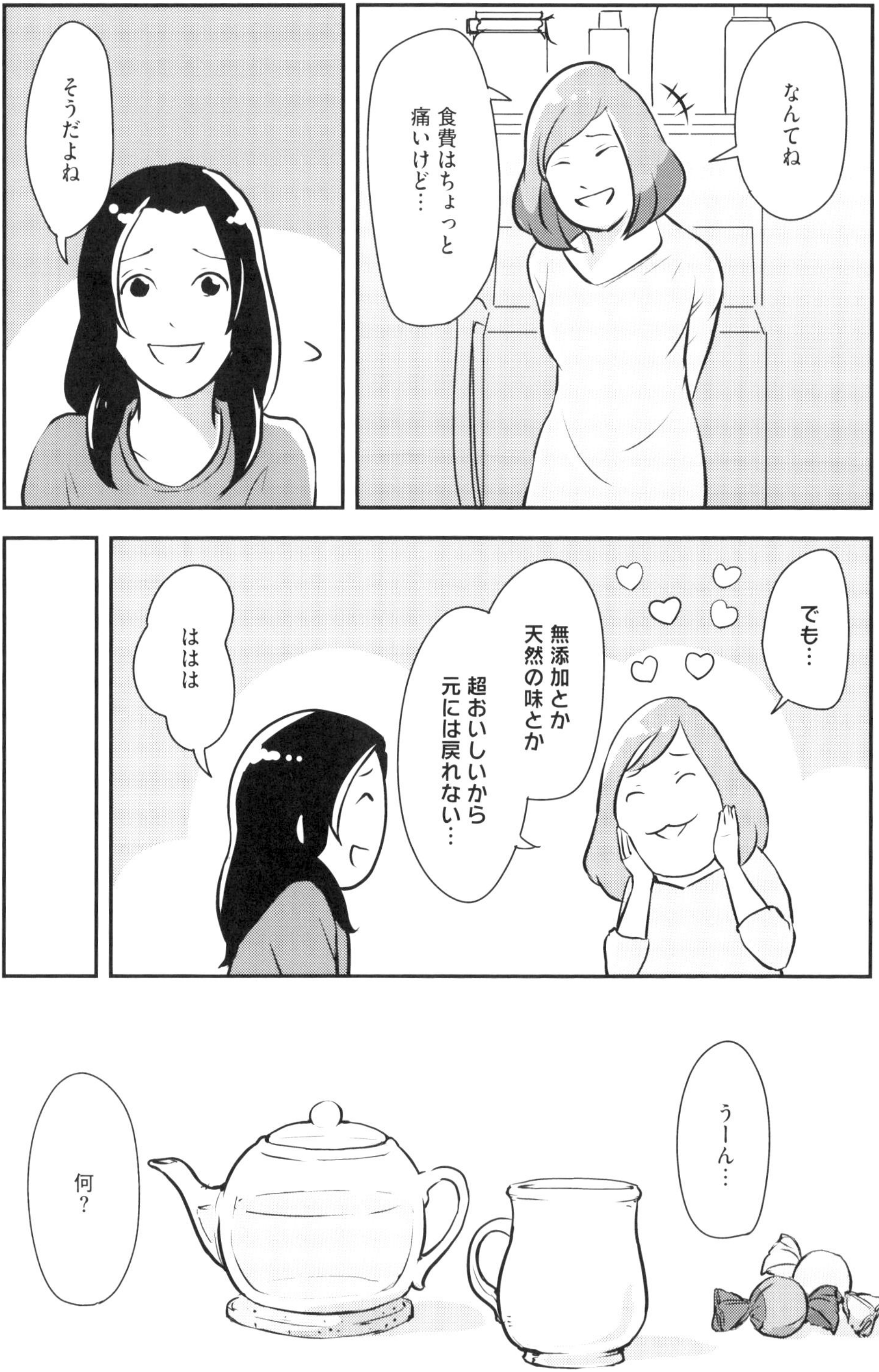

なんてね
食費はちょっと痛いけど…
そうだよね
でも…
無添加とか天然の味とか超おいしいから元には戻れない…
ははは
うーん…
何？

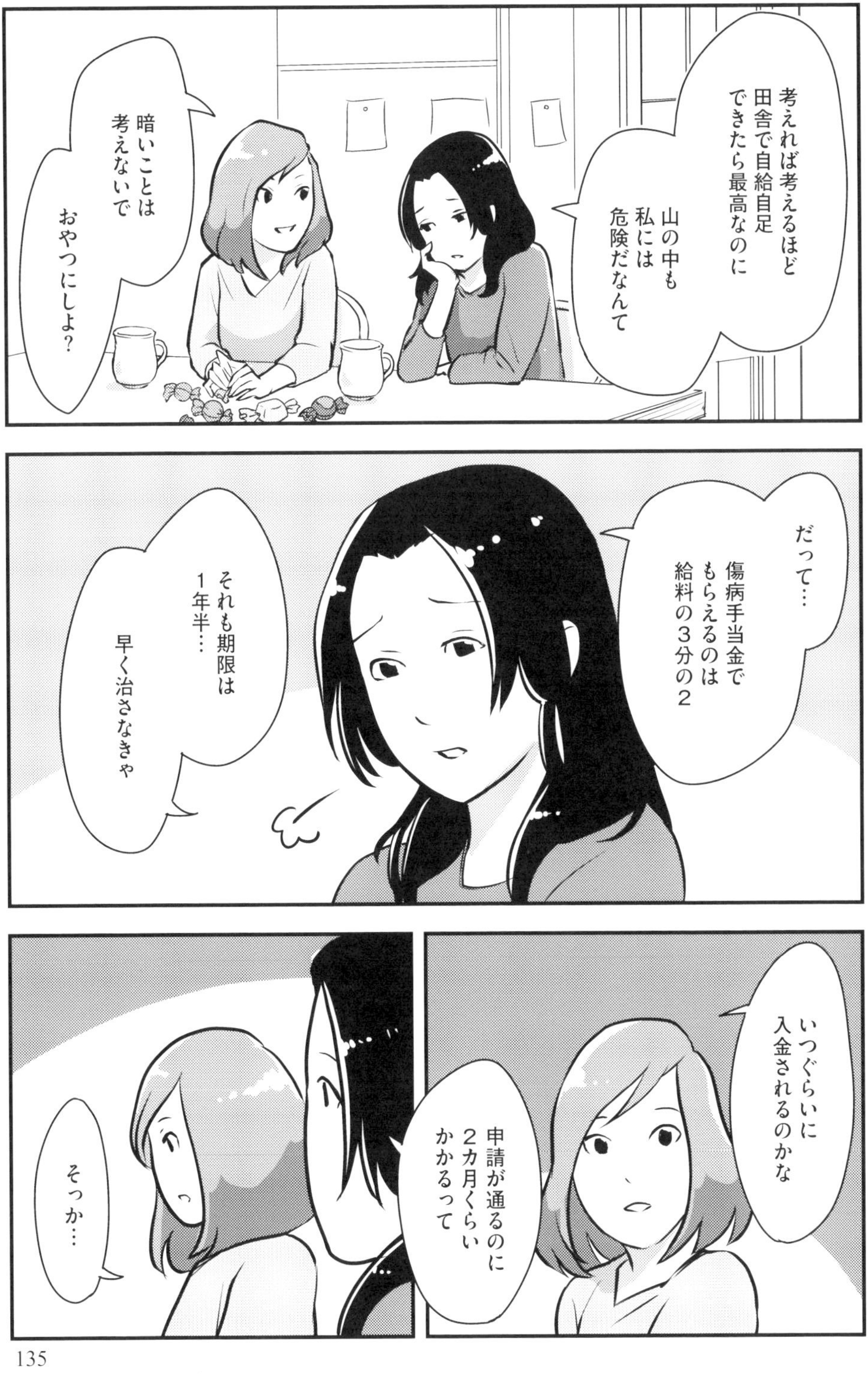
考えれば考えるほど田舎で自給自足できたら最高なのに山の中も私には危険だなんて
暗いことは考えないでおやつにしよ？
だって…傷病手当金でもらえるのは給料の３分の２
それも期限は１年半…早く治さなきゃ
いつぐらいに入金されるのかな
申請が通るのに２カ月くらいかかるって
そっか…

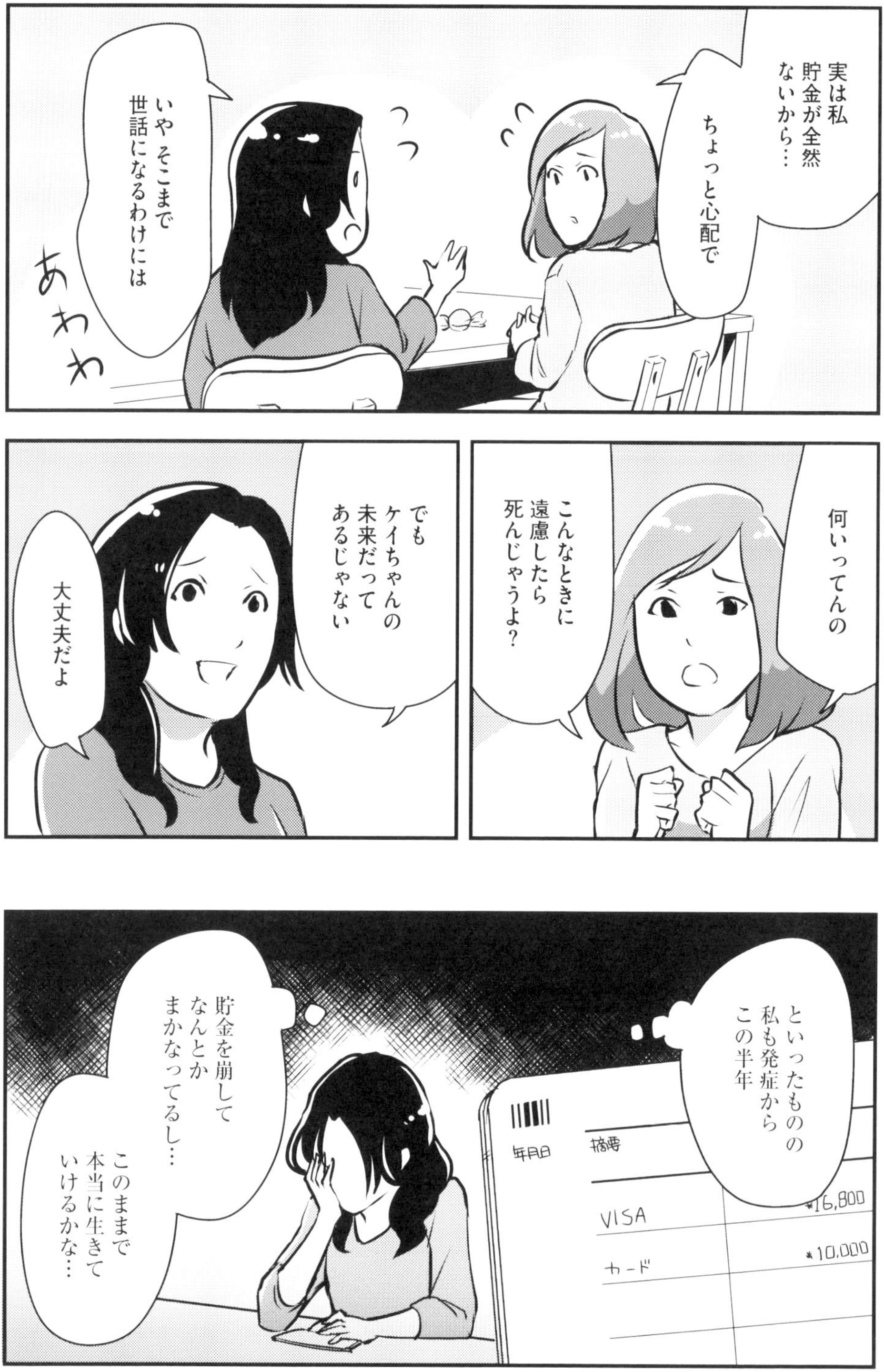
実は私
貯金が全然
ないから…
ちょっと心配で
いや そこまで
世話になるわけには
あわわ
何いってんの
こんなときに
遠慮したら
死んじゃうよ？
でも
ケイちゃんの
未来だって
あるじゃない
大丈夫だよ
といったものの
私も発症から
この半年
貯金を崩して
なんとか
まかなってるし…
このままで
本当に生きて
いけるかな…
年月日
摘要
VISA
￥16,800
カード
￥10,000

Column

化学物質過敏症専門医へのQ&A

4 医師の見つけ方

Q9 医師の見つけ方・選び方はあるのでしょうか？

A まず、化学物質過敏症だと診断できる医者はほんのひと握りです。それに、症状が多岐にわたるため、原因がわかりにくく、喘息や鼻炎、原因不明の頭痛やその他、何か別の病気と誤診されることもあります。当事者にとっては、傷病手当金の申請にも初診日が必要になるので、なるべく早く診断可能な病院を受診することをおすすめします。まずは原作でユリさんたちが調べていたように、「化学物質過敏症」と検索をしてみると、患者さんたちのネットワークもあるようなので、そこから病院を選ぶことや、ＮＰＯ団体などに相談してみてください。

Column

化学物質過敏症専門医へのQ&A

4 医師の見つけ方

医師の選び方としては、ストレスが化学物質過敏症の原因となる事例もあるため、「この人は、気持ちを理解してくれる医師だ」とご自身が判断できる方に委ねてみるのもひとつの手です。

Q10 障害者手帳などの福祉的な援助は受けられるのでしょうか?

A

障害年金は認められています。方法としては、化学物質過敏症専門の医師に診断書を書いてもらい、さらに所定の数ページある照会書を作成し、日本年金機構に提出することで認められます。

ただ、職場で発症したとしても労災保険が認められることは少なく、ユリさんのように生活保護の手当てを受けようと試みる方もいるようです。

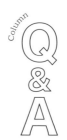

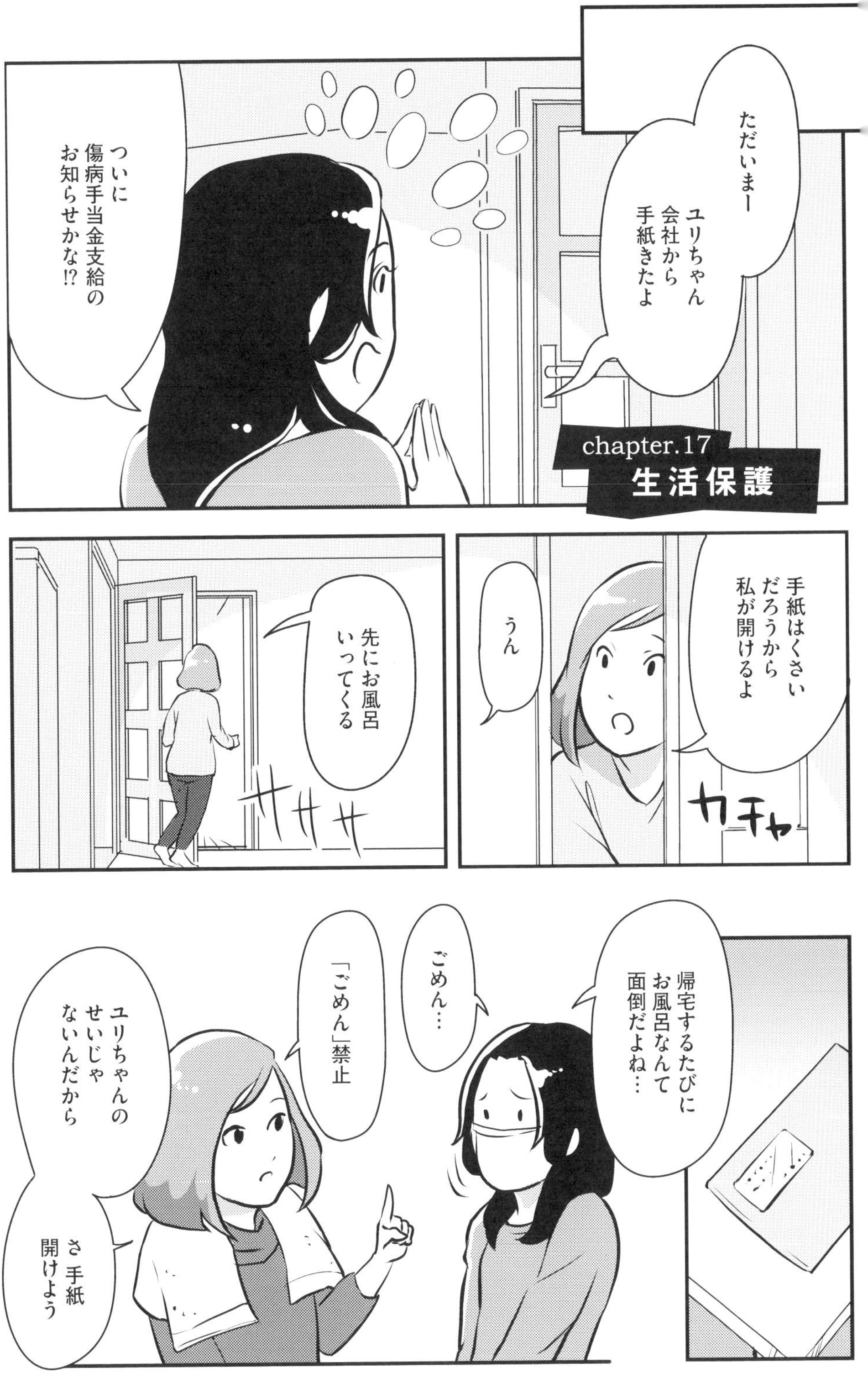
ただいまー
ユリちゃん会社から手紙きたよ
ついに傷病手当金支給のお知らせかな⁉
chapter.17
生活保護
手紙はくさいだろうから私が開けるよ
うん
カチャ
先にお風呂いってくる
サササ
帰宅するたびにお風呂なんて面倒だよね…
ごめん…
「ごめん」禁止
ユリちゃんのせいじゃないんだから
さ 手紙開けよう

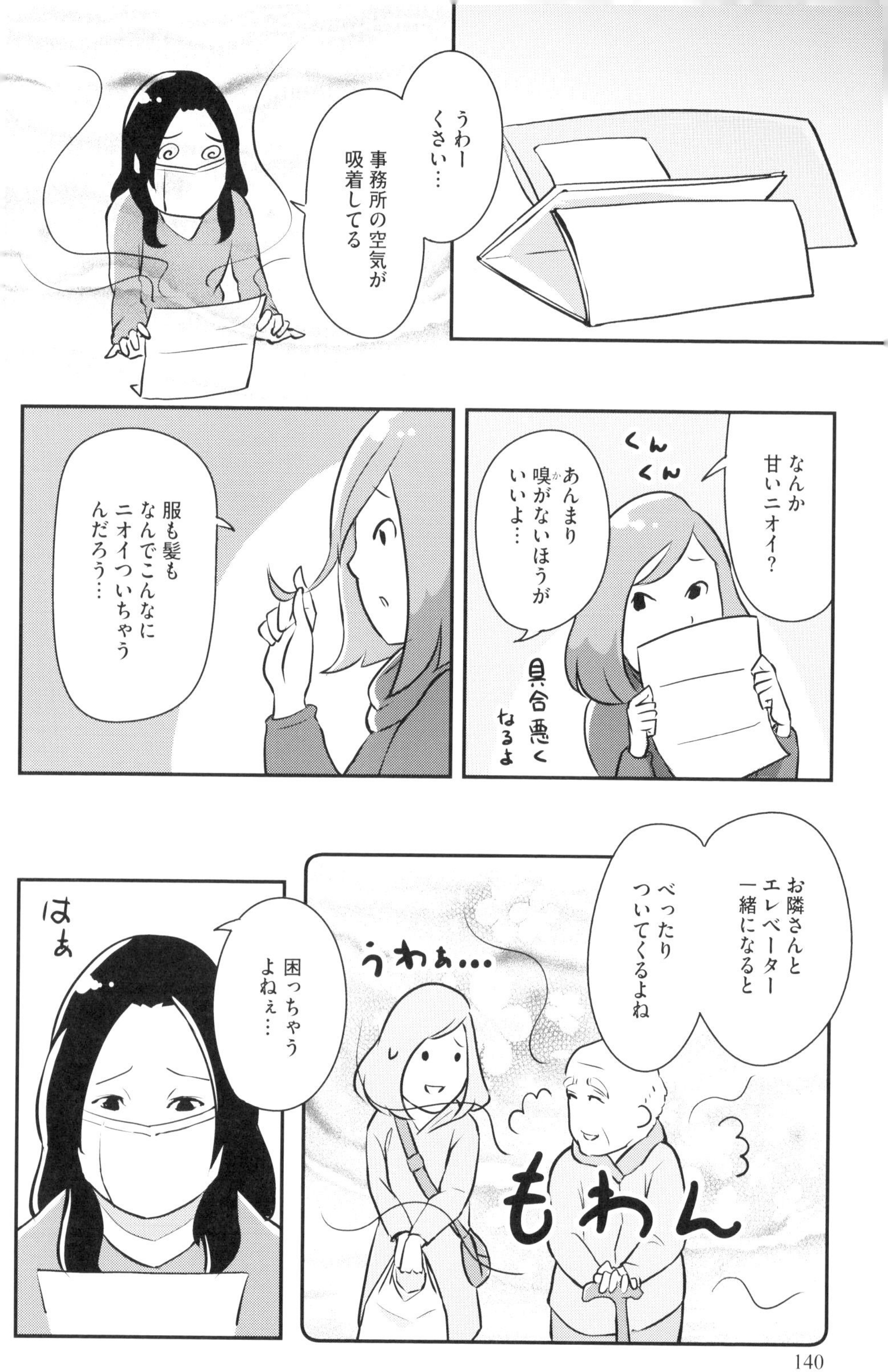
うわー
くさい…
事務所の空気が吸着してる
なんか甘いニオイ？
くんくん
あんまり嗅《か》がないほうがいいよ…
具合悪くなるよ
服も髪もなんでこんなにニオイついちゃうんだろう…
お隣さんとエレベーター一緒になると
べったりついてくるよね
うわぁ…
もわん
はぁ
困っちゃうよねぇ…

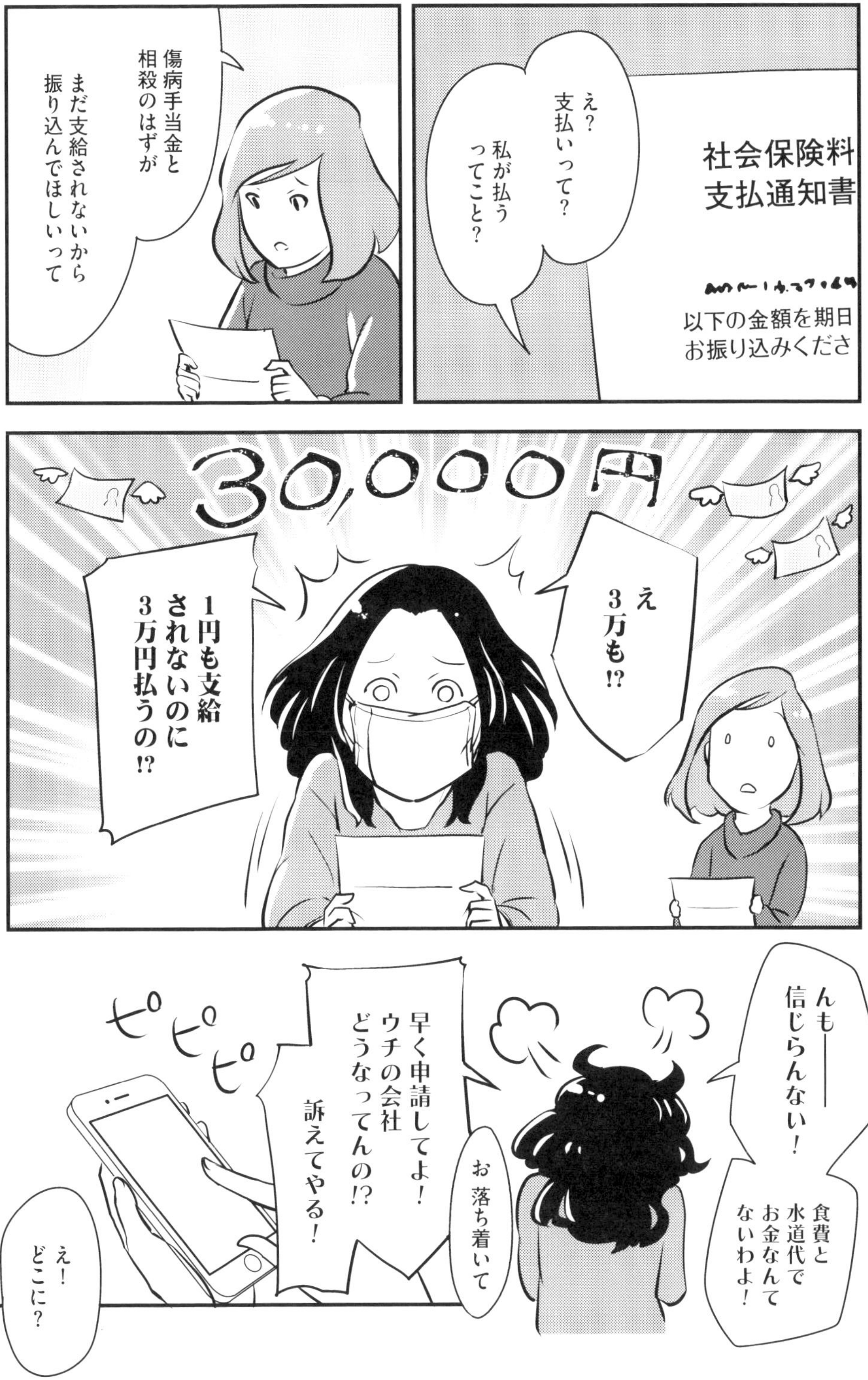
社会保険料
支払通知書
以下の金額を期日
お振り込みくださ
え？ 支払いって？ 私が払うってこと？
傷病手当金と相殺のはずが まだ支給されないから 振り込んでほしいって
30,000円
え 3万も!?
1円も支給されないのに 3万円払うの!?
んも—— 信じらんない！
食費と 水道代で お金なんて ないわよ！
早く申請してよ！ ウチの会社 どうなってんの!? 訴えてやる！
お落ち着いて
ピピピ
え！ どこに？

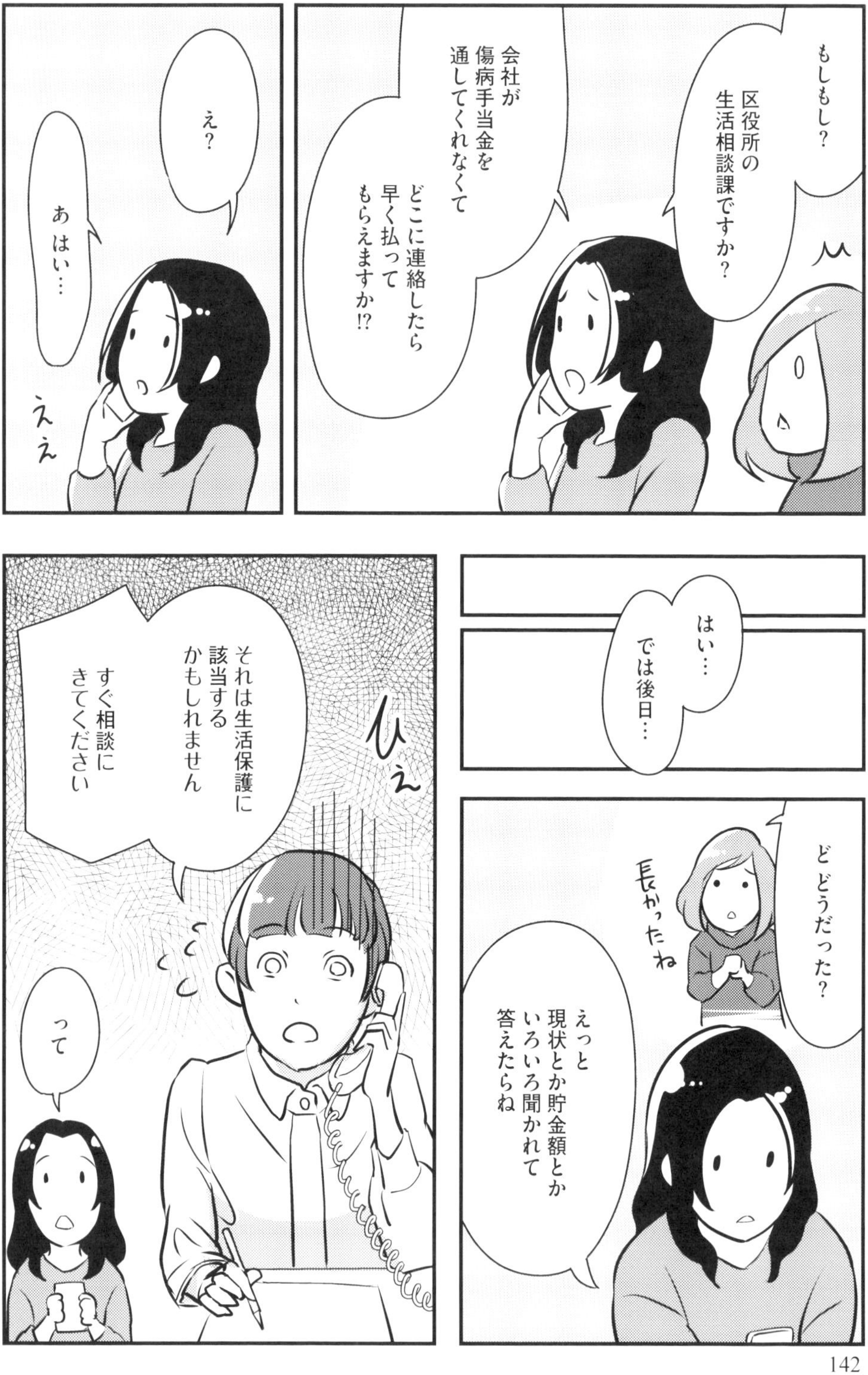
もしもし?
区役所の生活相談課ですか?
会社が傷病手当金を通してくれなくて
どこに連絡したら早く払ってもらえますか!?
え?
あ はい…
ええ
はい…
では後日…
ど どうだった?
長かったね
えっと
現状とか貯金額とか
いろいろ聞かれて
答えたらね
それは生活保護に該当するかもしれません
すぐ相談にきてください
ひぇ
って

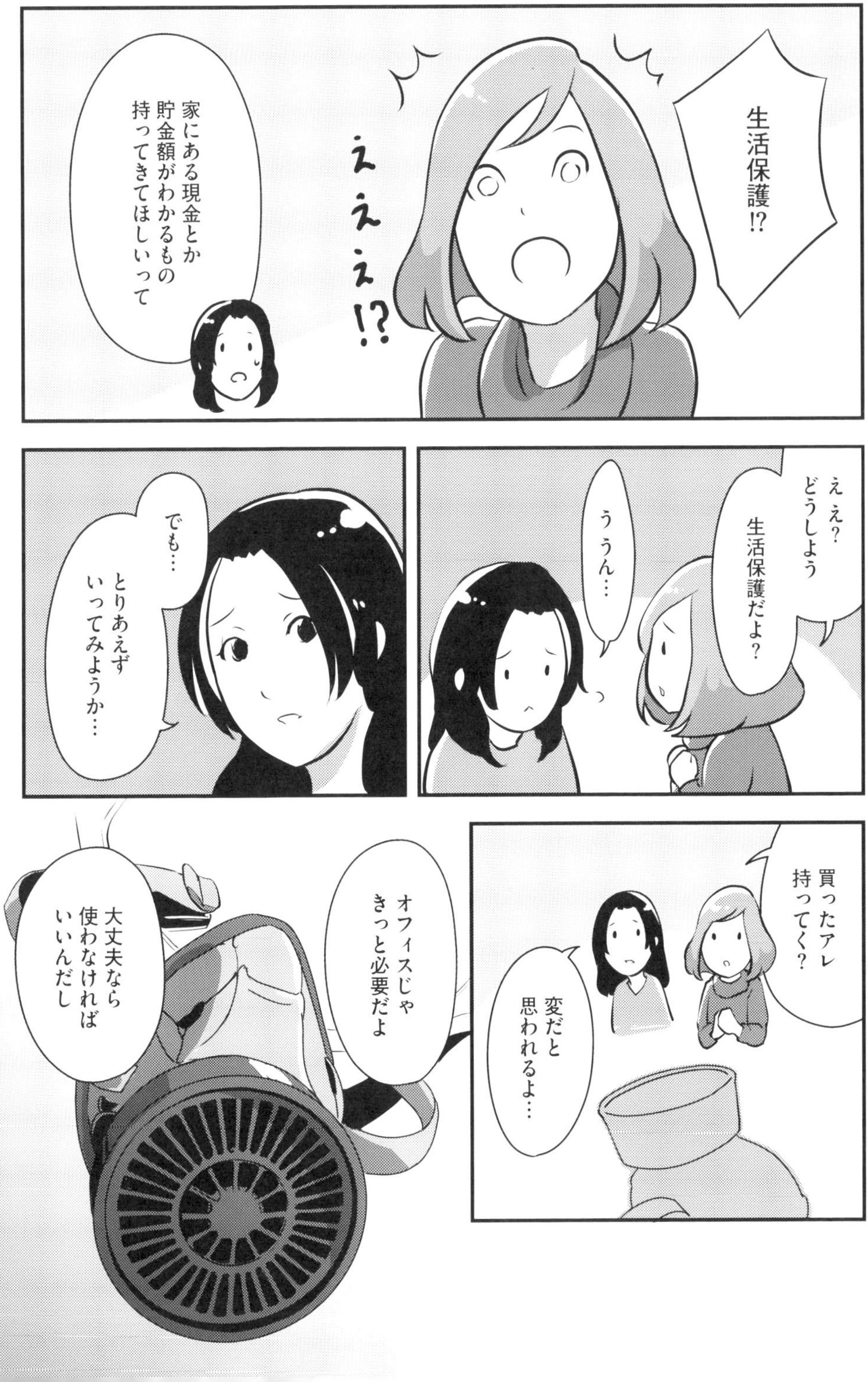
生活保護!?
えええ!?
家にある現金とか貯金額がわかるもの持ってきてほしいって
ええ?どうしよう生活保護だよ?
ううん…
でも…とりあえずいってみようか…
買ったアレ持ってく?
変だと思われるよ…
オフィスじゃきっと必要だよ
大丈夫なら使わなければいいんだし

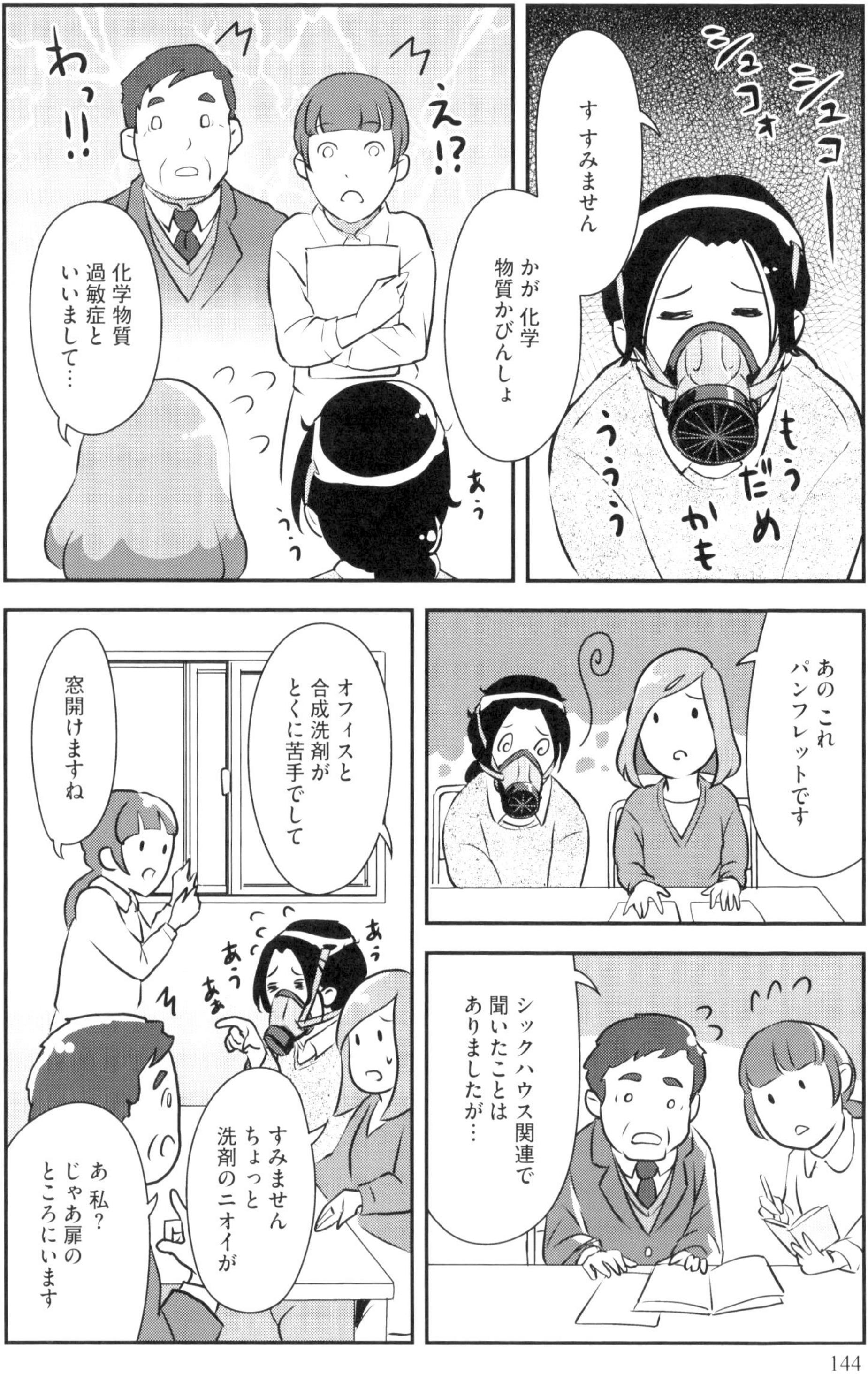
シュコーー
シュコォ
すすみません
かが 化学物質かびんしょ
もうだめかも
ううう
え!?
わっ!!
化学物質過敏症といいまして…
あぅ
うぅ
あのこれパンフレットです
シックハウス関連で聞いたことはありましたが…
オフィスと合成洗剤がとくに苦手でして
窓開けますね
あぅ
あぅ
あぅ
すみませんちょっと洗剤のニオイが
あ私?じゃあ扉のところにいます

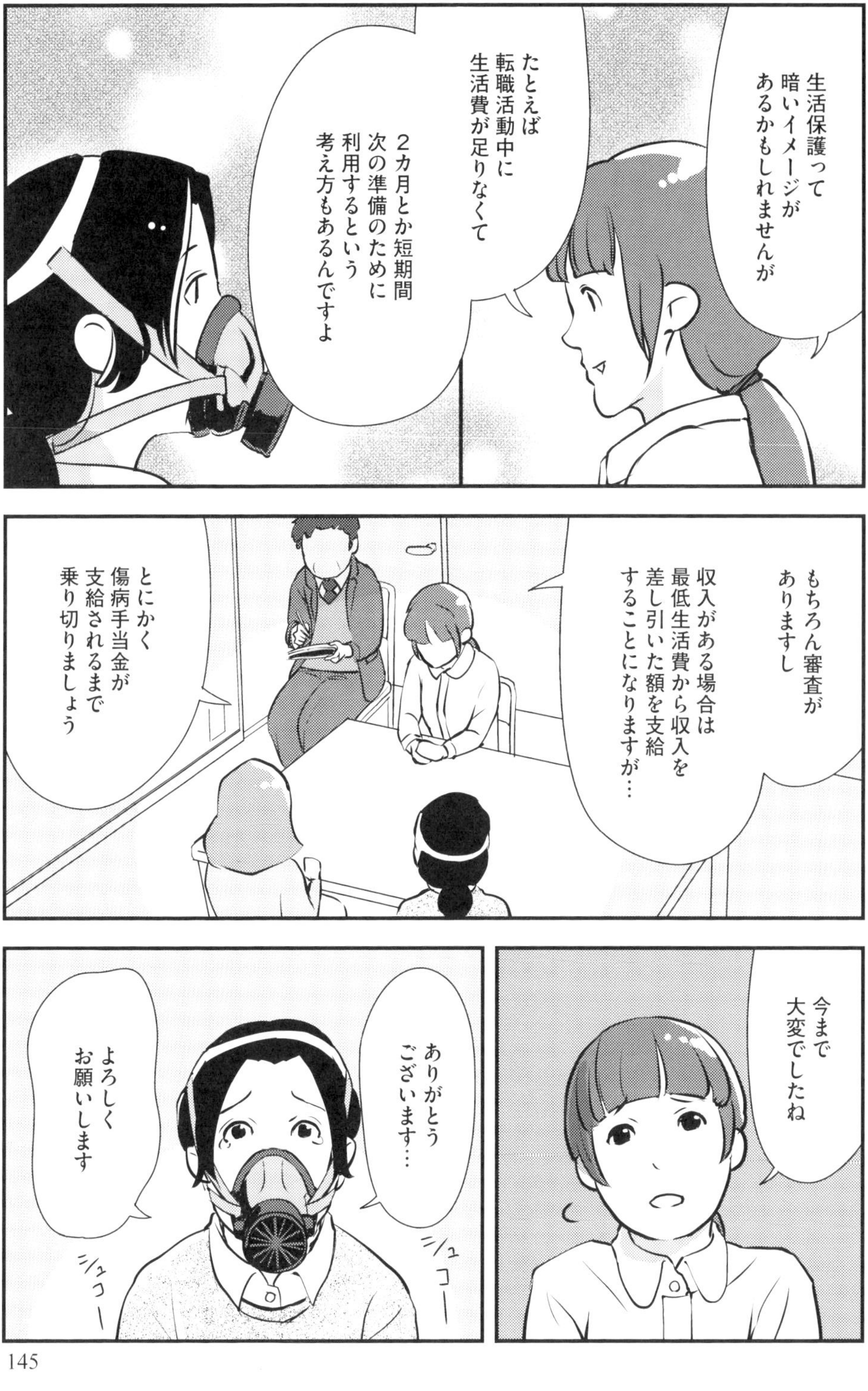
生活保護って暗いイメージがあるかもしれませんが
たとえば転職活動中に生活費が足りなくて2カ月とか短期間次の準備のために利用するという考え方もあるんですよ
もちろん審査がありますし
収入がある場合は最低生活費から収入を差し引いた額を支給することになりますが…
とにかく傷病手当金が支給されるまで乗り切りましょう
今まで大変でしたね
ありがとうございます…
よろしくお願いします
シュコー
シュコー

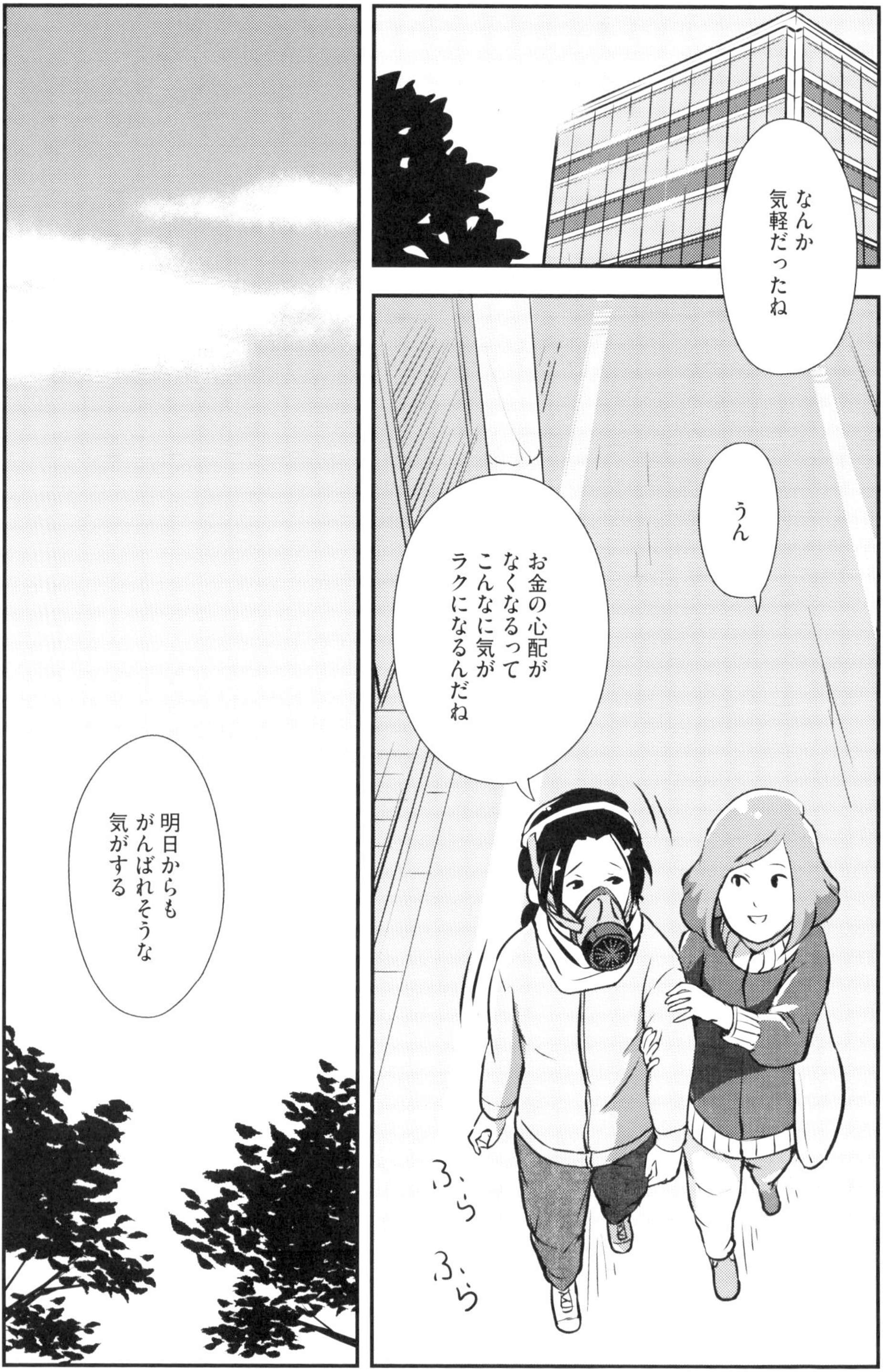
なんか気軽だったね
うん
お金の心配がなくなるってこんなに気がラクになるんだね
ふら ふら
明日からもがんばれそうな気がする

chapter.18 未来への希望

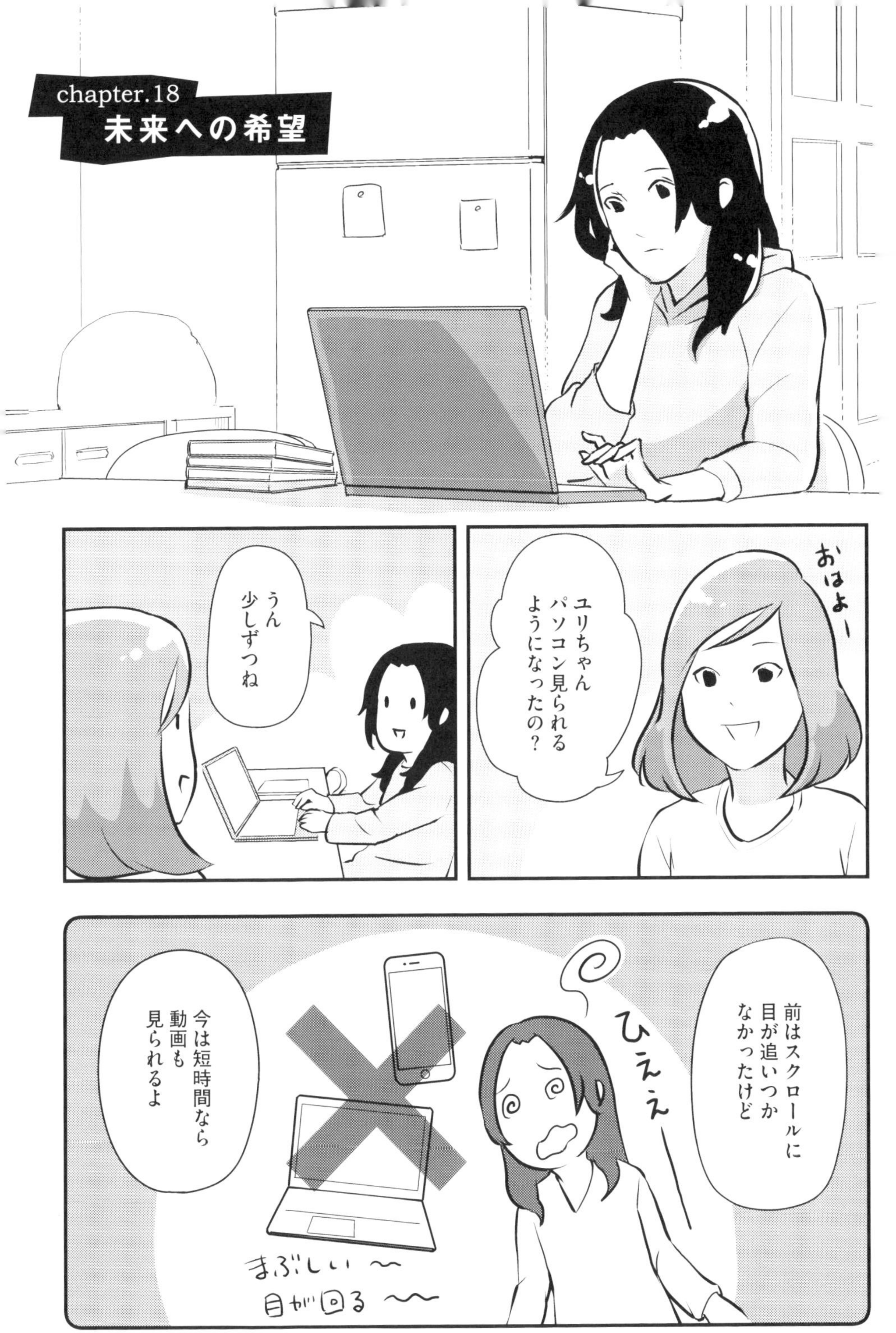
おはよー
ユリちゃん
パソコン見られる
ようになったの？
うん
少しずつね
前はスクロールに
目が追いつか
なかったけど
ひええ
今は短時間なら
動画も
見られるよ
まぶしい〜
目が回る〜〜

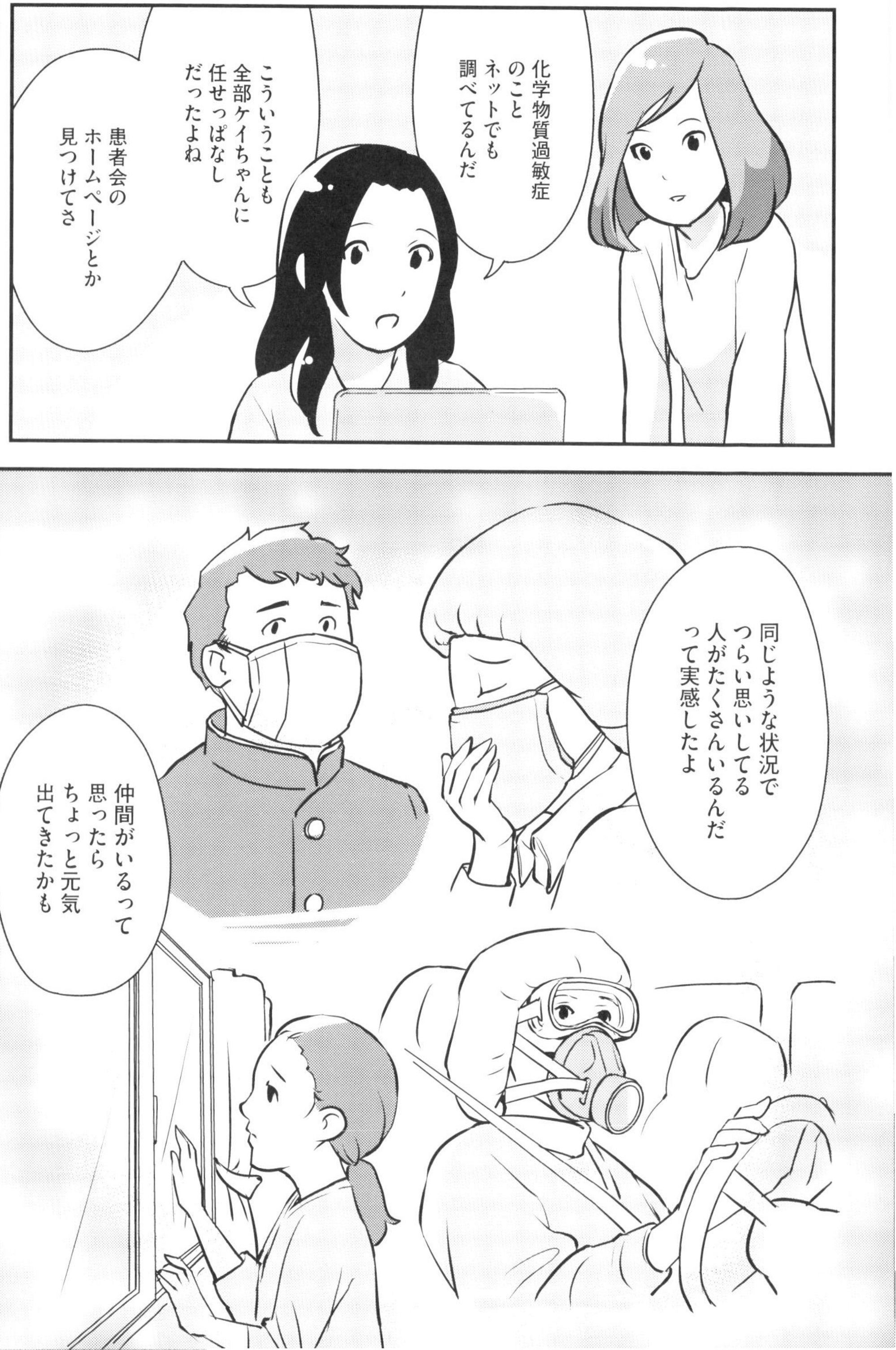
化学物質過敏症のことネットでも調べてるんだ
こういうことも全部ケイちゃんに任せっぱなしだったよね
患者会のホームページとか見つけてさ
同じような状況でつらい思いしてる人がたくさんいるんだって実感したよ
仲間がいるって思ったらちょっと元気出てきたかも

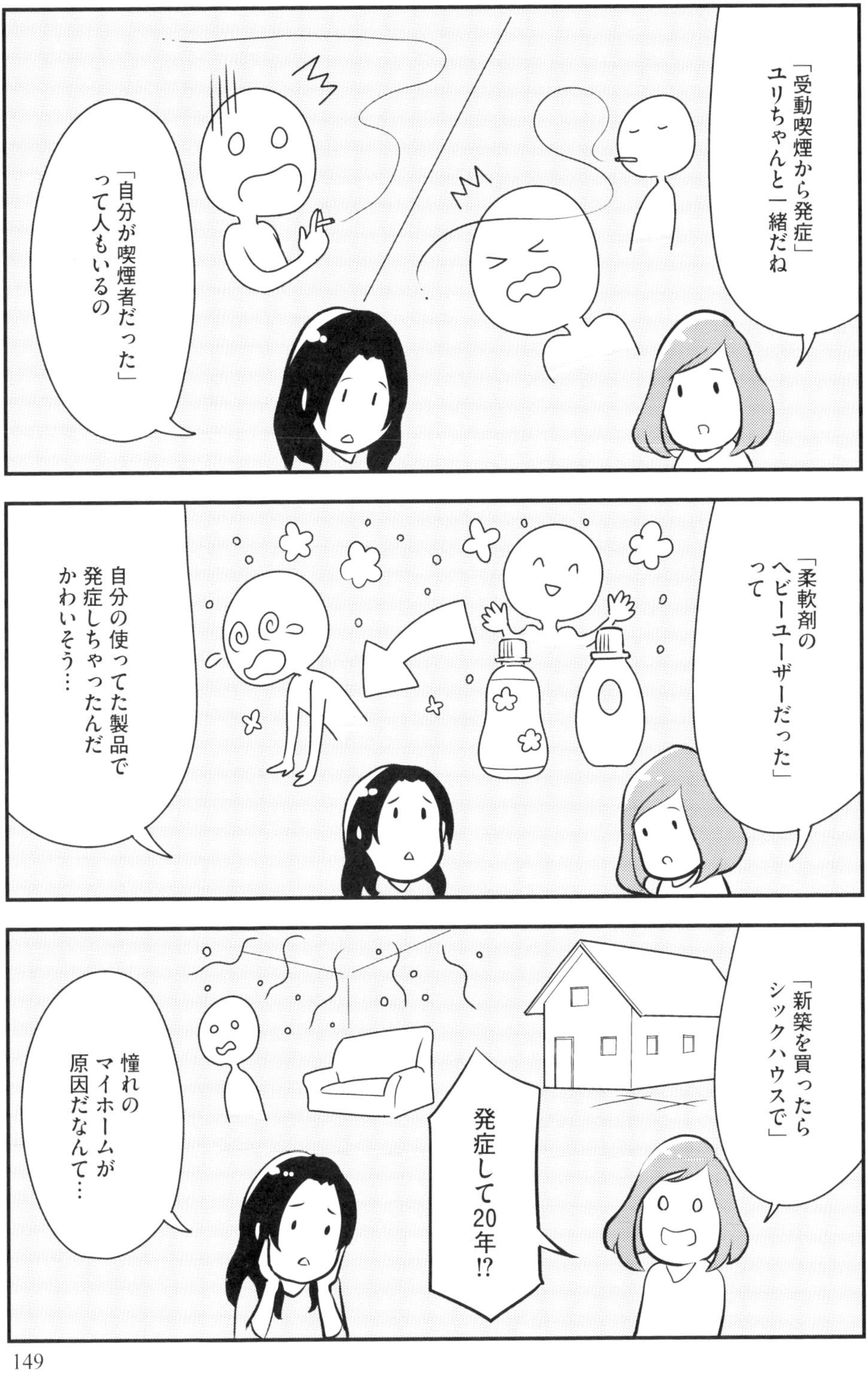
「受動喫煙から発症」
ユリちゃんと一緒だね
「自分が喫煙者だった」
って人もいるの
「柔軟剤の
ヘビーユーザーだった」
って
自分の使ってた製品で
発症しちゃったんだ
かわいそう…
「新築を買ったら
シックハウスで」
発症して20年!?
憧れの
マイホームが
原因だなんて…

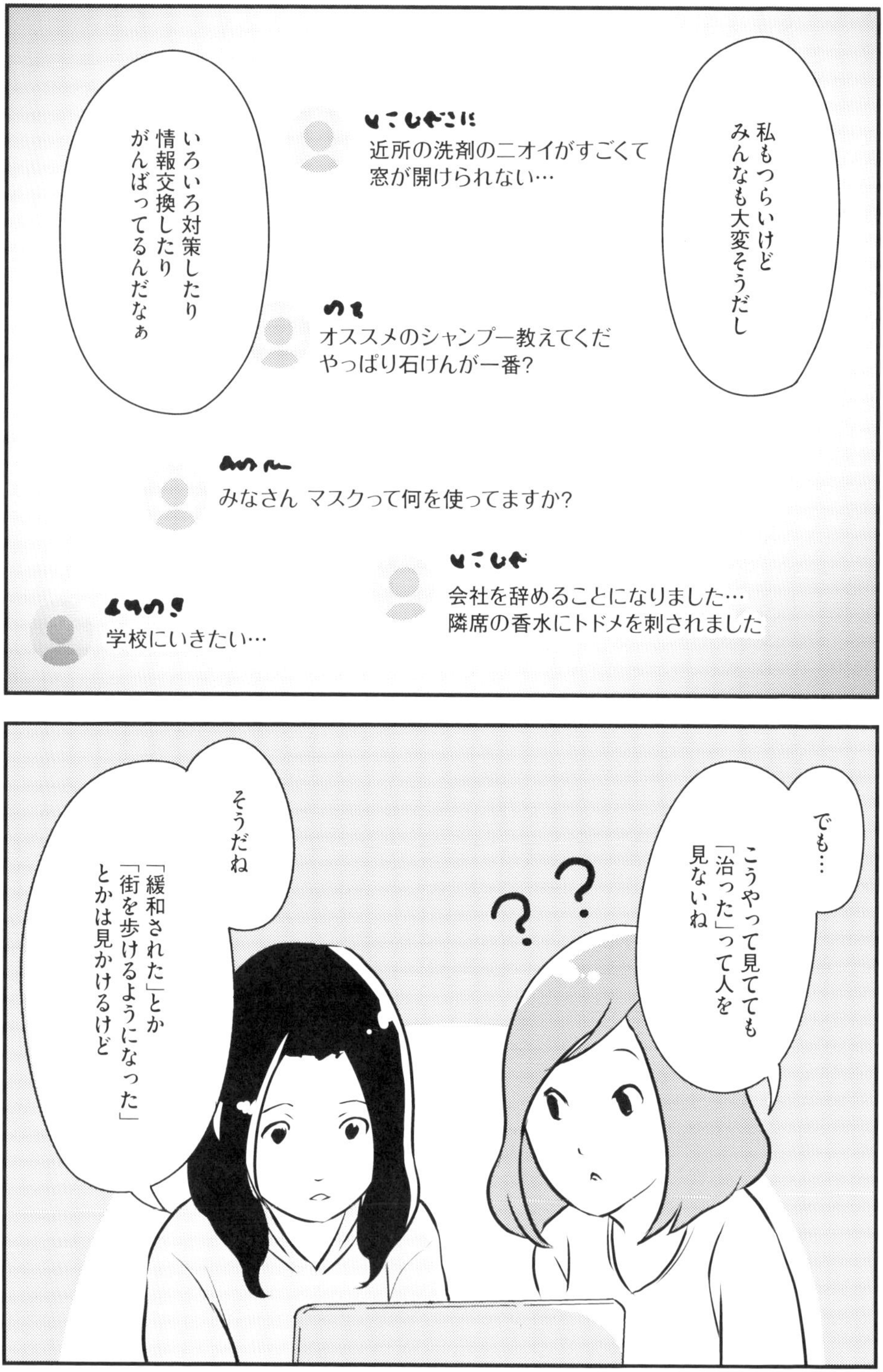
私もつらいけど
みんなも大変そうだし
近所の洗剤のニオイがすごくて
窓が開けられない…
オススメのシャンプー教えてくだ
やっぱり石けんが一番?
いろいろ対策したり
情報交換したり
がんばってるんだなぁ
みなさん マスクって何を使ってますか?
会社を辞めることになりました…
隣席の香水にトドメを刺されました
学校にいきたい…
でも…
こうやって見てても
「治った」って人を
見ないね
そうだね
「緩和された」とか
「街を歩けるようになった」
とかは見かけるけど

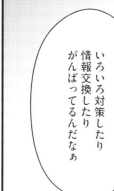

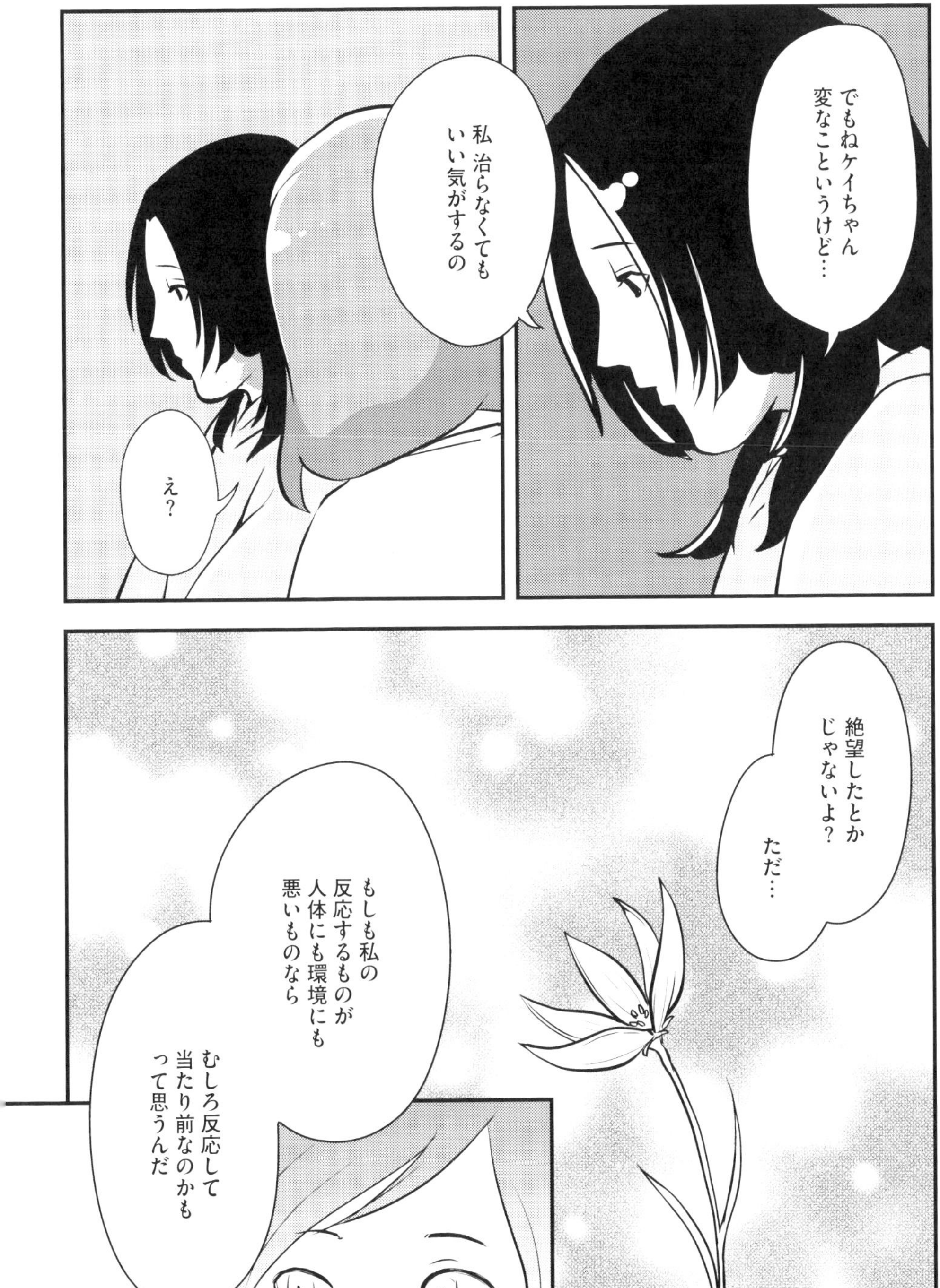
でもねケイちゃん
変なこというけど…
私 治らなくても
いい気がするの
え?
絶望したとか
じゃないよ?
ただ…
もしも私の
反応するものが
人体にも環境にも
悪いものなら
むしろ反応して
当たり前なのかも
って思うんだ

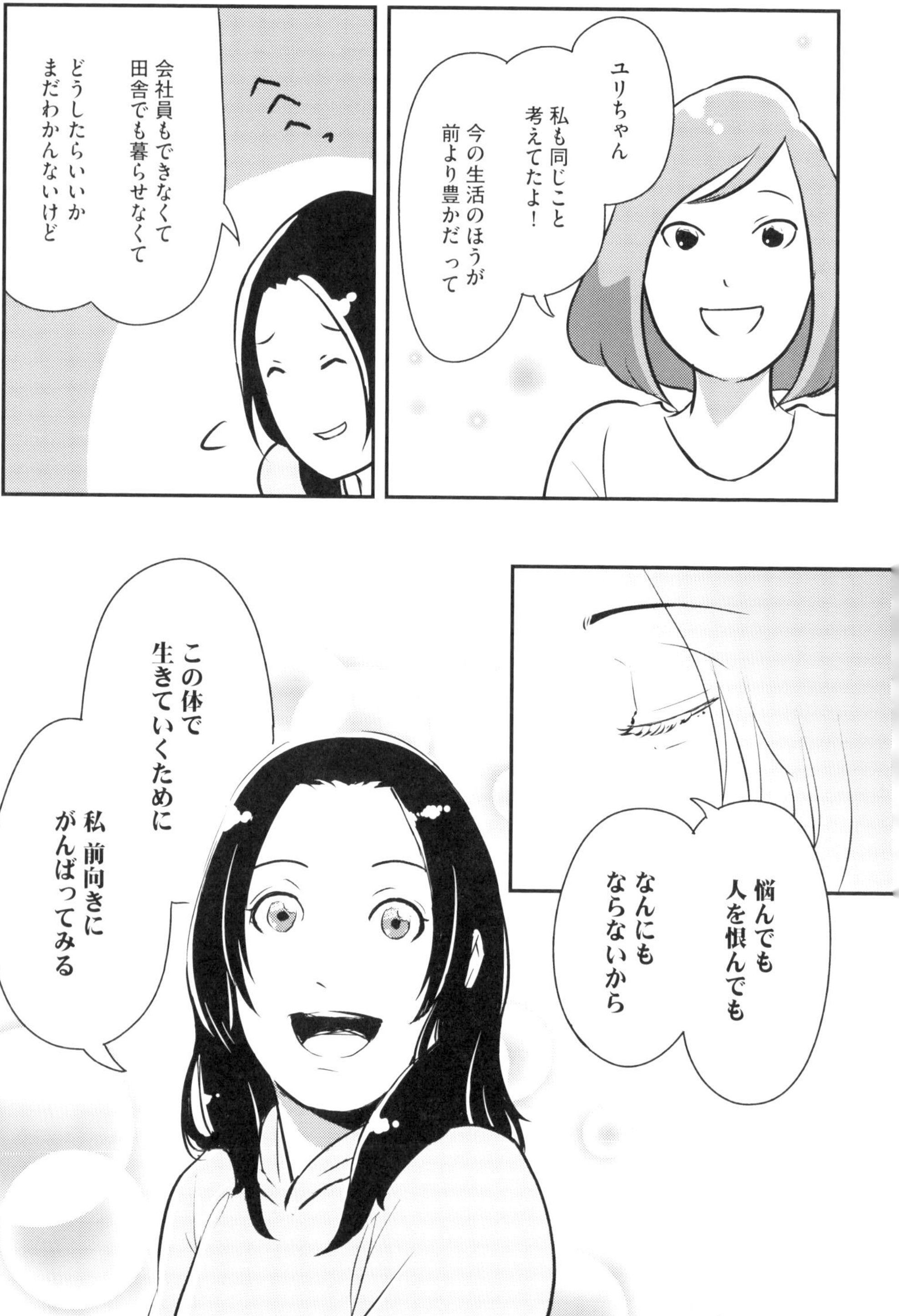
ユリちゃん
私も同じこと考えてたよ！ 今の生活のほうが前より豊かだって
会社員もできなくて 田舎でも暮らせなくて どうしたらいいか まだわかんないけど
悩んでも 人を恨んでも なんにも ならないから
この体で 生きていくために 私 前向きに がんばってみる

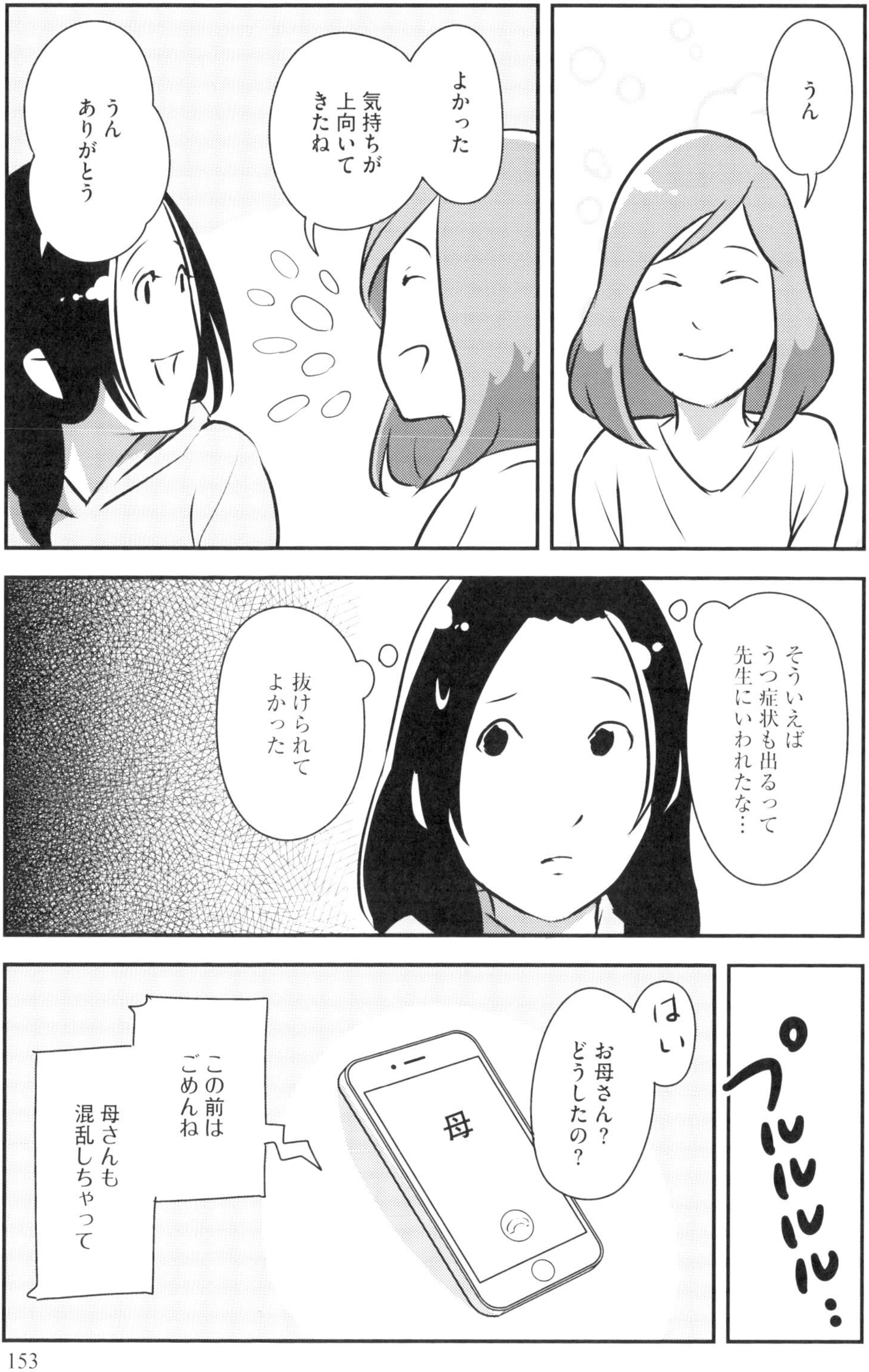
うん
よかった
気持ちが上向いてきたね
うん ありがとう
そういえばうつ症状も出るって先生にいわれたな…
抜けられてよかった
プルルルル・
はい
お母さん？どうしたの？
母
この前はごめんね
母さんも混乱しちゃって

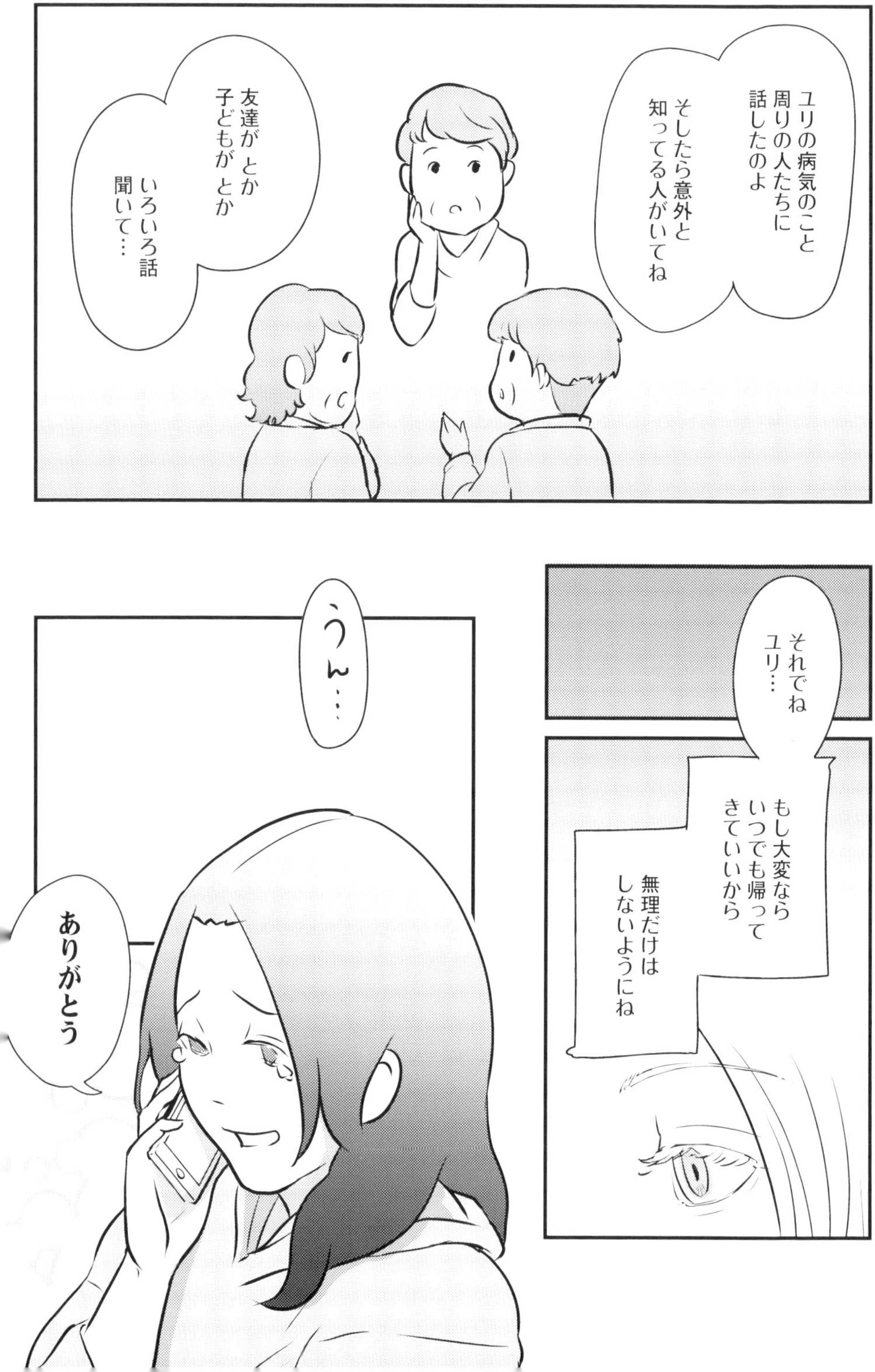
ユリの病気のこと
周りの人たちに
話したのよ
そしたら意外と
知ってる人がいてね
友達が とか
子どもが とか
いろいろ話
聞いて…
それでね
ユリ…
もし大変なら
いつでも帰って
きていいから
無理だけは
しないようにね
うん…
ありがとう

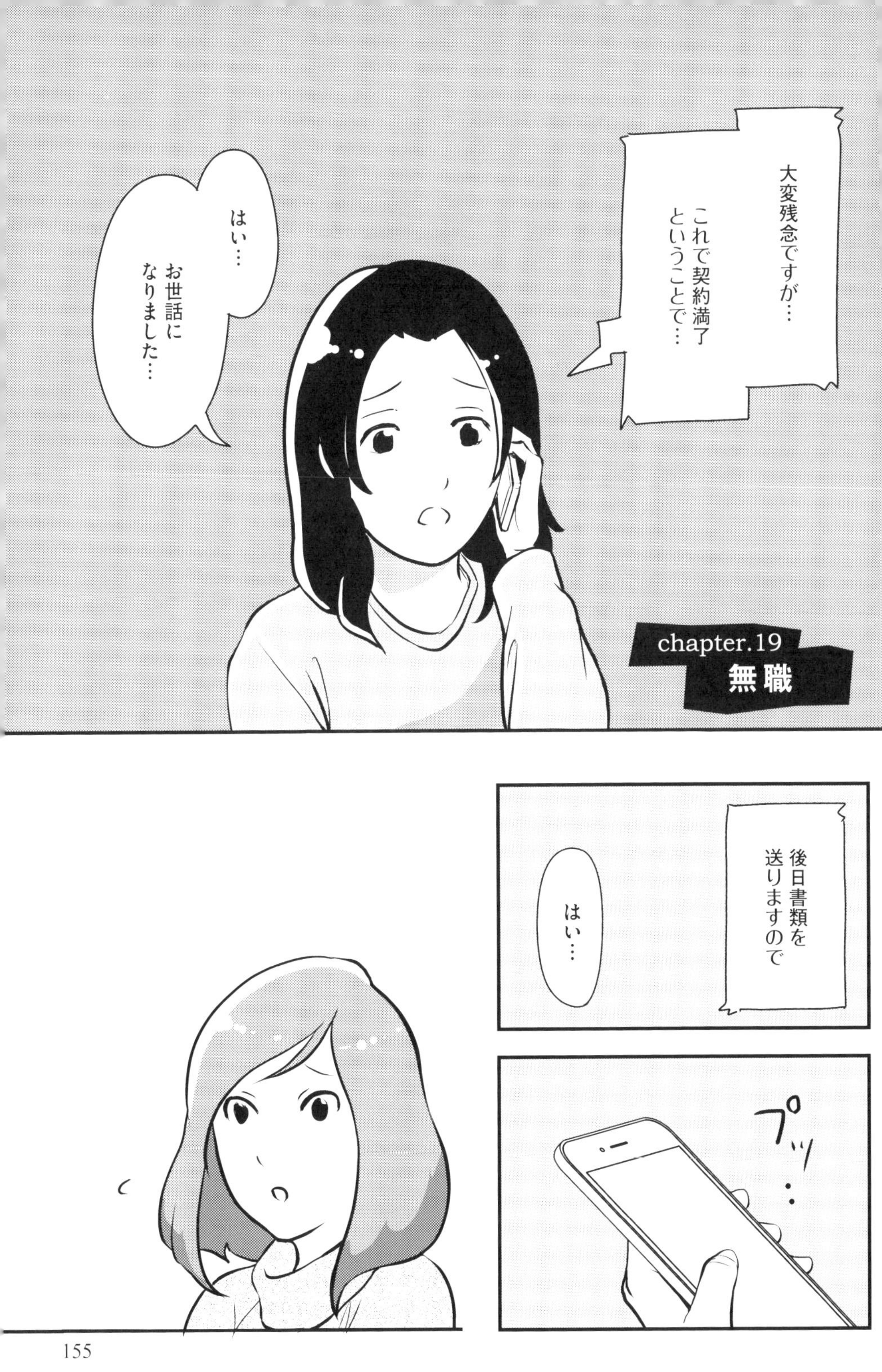
大変残念ですが…
これで契約満了ということで…
はい…
お世話になりました…
chapter.19
無職
後日書類を送りますので
はい…
プッ…

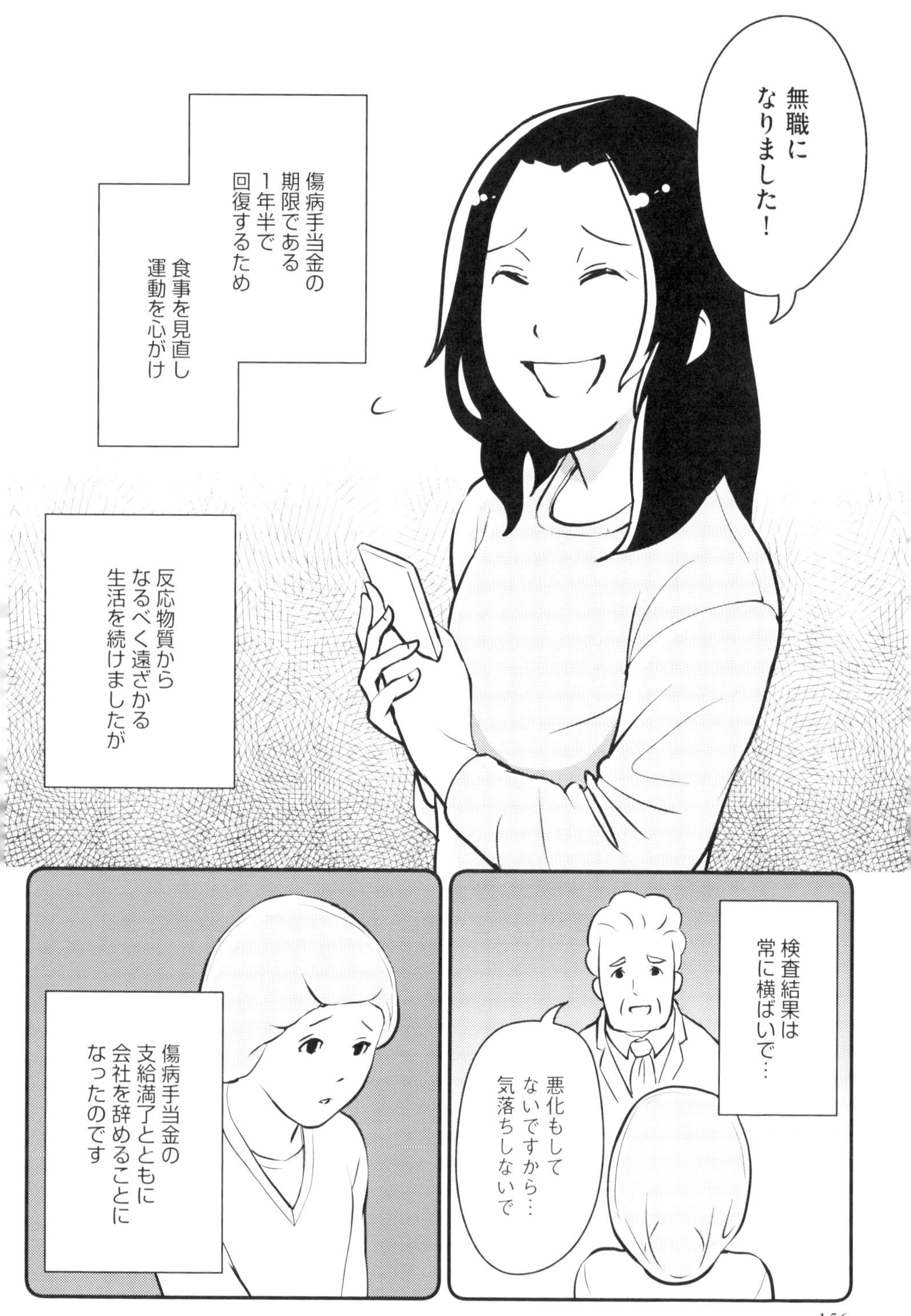
無職に なりました！
傷病手当金の 期限である 1年半で 回復するため
食事を見直し 運動を心がけ
反応物質から なるべく遠ざかる 生活を続けましたが
検査結果は 常に横ばいで…
悪化もして ないですから… 気落ちしないで
傷病手当金の 支給満了とともに 会社を辞めることに なったのです

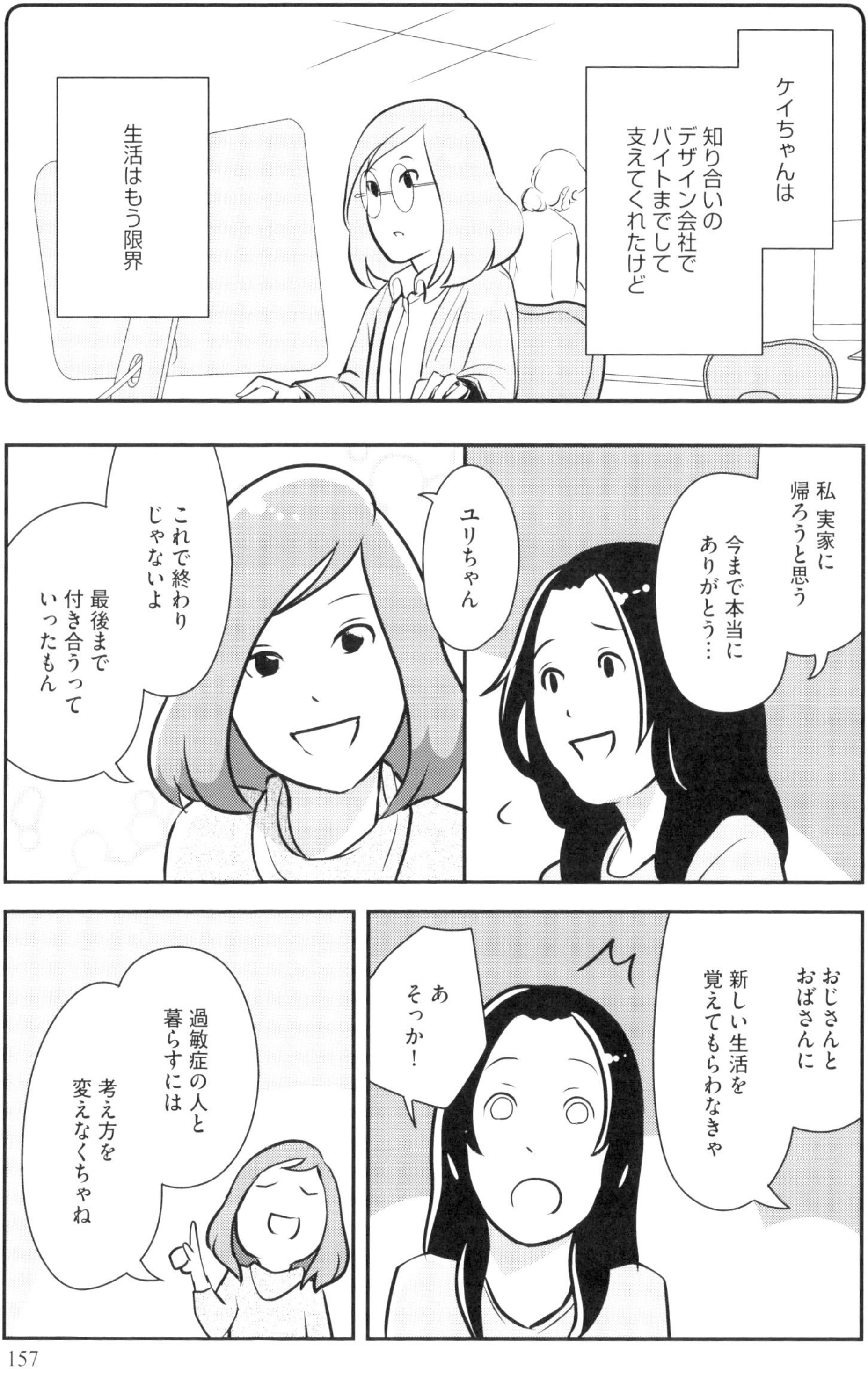
ケイちゃんは 知り合いの デザイン会社で バイトまでして 支えてくれたけど
生活はもう限界
私 実家に帰ろうと思う 今まで本当にありがとう…
ユリちゃん
これで終わりじゃないよ 最後まで付き合うっていったもん
おじさんとおばさんに 新しい生活を覚えてもらわなきゃ
あ そっか!
過敏症の人と暮らすには 考え方を変えなくちゃね

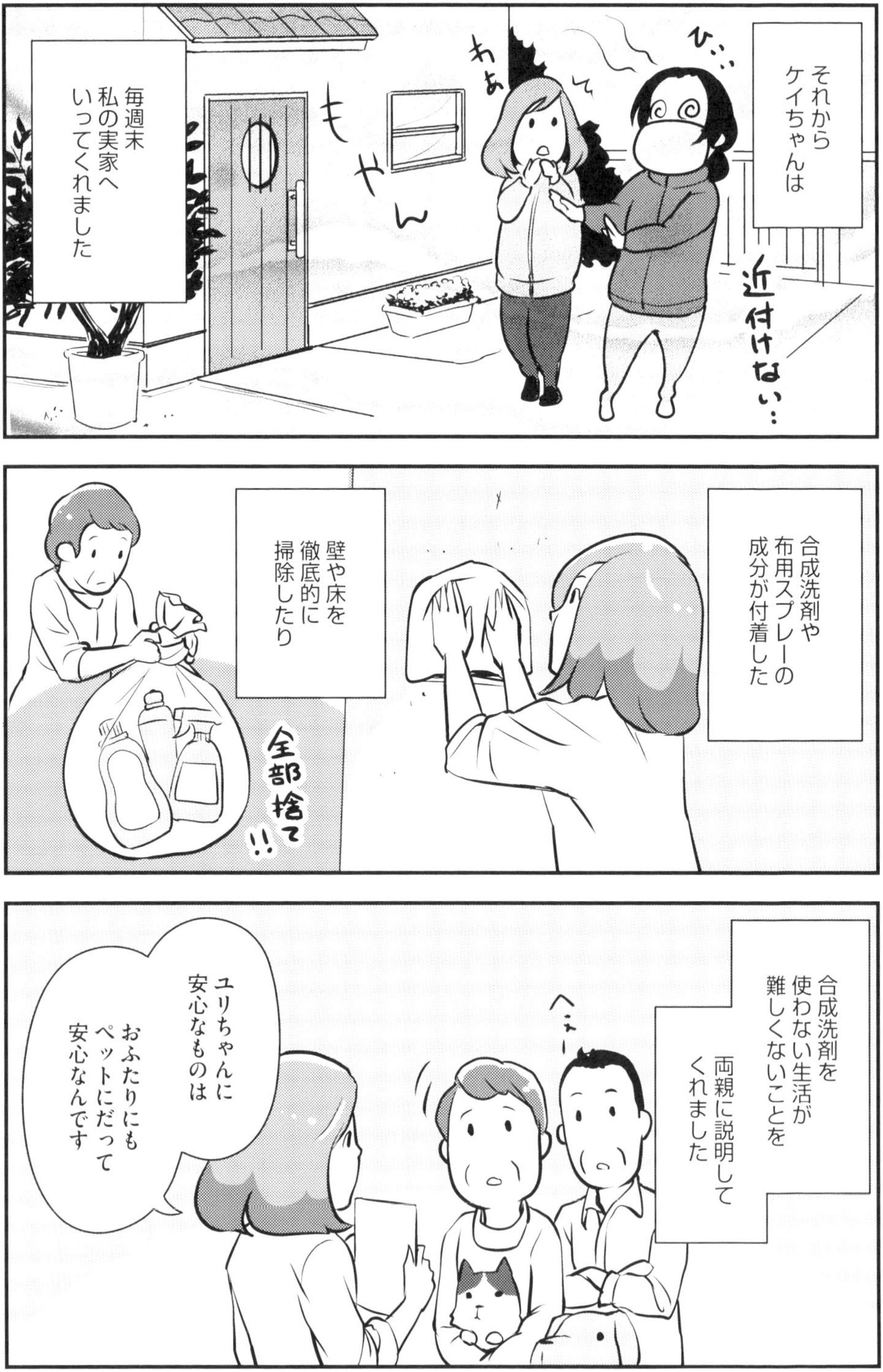
それから
ケイちゃんは
ひ…
近付けない…
わぁ
もやん
毎週末
私の実家へ
いってくれました
合成洗剤や
布用スプレーの
成分が付着した
壁や床を
徹底的に
掃除したり
全部捨て!!
合成洗剤を
使わない生活が
難しくないことを
両親に説明して
くれました
へぇ…
ユリちゃんに
安心なものは
おふたりにも
ペットにだって
安心なんです

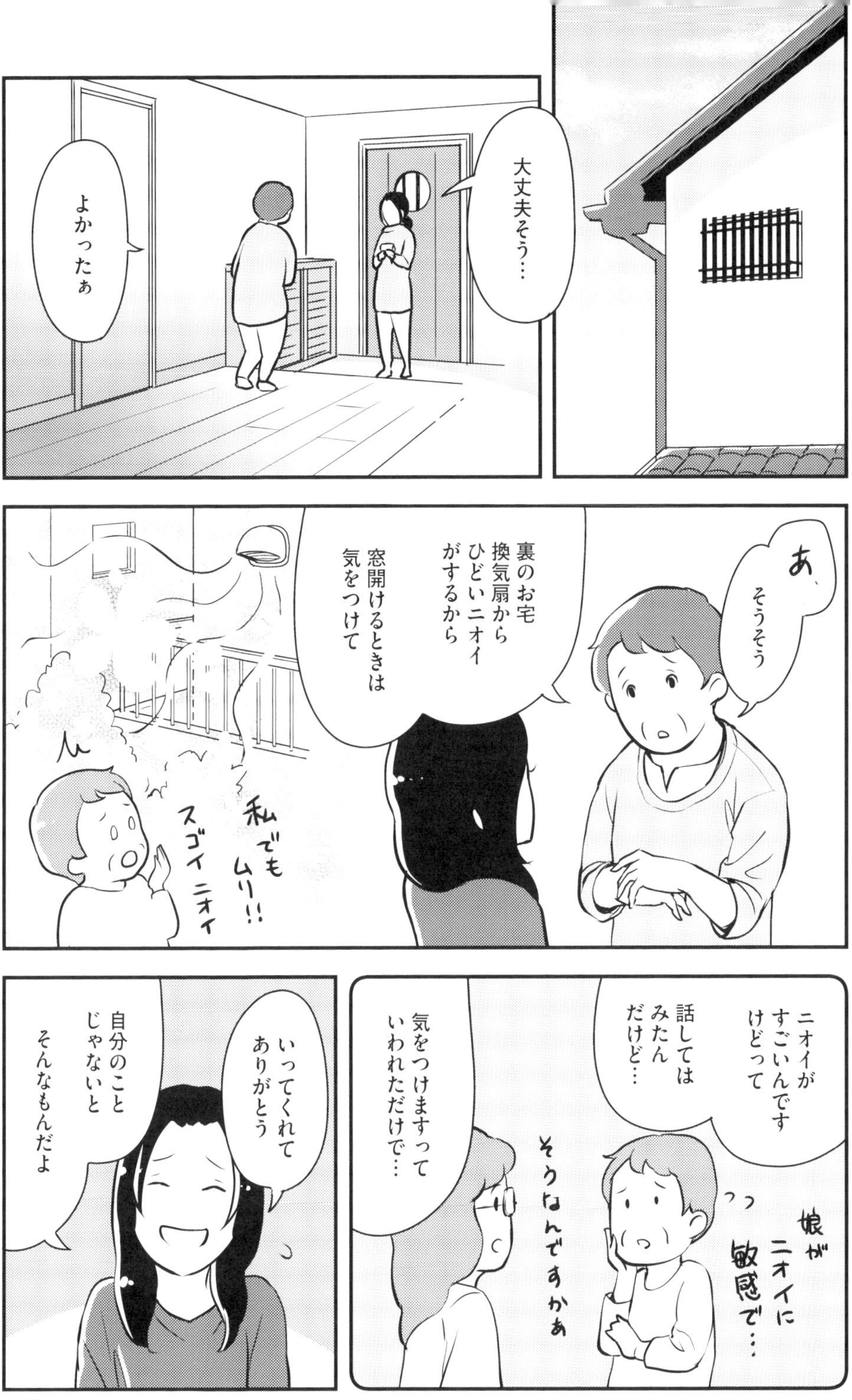
大丈夫そう…
よかったぁ
あ、
そうそう
裏のお宅
換気扇から
ひどいニオイ
がするから
窓開けるときは
気をつけて
私でもムリ!!
スゴイニオイ
ニオイが
すごいんです
けどって
話しては
みたん
だけど…
気をつけますって
いわれただけで…
娘が
ニオイに
敏感で…
そうなんですかぁ
いってくれて
ありがとう
自分のこと
じゃないと
そんなもんだよ

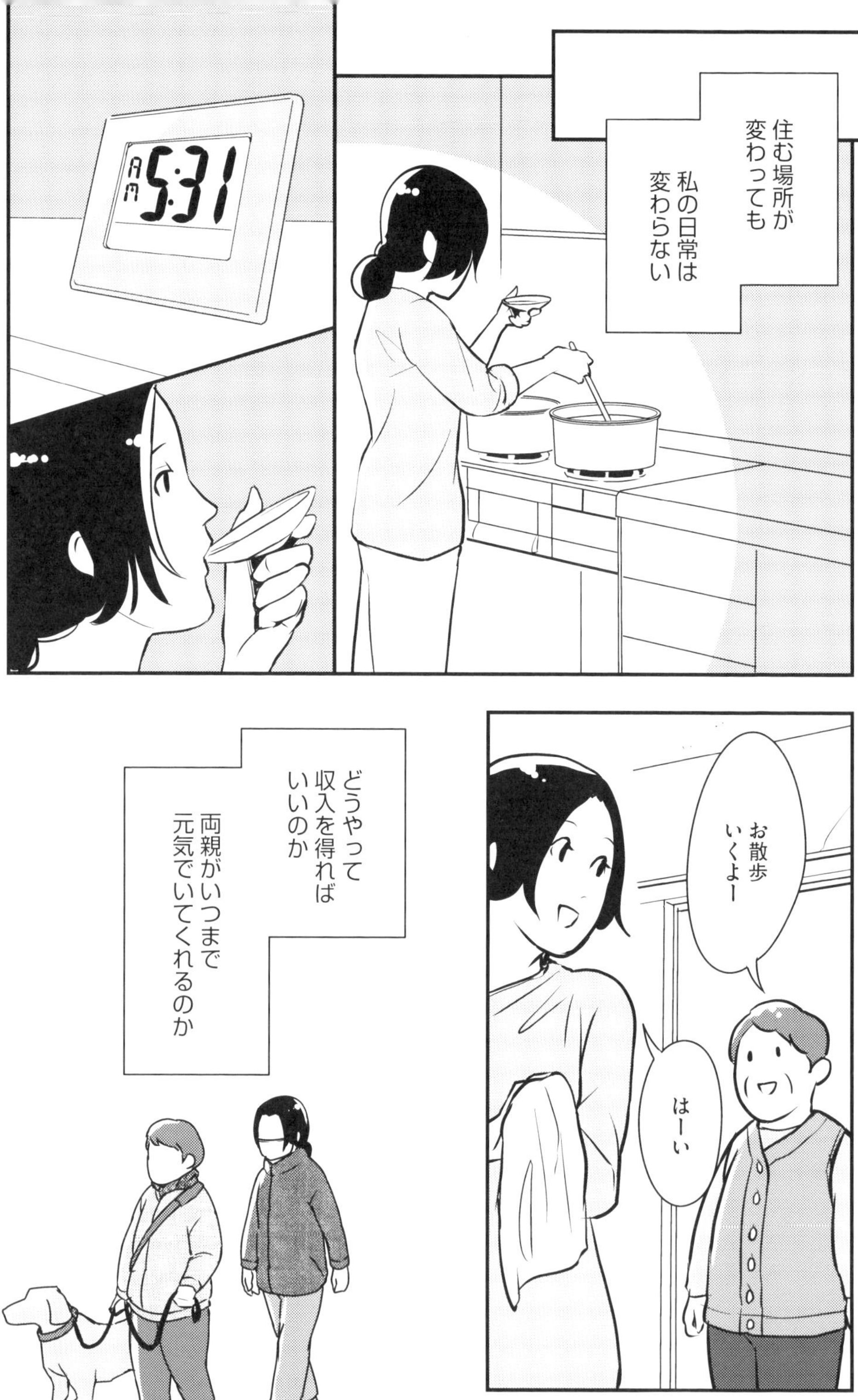
住む場所が
変わっても
私の日常は
変わらない
AM 5:31
お散歩
いくよー
はーい
どうやって
収入を得れば
いいのか
両親がいつまで
元気でいてくれるのか

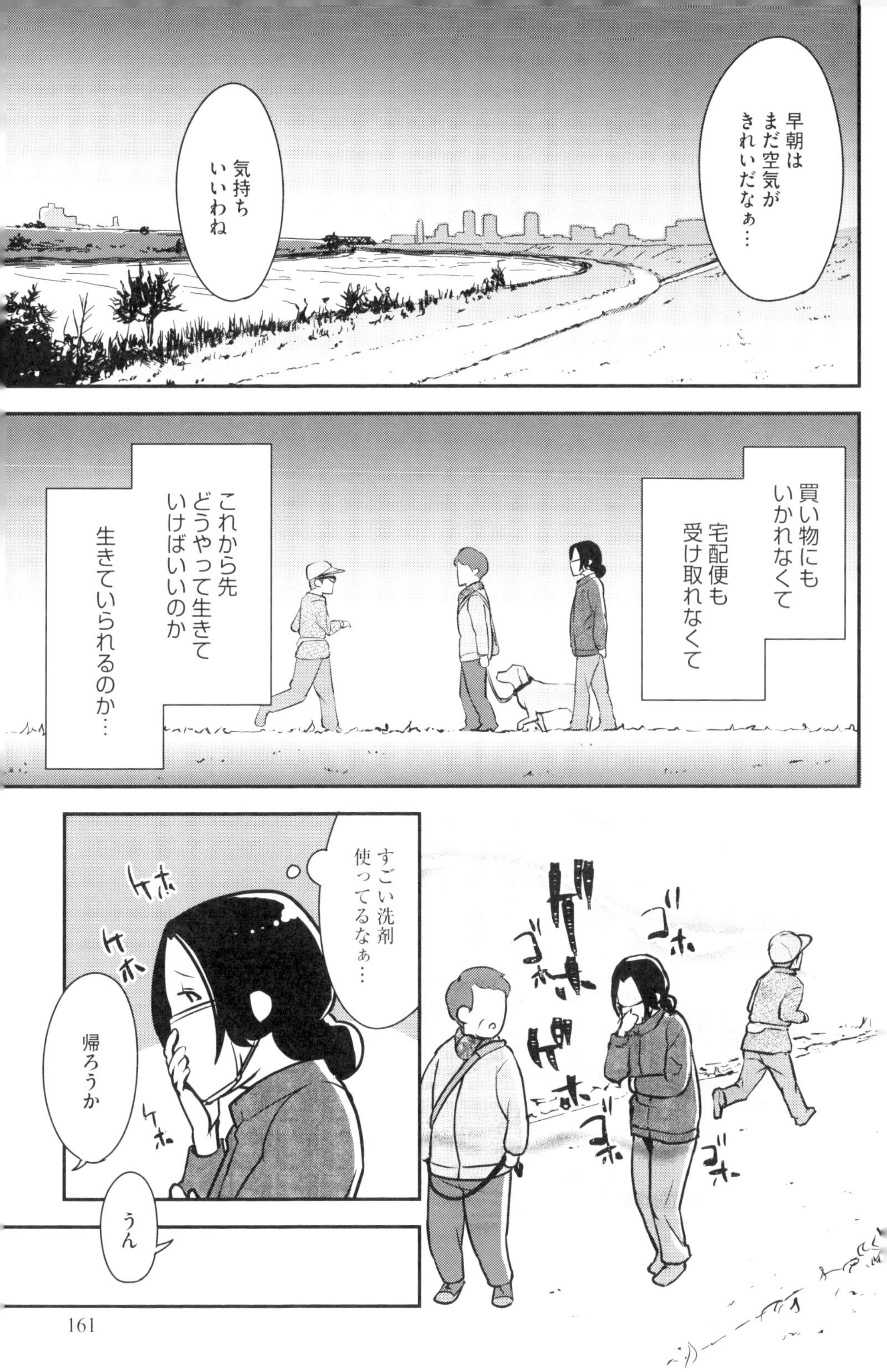
早朝は
まだ空気が
きれいだなぁ…
気持ち
いいわね
買い物にも
いかれなくて
宅配便も
受け取れなくて
これから先
どうやって生きて
いけばいいのか
生きていられるのか…
ゴホ
ゲホ
ゴホ
すごい洗剤
使ってるなぁ…
ケホ
ケホ
帰ろうか
うん

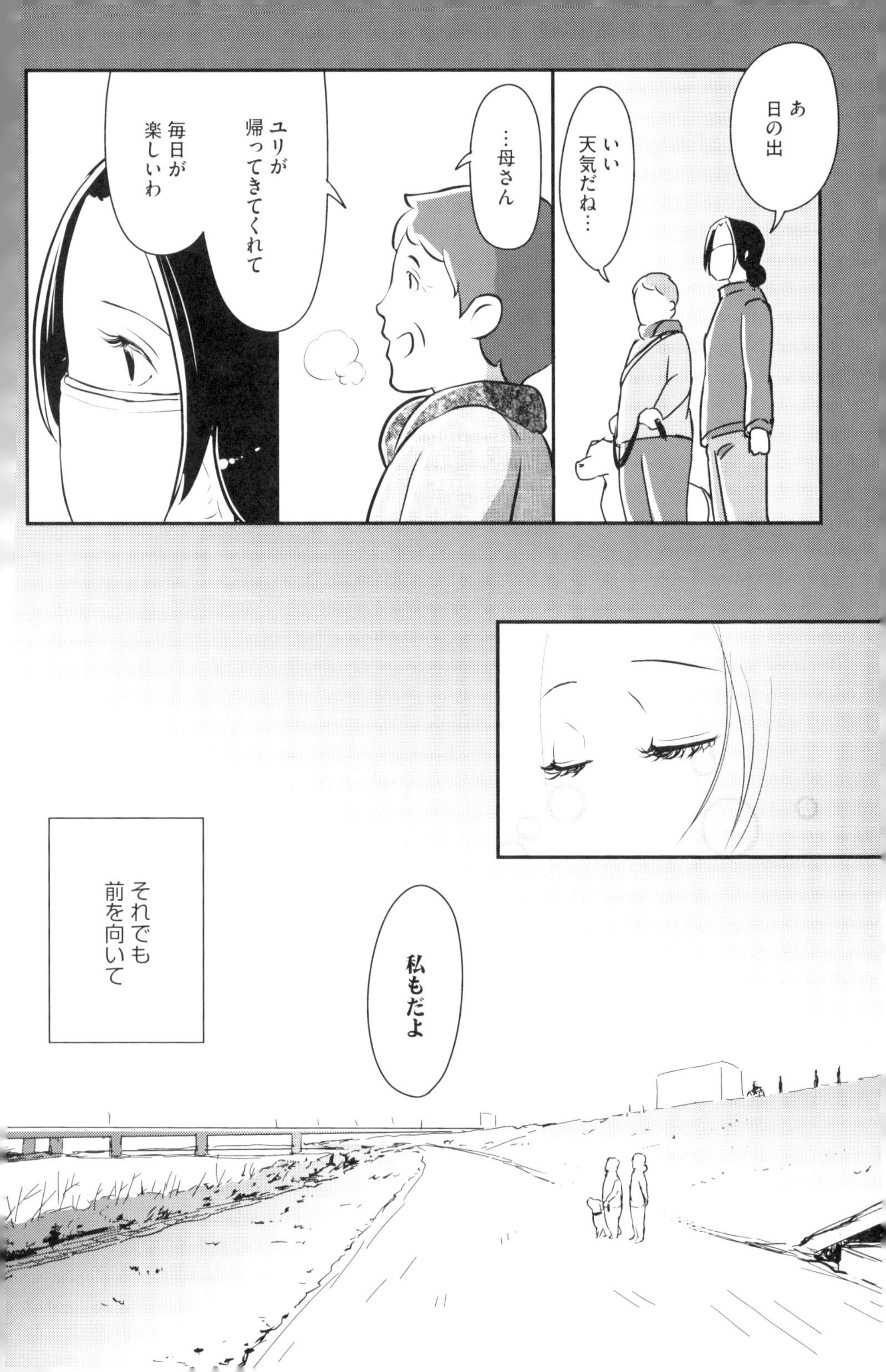

あ日の出
いい天気だね…
…母さん
ユリが帰ってきてくれて毎日が楽しいわ
私もだよ
それでも前を向いて

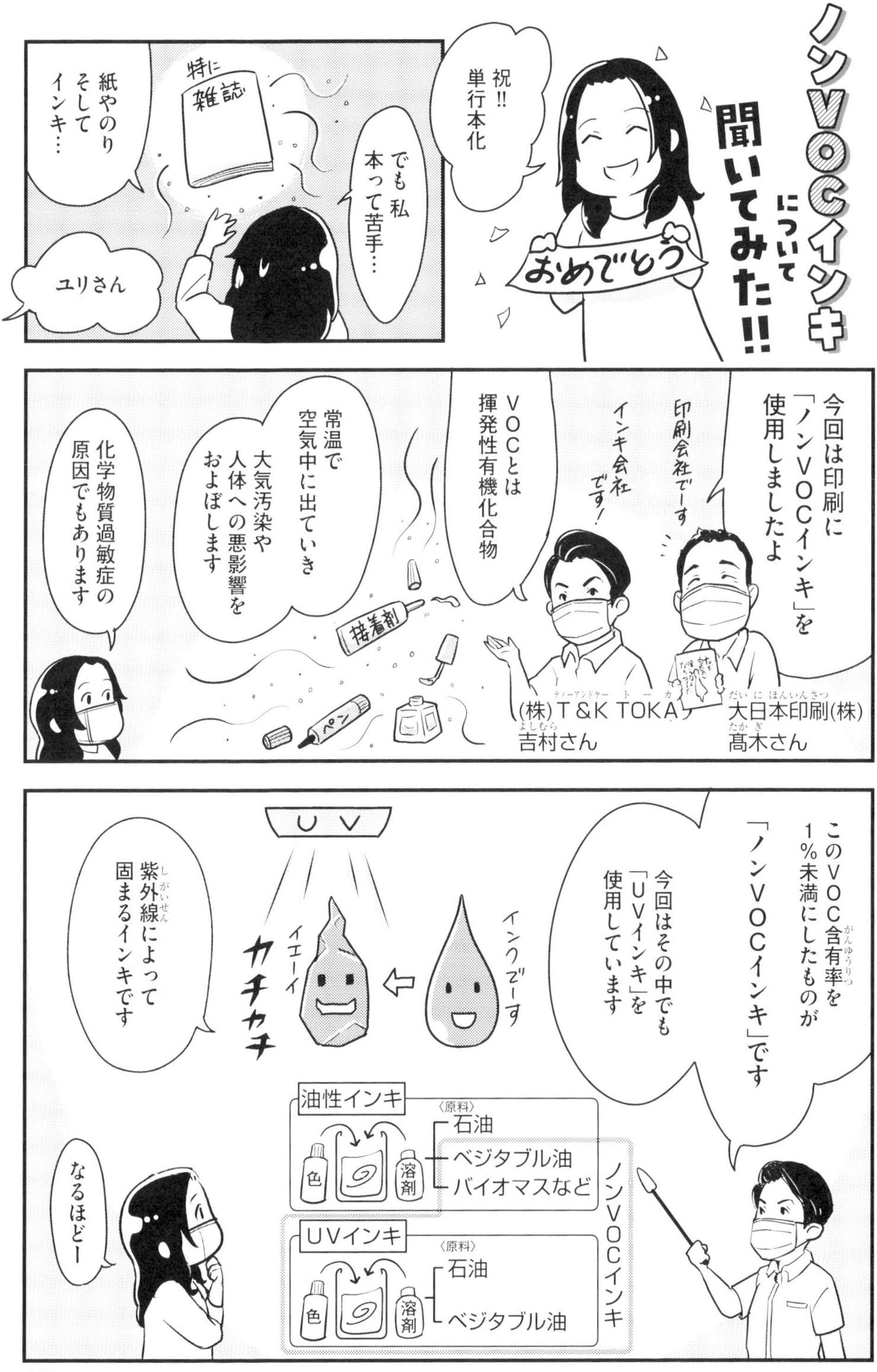

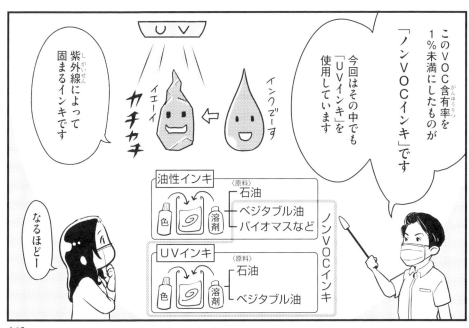

ノンVOCインキについて聞いてみた!!
祝!! 単行本化
おめでとう
でも私 本って苦手…
特に 雑誌
紙やのり そしてインキ…
ユリさん
今回は印刷に「ノンVOCインキ」を使用しましたよ
印刷会社でーす
インキ会社です!
VOCとは揮発性有機化合物
常温で空気中に出ていき
大気汚染や人体への悪影響をおよぼします
化学物質過敏症の原因でもあります
接着剤
ペン
大日本印刷《だいにほんいんさつ》(株)
髙木《たかぎ》さん
(株)T&K《ティーアンドケー》 TOKA《トーカ》
吉村《よしむら》さん
このVOC含有率《がんゆうりつ》を1%未満にしたものが「ノンVOCインキ」です
今回はその中でも「UVインキ」を使用しています
UV
インクでーす
イエーイ
カチカチ
紫外線《しがいせん》によって固まるインキです
油性インキ
〈原料〉
石油
ベジタブル油
バイオマスなど
色
溶剤
UVインキ
〈原料〉
石油
ベジタブル油
色
溶剤
ノンVOCインキ
なるほどー

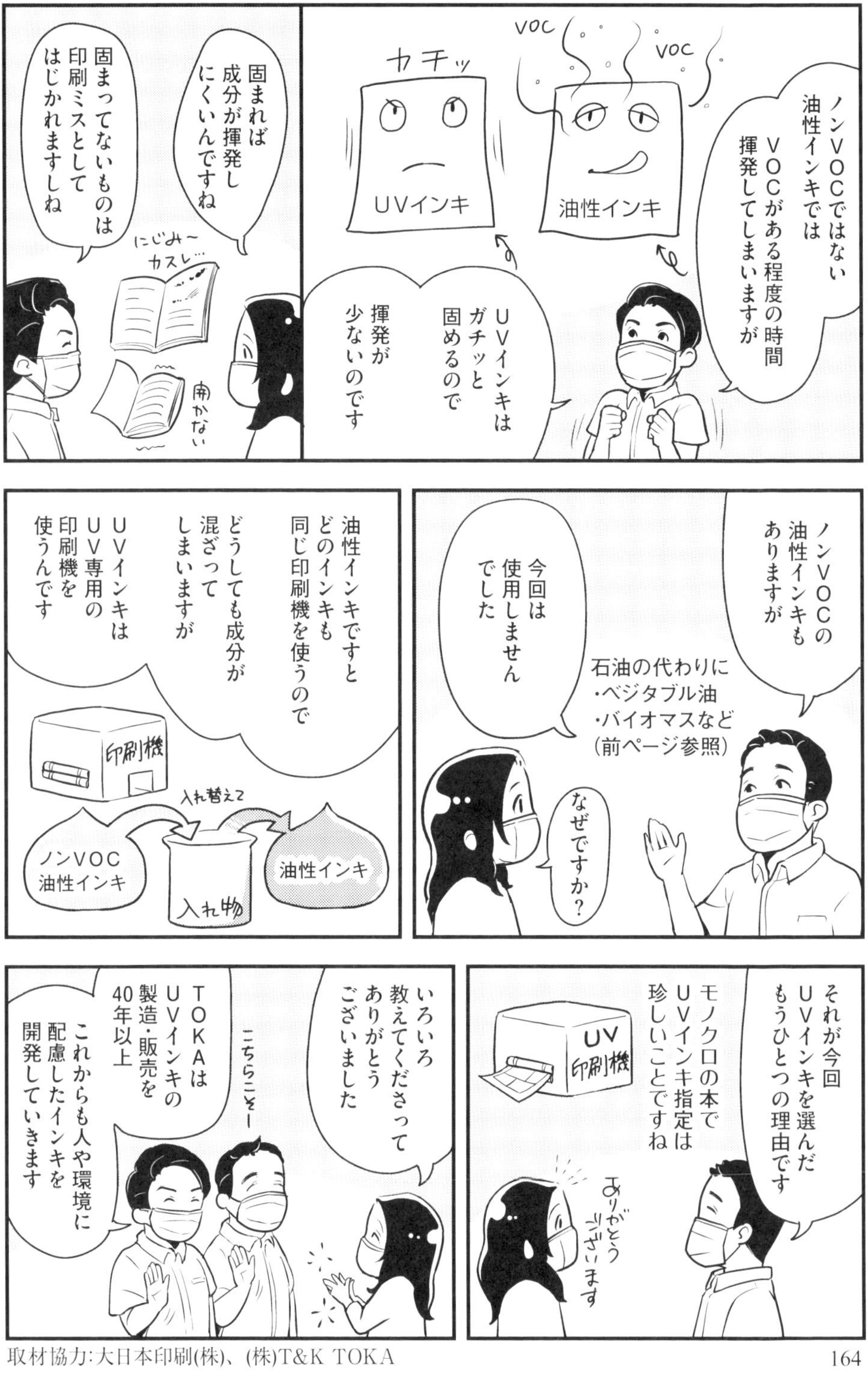
ノンVOCではない
油性インキでは
VOCがある程度の時間
揮発してしまいますが
VOC
VOC
カチッ
UVインキ
油性インキ
UVインキは
ガチッと
固めるので
揮発が
少ないのです
固まれば
成分が揮発し
にくいんですね
固まってないものは
印刷ミスとして
はじかれますしね
にじみ〜
カスレ…
乾かない
ノンVOCの
油性インキも
ありますが
石油の代わりに
・ベジタブル油
・バイオマスなど
(前ページ参照)
今回は
使用しません
でした
なぜですか？
油性インキですと
どのインキも
同じ印刷機を使うので
どうしても成分が
混ざって
しまいますが
UVインキは
UV専用の
印刷機を
使うんです
印刷機
入れ替えて
ノンVOC
油性インキ
入れ物
油性インキ
それが今回
UVインキを選んだ
もうひとつの理由です
モノクロの本で
UVインキ指定は
珍しいことですね
UV
印刷機
ありがとう
ございます
いろいろ
教えてくださって
ありがとう
ございました
こちらこそ〜
TOKAは
UVインキの
製造・販売を
40年以上
これからも人や環境に
配慮したインキを
開発していきます

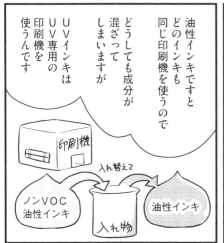

取材協力:大日本印刷(株)、(株)T&K TOKA

はじめよう
アルカリ洗濯

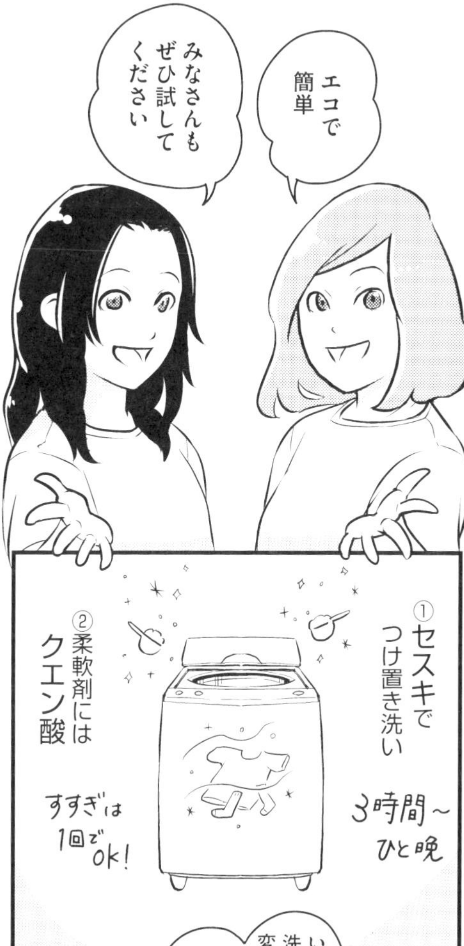

エコで簡単
みなさんもぜひ試してください
①セスキでつけ置き洗い
3時間～ひと晩
②柔軟剤にはクエン酸
すすぎは1回でOK!
いままでの洗濯と変わらず人にも環境にも優しい
うん♡
無臭

洗濯機をキレイにしよう

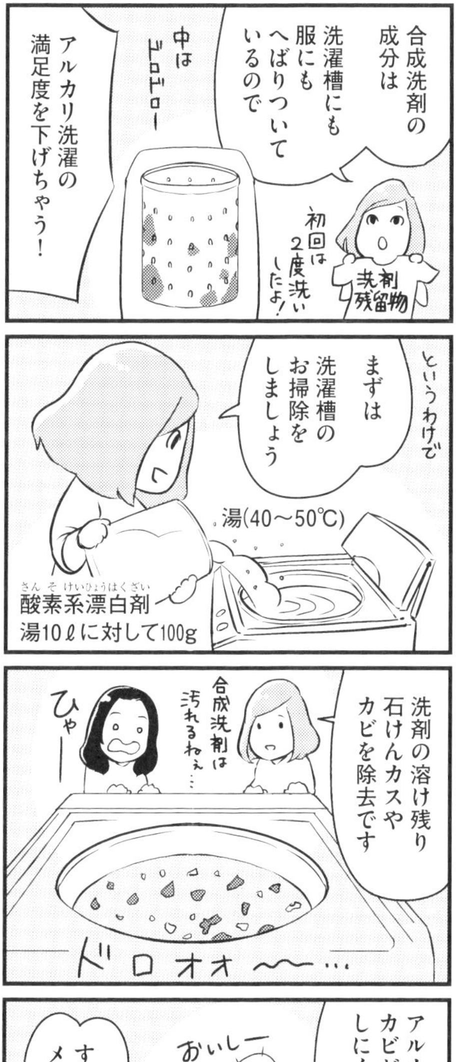

合成洗剤の成分は洗濯槽にも服にもへばりついているので
中はドロドロ～
アルカリ洗濯の満足度を下げちゃう!
初回は2度洗いしたよ!
洗剤残留物
というわけでまずは洗濯槽のお掃除をしましょう
湯(40～50℃)
酸素系漂白剤《さんそけいひょうはくざい》
湯10ℓに対して100g
洗剤の溶け残り石けんカスやカビを除去です
合成洗剤は汚れるねぇ…
ひゃー
ドロオオ～～…
アルカリ洗濯はカビが発生しにくいです
カビのごはんにならないの
おいしー
洗剤
セスキ
これはムリ…
すごいメリット!

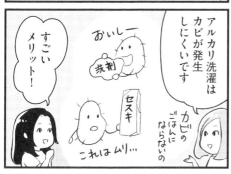

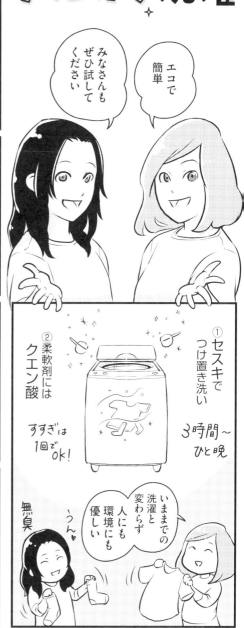

セスキとは

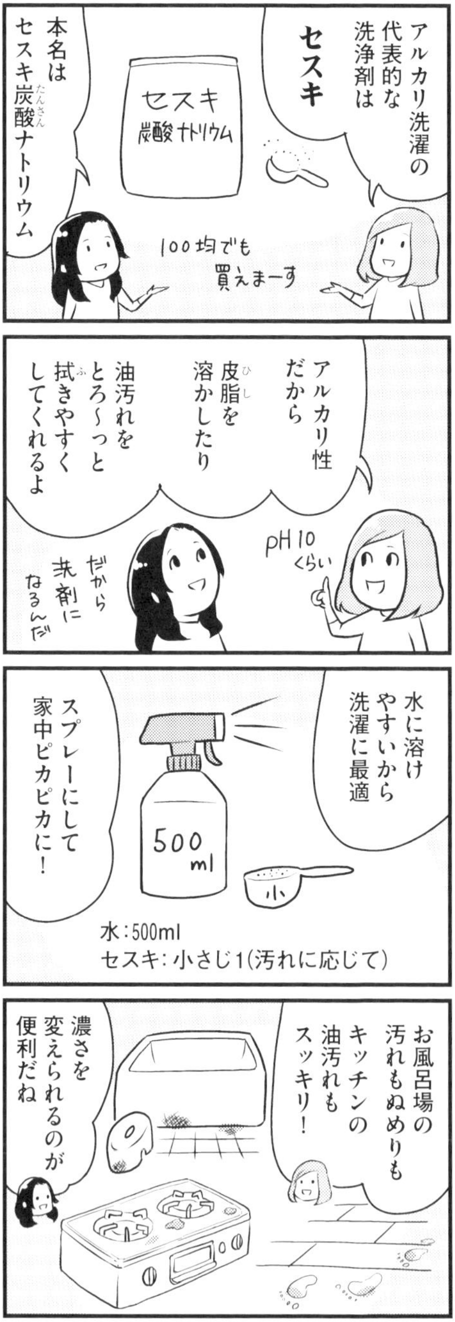

アルカリ洗濯の代表的な洗浄剤は
セスキ
本名はセスキ炭酸《たんさん》ナトリウム
セスキ
炭酸ナトリウム
100均でも買えまーす
アルカリ性だから皮脂《ひし》を溶かしたり
油汚れをとろ〜っと拭《ふ》きやすくしてくれるよ
pH10くらい
だから洗剤になるんだ
水に溶けやすいから洗濯に最適
スプレーにして家中ピカピカに！
500ml
小
水：500ml
セスキ：小さじ1（汚れに応じて）
お風呂場の汚れもぬめりもキッチンの油汚れもスッキリ！
濃さを変えられるのが便利だね

クエン酸とは

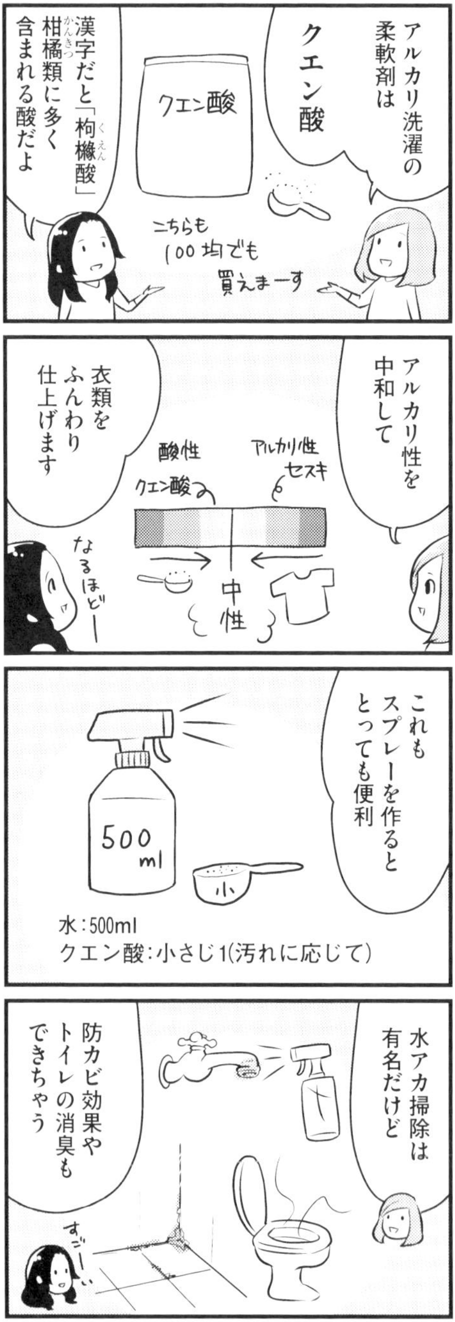

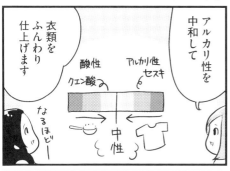

アルカリ洗濯の柔軟剤は
クエン酸
漢字だと「枸櫞《くえん》酸」柑橘《かんきつ》類に多く含まれる酸だよ
クエン酸
こちらも100均でも買えまーす
アルカリ性を中和して
衣類をふんわり仕上げます
酸性
アルカリ性
クエン酸
セスキ
中性
なるほどー
これもスプレーを作るととっても便利
500ml
小
水：500ml
クエン酸：小さじ1（汚れに応じて）
水アカ掃除は有名だけど
防カビ効果やトイレの消臭もできちゃう
すごーい

How to セスキ洗濯①

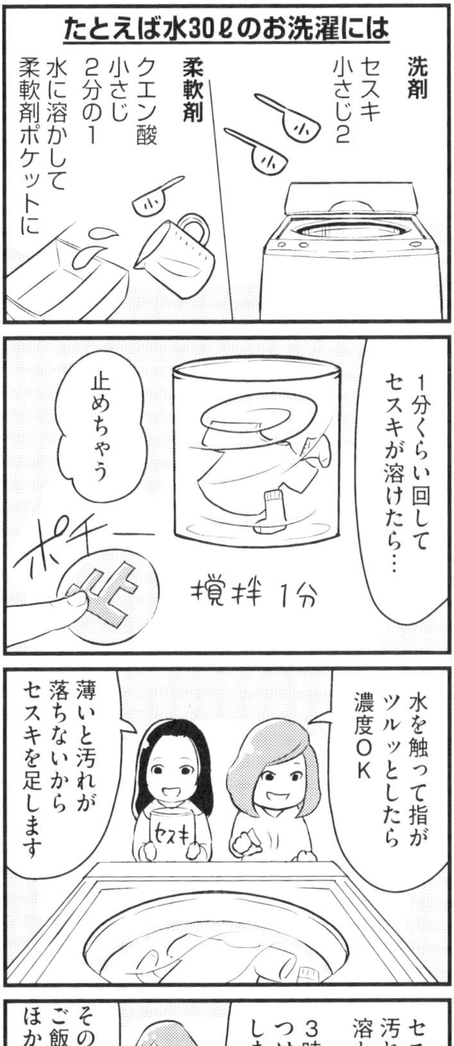

たとえば水30ℓのお洗濯には
洗剤
セスキ小さじ2
柔軟剤
クエン酸小さじ2分の1
水に溶かして柔軟剤ポケットに
1分くらい回してセスキが溶けたら…
止めちゃう
ポチー
撹拌 1分
水を触って指がツルッとしたら濃度OK
薄いと汚れが落ちないからセスキを足します
セスキ
セスキは汚れをゆっくり溶かし出すので
3時間以上つけ置きしまーす
その間にご飯を食べたりほかの家事したり

How to セスキ洗濯②

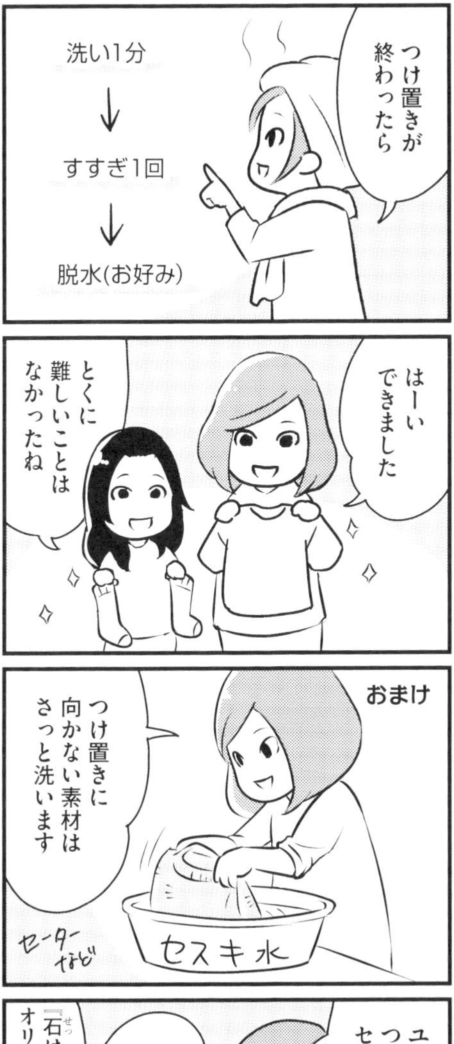

つけ置きが終わったら
洗い1分
↓
すすぎ1回
↓
脱水(お好み)
はーい できました
とくに難しいことはなかったね
おまけ
つけ置きに向かない素材はさっと洗います
セスキ水
セーターなど
ユリちゃんはつけ置きのいらないセスキ洗浄剤
「セスキプラス」を愛用してます
『石《せっ》けん百《ひゃっ》貨《か》』さんのオリジナル製品です
hyakka
エコ＆オシャレ紙パッケージ

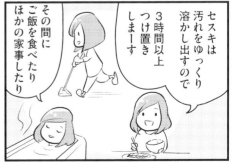

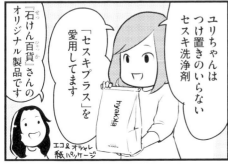

ミョウバン水の作り方

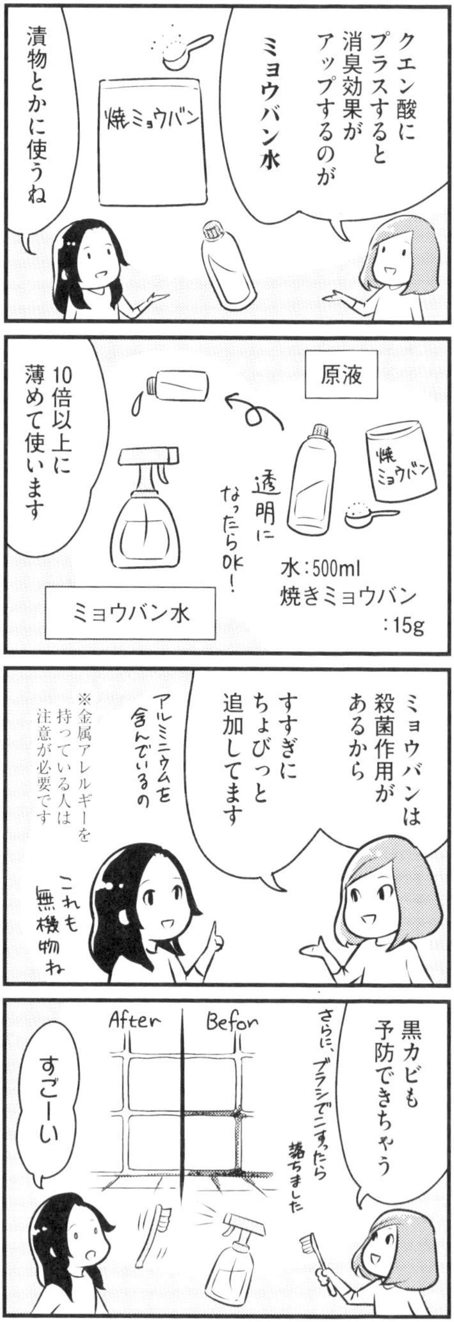
クエン酸にプラスすると消臭効果がアップするのが
ミョウバン水
焼ミョウバン
漬物とかに使うね
原液
透明になったらOK！
水：500ml
焼きミョウバン：15g
ミョウバン水
10倍以上に薄めて使います
ミョウバンは殺菌作用があるから
すすぎにちょびっと追加してます
アルミニウムを含んでいるの
※金属アレルギーを持っている人は注意が必要です
これも無機物ね
黒カビも予防できちゃう
さらに、ブラシでこすったら落ちました
After
Befor
すごーい

あのニオイ対策

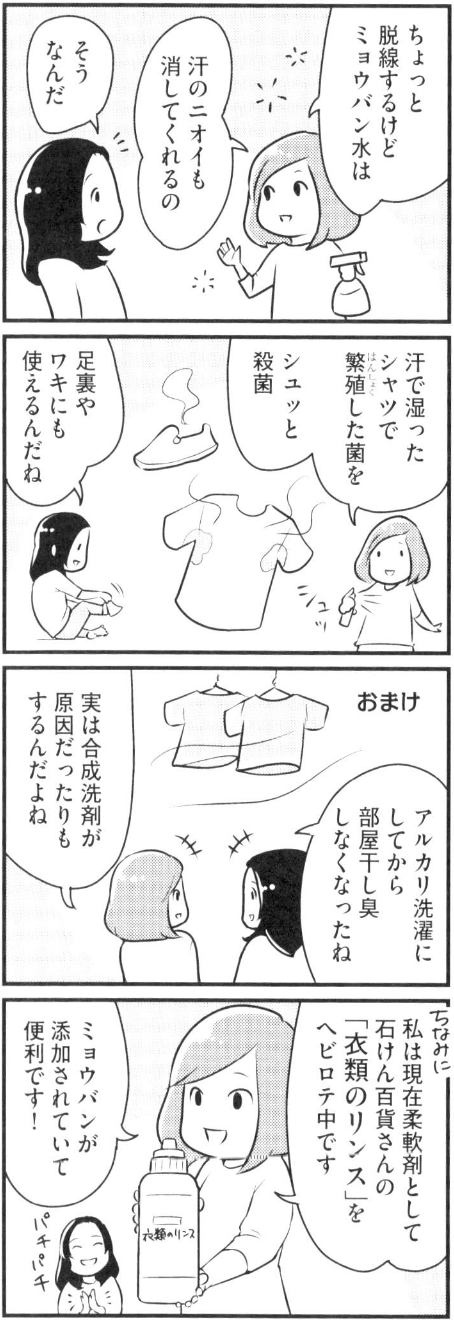
ちょっと脱線するけどミョウバン水は
汗のニオイも消してくれるの
そうなんだ
汗で湿ったシャツで繁殖《はんしょく》した菌を
シュッと殺菌
シュッ
足裏やワキにも使えるんだね
おまけ
アルカリ洗濯にしてから部屋干し臭しなくなったね
実は合成洗剤が原因だったりもするんだよね
ちなみに
私は現在柔軟剤として石けん百貨さんの「衣類のリンス」をヘビロテ中です
衣類のリンス
ミョウバンが添加されていて便利です！
パチパチ

石けんは便利

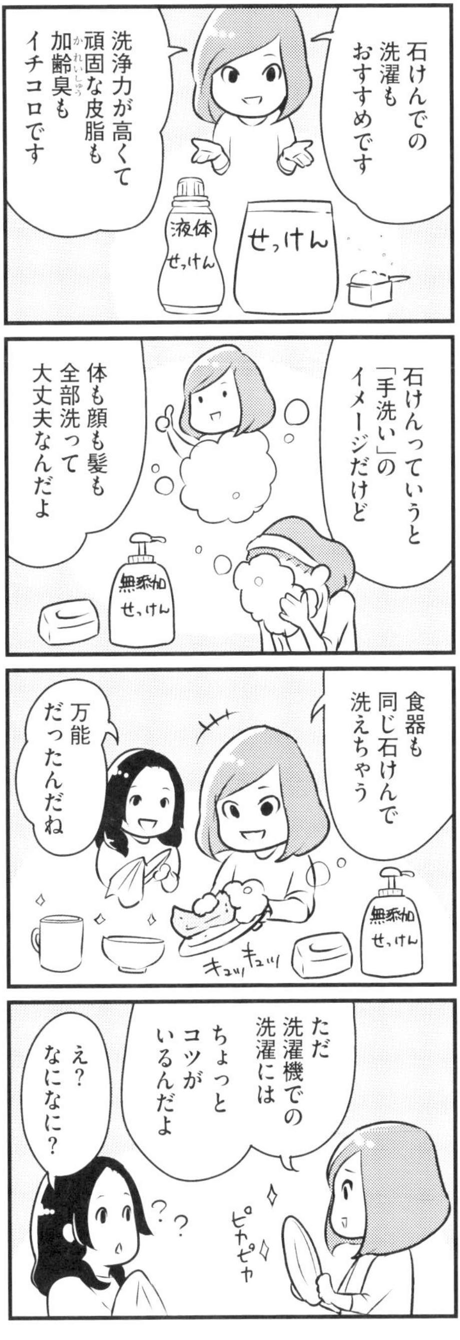

石けんの特徴

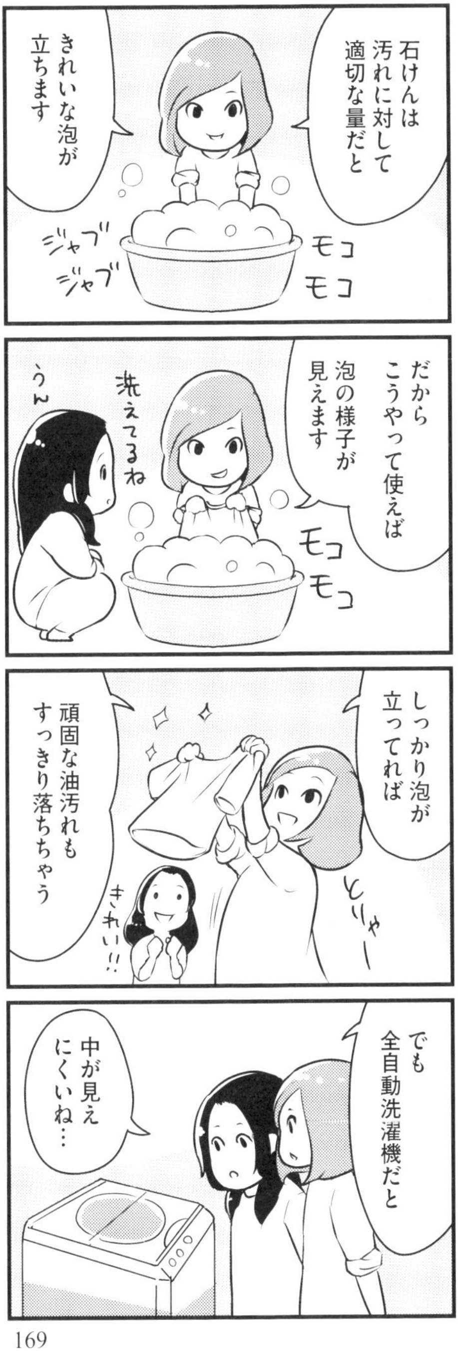

How to 石けん洗濯

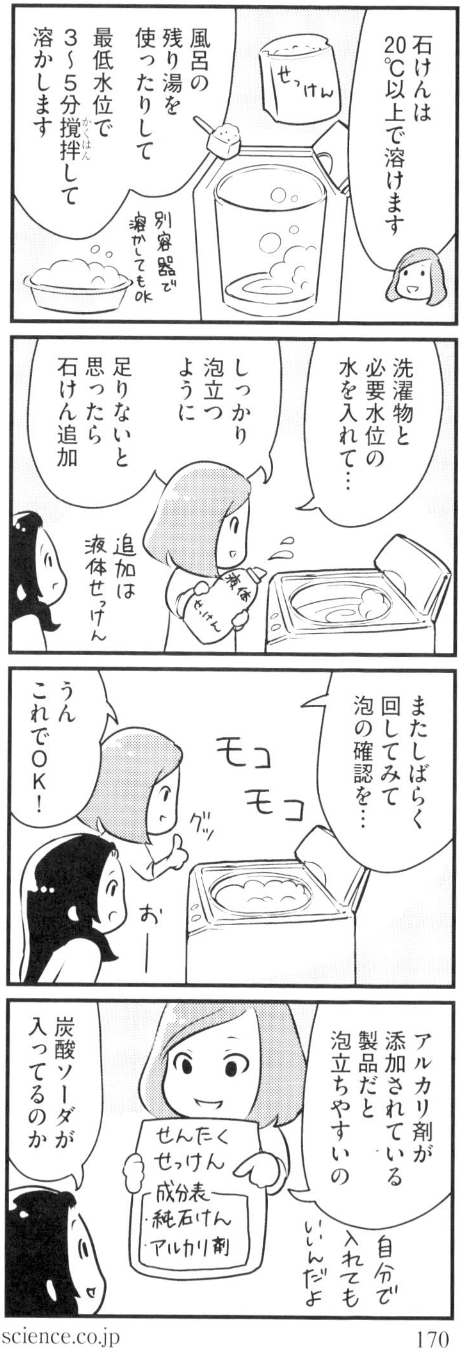
石けんは20℃以上で溶けます
風呂の残り湯を使ったりして最低水位で3～5分撹拌《かくはん》して溶かします
せっけん
別容器で溶かしてもOK
洗濯物と必要水位の水を入れて…
しっかり泡立つように足りないと思ったら石けん追加
追加は液体せっけん
液体せっけん
またしばらく回してみて泡の確認を…
モコ
モコ
うんこれでOK!
グッ
おー
アルカリ剤が添加されている製品だと泡立ちやすいの
炭酸ソーダが入ってるのか
せんたくせっけん
成分表
・純石けん
・アルカリ剤
自分で入れてもいいんだよ

アルカリ&石けんでやさしい生活

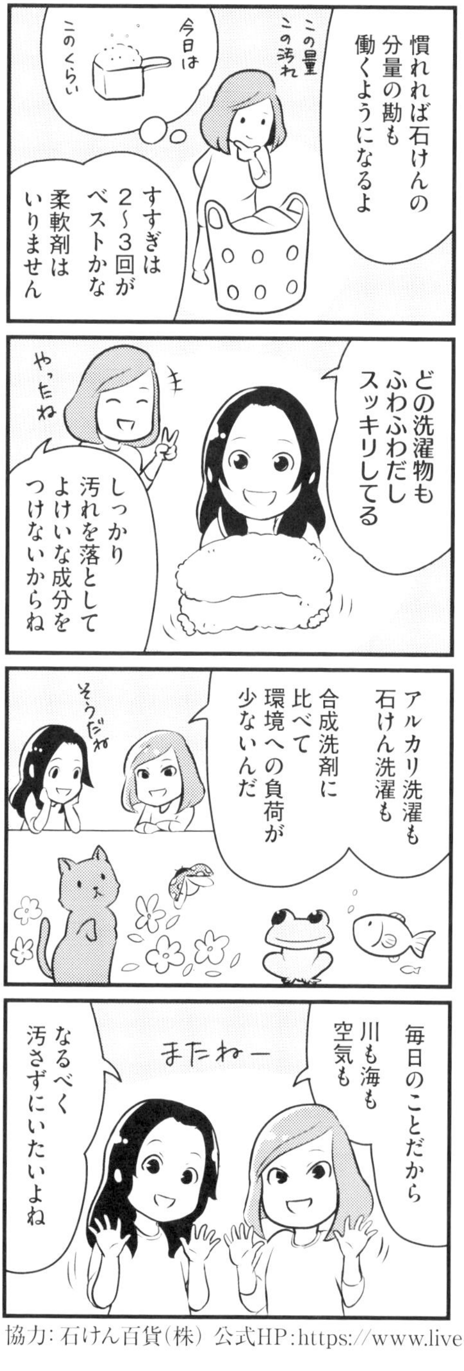
慣れれば石けんの分量の勘も働くようになるよ
今日はこのくらい
この量この汚れ
すすぎは2～3回がベストかな柔軟剤はいりません
どの洗濯物もふわふわだしスッキリしてる
やったね
しっかり汚れを落としてよけいな成分をつけないからね
アルカリ洗濯も石けん洗濯も合成洗剤に比べて環境への負荷が少ないんだ
そうだね
毎日のことだから川も海も空気も
またねー
なるべく汚さずにいたいよね

協力: 石けん百貨(株) 公式HP:https://www.live-science.co.jp